Walter Krämer, Gerald Mackenthun
Die Panik-Macher

SERIE PIPER

Zu diesem Buch

Wir sind ein Volk von Angsthasen, behaupten Walter Krämer und Gerald Mackenthun. Viel zu schnell lassen wir uns Angst einjagen, Angst um unsere Gesundheit, um die Jobs, um das Geld ... Das wäre noch nicht so schlimm, wenn wir denn wenigstens Angst vor den wirklichen Gefahren hätten. Was fehlt in dieser Gesellschaft, ist eine kühle Risiko-Abwägung: Leben ist ohne Risiko nicht möglich. Also sollten wir kalkulieren, was wirklich gefährlich ist – und was weniger. Der Statistiker Walter Krämer und der Wissenschaftsredakteur Gerald Mackenthun untersuchen die wichtigsten Katastrophenmeldungen der letzten Jahre, von Amalgam bis Zeckenplage, und klopfen sie daraufhin ab, was wirklich dahinter steckt. Ob wir ein Risiko für bedrohlich halten oder nicht, ist vor allem ein Wahrnehmungsproblem. Damit das anders wird, haben die beiden Autoren die »Krämer-Mackenthun-Risiko-Skala« entwickelt – damit auch wir lernen, ohne Panik zu leben.

Walter Krämer, 1948 geboren, ist Professor für Wirtschafts- und Sozialstatistik an der Universität Dortmund. Seine Autorenkarriere begann er mit dem Bestsellererfolg »Lexikon der populären Irrtümer«. Zuletzt erschienen von ihm »Modern Talking auf deutsch. Ein populäres Lexikon«, »Lexikon der populären Sprachirrtümer«, »Die Panik-Macher« und »Lexikon der Städtebeschimpfungen«.
Gerald Mackenthun, geboren 1950, ist Wissenschaftsredakteur bei der dpa in Berlin. Weiteres zum Autor: http://home.t-online.de/home/Mackenthun/homepage.htm

Walter Krämer
Gerald Mackenthun

Die Panik-Macher

Piper München Zürich

Von Walter Krämer liegen in der Serie Piper vor:
Denkste! (2443)
Lexikon der populären Irrtümer (mit Götz Trenkler, 2446, 3793)
Das neue Lexikon der populären Irrtümer (mit Götz Trenkler und Denis Krämer, 2797)
So lügt man mit Statistik (3038)
Statistik verstehen (3039)
Das Beste aus dem Lexikon der populären Irrtümer (mit Götz Trenkler, 3279)
Modern Talking auf deutsch (3443)
Die besten Geschichten für Besserwisser (mit Götz Trenkler, 3452)
Lexikon der populären Sprachirrtümer (mit Wolfgang Sauer, 3657)
Die Panik-Macher (mit Gerald Mackenthun, 3866)

Ungekürzte Taschenbuchausgabe
April 2003

Umschlag/Bildredaktion: Büro Hamburg
Isabel Bünermann, Julia Martinez/
Charlotte Wippermann, Kathrin Hilse
Foto Umschlagvorderseite: Hart Vikki/The Image Bank
Foto Umschlagrückseite: Peter Peitsch (W. Krämer)
Satz: Ziegler + Müller, Kirchentellinsfurt
Druck und Bindung: Clausen & Bosse, Leck
Printed in Germany ISBN 3-492-23866-1

www.piper.de

Inhalt

Die Zukunft hat viele Namen.
Für die Schwachen ist sie
das Unerreichbare.
Für die Ängstlichen ist sie
das Unbekannte.
Für die Tapferen ist sie die Chance.

Victor Hugo

Vorwort

Als der englische Thronfolger George Anfang des Jahrhunderts ein britisches Test-U-Boot bestieg und mit diesem versuchsweise in die Tiefe sank, wurde seine Gemahlin, die dem Ganzen vom Ufer aus zugesehen hatte, um ihre Meinung zu diesem Experiment gebeten.

»Ich darf doch hoffen«, sagte sie, »er taucht wieder auf?«

Andere Länder, andere Ängste. Und andere Arten, Ängsten und Gefahren zu begegnen. Die einen machen eine steife Oberlippe, die anderen halten es für besser, ihre Furcht auch äußerlich zu zeigen. Vor allem in Deutschland galt es eine Zeitlang als schick, so wie früher die Frauen einen Schönheitsfleck auf ihre Backe klebten, mit einem Anstecker »Ich habe Angst« herumzulaufen. Und auch die öffentliche Aufmerksamkeit, die man Risiken und Gefahren widmet, scheint in Deutschland besonders groß zu sein. Auf diese neuteutonische Art der Gegenwartsbewältigung kommen wir noch mehrfach in diesem Buch zurück.

Wie auch immer aber wir mit Gefahren umgehen, ob stoisch, ob hysterisch, ob offenen Auges oder die Gefahr verdrängend, ob kaltblütig abwartend oder heißblütig aufbegehrend, wir müssen auf jeden Fall mit ihnen leben (und irgendwann als Folge einer der Gefahren sterben).

Das ist in zwei Zeilen die Botschaft dieses Buches. Die Frage ist nur, *wie* mit ihnen leben. Dabei hilft es, etwas mehr zu tun, als nur à la Obelix die Götter anzuflehen, daß uns der Himmel nicht auf den Kopf herunterfallen möge. Wir können zwischen kleinen und großen Gefahren unterscheiden, wir können hier etwas das Risiko erhöhen, um anderswo das Risiko zu reduzieren, wir können aus großen Gefahren kleine, aber auch aus kleinen Gefahren große machen. In den folgenden Kapiteln wollen wir zeigen, wie wir das eine erreichen und das andere vermeiden.

Das einzige, was wir nicht können, ist: alle Gefahren auf einmal ausschalten. Und wir sollten es auch gar nicht erst versuchen. Der englische Mediziner G. S. Myers hat einmal einen typischen Menschen mit einem niedrigen Risiko für Herzinfarkt beschrieben. Es wäre » ... ein verweichlichter städtischer Angestellter oder Leichenbestatter, physisch und geistig träge und ohne Spritzigkeit, Ehrgeiz oder Konkurrenzdenken, der niemals versucht hatte, irgendeinen Termin einzuhalten; ein Mann ohne Appetit, der sich von Obst und Gemüse ernährt, das er mit Maisöl und Walfischtran anmacht; ein Nichtraucher, der den Besitz von Radio, Fernsehen oder Auto verschmäht, mit vollem Haarschopf, aber dürr und unathletisch, doch beständig bestrebt, seine kümmerlichen Muskeln zu trainieren. Mit niedrigen Einkommen, Blutdruck, Blutzucker, Harnsäurespiegel und Cholesterin, hat er seit seiner prophylaktischen Kastration Vitamin B2 und B6 und über längere Zeit Blutverdünnungsmittel eingenommen.«

Jeder Mann, der sich nicht prophylaktisch kastrieren, und jede Frau, die sich nicht zur Vorbeugung von Brustkrebs ihre Brust amputieren läßt (eine von amerikanische Ärzte allen Ernstes angeregte Präventionsmethode), geht unnötige Risiken für Leib und Leben ein. Aber solche kleinen und großen, auch dramatischen Gefahren haben die Menschen und die Menschheit seit Adam und Eva begleitet und werden sie auch in Zukunft begleiten. Bis eines fernen Tages, in rund fünf Milliarden Jahren, die Sonne sich zu einem roten Riesen aufbläht und, die Erde in einem Feuerball verschlingend, die Karriere der Spezies Homo sapiens beendet, werden wir, jeder für sich als Individuum und wir alle zusammen als Gattung, noch viele Klippen zu umschiffen haben, vielleicht auch vor dem festgesetzten Ende unser Boot zum Kentern bringen. Aber das entbindet uns nicht von der Pflicht, das Boot, solange es noch schwimmt, so gut es geht zu steuern.

Dortmund und Berlin

Walter Krämer
Gerald Mackenthun

1. Kapitel
Gefahren überall

> *Denn der Herr wird dir dort ein bebendes Herz geben und erlöschende Augen und eine verzagende Seele, und dein Leben wird immerdar in Gefahr schweben; Nacht und Tag wirst du dich fürchten und deines Lebens nicht sicher sein.*
>
> 5. Buch Moses, Kap. 28, Vers 65–66

Zeit unseres Lebens sind wir von Gefahr umgeben. Das beginnt schon vor unserer Geburt; die ersten Tage nach der Zeugung können leicht auch unsere letzten sein: Das befruchtete Ei kann sich auf seinem Weg zur Gebärmutter in die Bauchhöhle verirren – die für das Kind immer tödliche Bauchhöhlenschwangerschaft –, es kann wegen einer Chromosomenanomalie, einer Plazentaschwäche der Mutter, wegen ungenügender Ausbildung des Gelbkörpers (sogenannte Corpus luteum-Insuffizienz) oder immunologischer Unverträglichkeiten zu wachsen aufhören und als Fehlgeburt abgehen.

Die Lehre von diesen Gefahren heißt Embryopathie. Gynäkologen schätzen, daß rund die Hälfte aller Schwangerschaften in einer solchen Fehlgeburt alias Spontanabort ein Ende nimmt.

Wird der Embryo zum Fetus, so drohen ihm weitere Gefahren. In Tierversuchen wurde etwa nachgewiesen, daß Schaf-Feten, die zwei Tage einem Streßhormon ausgesetzt waren, später unter Bluthochdruck zu leiden hatten. Wir können durch Virusinfektionen unserer Mutter wie Röteln oder Masern, auch durch Bakterieninfektionen wie Listeriose und andere Krankheiten der Mutter wie Diabetes oder Schilddrüsenfunktionstörungen schon als Fetus sterben, genauso wie durch das vorzeitige Lösen der Plazenta oder durch verfrühte Wehen. Und natürlich können wir auch abgetrieben werden (rund 130000 »offizielle« Fälle jährlich in der Bundesrepublik).

Dann kommt die Geburt, einer der gefährlichsten Augenblicke unserer Existenz. Vermutlich ist die Wahrscheinlichkeit, die nächste Stunde nicht zu überleben, nie so groß wie jetzt. Unser Herz kann sich zu schlagen weigern, unsere Lungen können ihren Dienst versagen, die Nabelschnur kann unseren Kopf umschlingen, man kann uns die Knochen brechen, Nerven lähmen, Haut- und Weichteile zerquetschen – von den 800000 in Deutschland pro Jahr geborenen Kindern sind rund 12000 von Geburt an behindert oder krank; 1000 sind nach 24 Stunden tot.

Von den am Ende ihres ersten Erdentages noch lebenden Säuglingen sterben weitere 3000 noch im ersten Lebensjahr, am häufigsten an plötzlichem Kindstod (1000 Fälle) oder durch Unfälle und Gewalt (600 Fälle jährlich). Insgesamt sind damit fünf von 1000 in Deutschland geborenen Kindern noch vor ihrem ersten Geburtstag tot. Erst im Alter von 52 Jahren (Männer) bzw. 59 Jahren (Frauen) wird diese Wahrscheinlichkeit, im nächsten Lebensjahr zu sterben, erstmals wieder übertroffen.

Anderswo auf dieser Erde ist das erste Lebensjahr noch viel gefährlicher: In manchen afrikanischen Ländern wie Sierra Leone, Liberia, Gambia oder Mosambik sterben mehr als 130 von 1000 Säuglingen im ersten Lebensjahr.

Dann beginnen wir zu greifen, zu krabbeln und zu laufen und werden zu Opfern weiterer Gefahren. Wir können eine Nähnadel verschlucken, vom Balkon oder vom

Wickeltisch herunterfallen, irrtümlich statt Limonade Mutters Scheuermittel trinken, uns mit der Schere in ein Auge stechen oder mit der Spielzeugschaufel eine Beule schlagen: Pro Jahr verletzen sich 50000 Kinder in Deutschland an ihrem eigenen Spielzeug, oft mit Todesfolge.

Besonders gefährlich ist dabei die elterliche Küche. Mehr als ein Drittel der jährlich über vier Millionen Unfälle mit Kindern in Deutschland, vor allem Verbrennungen und Verbrühungen, ereignen sich in der Nähe von Herd und Kühlschrank. Regelrechte Todesfallen für Kinder, so die Versicherung Deutscher Lloyd in München, seien dabei alte Kühlschränke, die sich nicht von innen öffnen lassen und in denen kleine Kinder gern Verstecken spielen.

Dann kommen unsere ersten Ausflüge in die Welt jenseits der elterlichen Wohnung und des Kinderzimmers. Dabei können wir in einen verrosteten Nagel treten, vom Fahrrad fallen, von Autos überfahren, von Hunden totgebissen werden, wir können beim Baden ertrinken oder beim Fußballspielen umgetreten werden: Jedes Jahr verunglücken in Deutschland mehr als zwei Millionen Kinder unter 14 Jahren so schwer, daß sie in ärztliche Behandlung müssen; für rund 1000 Kinder verlaufen diese Unfälle tödlich, 2000 behalten bleibende Behinderungen zurück. Oder wir können an Keuchhusten, Masern, Typhus oder Cholera erkranken, wir können aus erstem Liebeskummer von einer Brücke springen (in der Altersgruppe der unter 21jährigen ist Selbstmord die häufigste Todesursache), wir können unsere Eltern verlieren, von Mitschülern mißhandelt und von Lehrern falsch benotet werden, wir können in »schlechte Gesellschaft« geraten, zu Kriminellen, Rauschgiftsüchtigen und Drogenhändlern werden.

Dann sind wir erwachsen und begegnen wieder anderen Gefahren. Unser Haus kann abbrennen, wir können den falschen Beruf ergreifen, den falschen Ehepartner kennenlernen, den Arbeitsplatz verlieren, unsere Ersparnisse in Pleitefirmen investieren, wir können uns beim Skifahren die Knochen brechen, Aids bekommen, mit einem Flugzeug abstürzen, mit einem Schiff im Meer versinken, beim Fensterputzen von der Leiter fallen (jedes Jahr kommen über 10000 Menschen in Deutschland durch »häusliche Unfälle« ums Leben, das sind mehr als im Straßenverkehr), wir können das Opfer eines ärztlichen Kunstfehlers, eines Kreditbetrügers, eines Einbrechers, gar eines Mörders werden (über 2000 Fälle von Mord und Totschlag pro Jahr in der Bundesrepublik), wir können uns an Lebensmitteln vergiften, an Fischgräten verschlucken, an defekten Küchenherden verbrennen, wir können vom Blitz erschlagen, von Erdrutschen verschüttet werden, wir können Allergien entwickeln, vom Pferd oder in eine Dreschmaschine fallen (in Deutschland ist Tod beim Reiten der häufigste tödliche Sportunfall bei Frauen), bei einem Diskothekenbrand im Rauch ersticken, während einer Panik in einem Fußballstadion totgetrampelt oder beim Angeln von einem Krokodil gefressen werden: Wie wir in der *Hannoverschen Allgemeinen Zeitung* lesen, hatte ein 36jähriger, am Ufer des oberen Nils angelnder Sudanese plötzlich ein riesiges Krokodil an seiner Leine, das ihn samt Angel verschlingen wollte und dabei zu Tode biß.

Für die Freunde des Makabren hier noch ein paar weitere, nicht alltägliche Todesfälle (aus J. Lambert: *Accidental Times* und N. Jungwirth und G. Kromschröder: *Originelle Todesfälle*): Ein junger Mann aus Glasgow nimmt auf dem Weg vom Pub nach Hause eine Abkürzung über einen Friedhof. Dabei fällt ein Grabstein um und erschlägt ihn. Ein Amerikaner in Dayton (Ohio) wird in seinem Wohnzimmer von einem Auto überfahren (eine Autofahrerin war, von ihrem Wagen und von Panik überwältigt, mit ihrem Auto durch die Hauswand gebrochen). Ein Winzer im südfranzösischen Departement Ardèche stampft so wild auf den Trauben in seinem Weinbottich herum, daß er an dem dabei entstehenden Kohlendioxid erstickt. Ein 36jähriger Koreaner läuft, in sein Funktelefon hineinsprechend, gegen einen Baum und stirbt. Ein Sportfischer erleidet einen tödlichen Stromschlag, als er mit viel Schwung seine Angelleine auswirft, die sich dabei um eine Hochspannungsleitung wickelt. Ein Jäger tippt mit seinem Gewehr, den Lauf nach oben, einen angeschossenen Iltis an und wird von diesem seinerseits erschossen.

Ob Grabsteine, Bäume, Autos oder Hochspannungsleitungen, ob Viren, Bakterien oder Pflanzengifte, ob Asbestfasern, Dioxin oder Formaldehyd, ob Atomstrahlen oder Elektrosmog: der faßbaren und unfaßbaren, der leblosen und lebendigen, der vermeintlichen und tatsächlichen Attentäter auf unsere Gesundheit ist kein Ende. Der Parkettkleber im Wohnzimmer, das Quecksilber in unseren Zahnplomben, das Schutzmittel, mit dem wir unsere Gartenzäune streichen: kaum eine Chemikalie, die nicht auf die eine oder andere Weise unserer Gesundheit schadet, kaum ein Produkt des Fortschritts, das uns nicht zuweilen auch die Schattenseiten seiner Wirkung zeigte. Unsere Kleider, unsere Möbel, unsere Lebensmittel, alles ist verseucht. Unser Brot ist mit dem Schimmelpilzgift Ochratoxin versetzt, in einer Tasse Kaffee schwimmen über 1000 Chemikalien, davon über ein Dutzend in Tierversuchen als krebserregend nachgewiesen, und wenn wir einen Apfel essen, dann essen wir auch Rückstände von giftigen Schwermetallen und alle Arten Pestizide.

In der Fachzeitschrift der Magen-Darm-Ärzte der USA

ist von einem Golfspieler zu lesen, der sich durch sein gründliches Reinigen der Golfbälle eine akute Gelbsucht zugezogen hatte: Indem er die Bälle stets vor dem Abschlag sauber leckte, hatte er sich im Lauf der Jahre beträchtliche Mengen des aus dem Vietnamkrieg berüchtigten Unkrautvertilgers »Agent Orange« einverleibt, mittels dessen man auf amerikanischen Golfplätzen das vielbewunderte makellose Grün erzeugt. Deswegen raten Ärzte golfspielenden Rauchern dringend ab, ihre Havanna beim Spielen des Balles im Rasen abzulegen. Statt dessen sollten sie ihre Zigarren dem Balljungen zum Halten geben.

Haben wir all diese Gefahren einigermaßen heil überstanden, dann werden wir älter, und können Rheuma, Osteoporose oder Asthma bekommen, erblinden, Diabetes oder Alzheimer entwickeln, an Krebs oder am Herz erkranken – immer mehr Einträge aus der »Internationalen Klassifikation der Krankheiten«, von Addison-Syndrom (chronische Unterfunktion der Nebennieren) und Angina Pectoris bis zum Zwölffingerdarmgeschwür, schleichen sich aus den Statistischen Jahrbüchern in unsere Nähe: Lungenentzündung, Hirnhautentzündung, Thrombosen, Ödeme, Gastritis, Hepatitis, Brucellose, Multiple Sklerose, Parkinson. Und sollten wir auch diese Attacken überleben, werden wir nach und nach unsere Angehörigen und Freunde verlieren, einsam und zu Pflegefällen werden, bis schließlich der Sensenmann dann doch anklopft und unsere Laufbahn als Opfer und Zielscheibe von Risiken ein für allemal beendet.

Überlagert wird das alles von Naturgefahren, die ganze Länder, ja Erdteile betreffen: Vulkanausbrüchen, Wirbelstürmen, Erdbeben, Überschwemmungen. Da können die Vereinten Nationen noch so eindringlich das letzte Jahrzehnt des alten Jahrtausends zur »Dekade zur Verminderung der Naturkatastrophen« ausrufen: diese Naturkatastrophen kümmern sich wenig darum, was eine Versammlung in New York beschließt. In dieser »Dekade zur Verminderung der Naturkastrophen« brachen die Vulkane Pinatubo, Montserrat und Merapiti aus, allein der philippinische Pinatubo forderte 1991 über 1000 Tote und verursachte Sachschäden von mehr als einer Milliarde DM. In dieser »Dekade zur Verminderung der Naturkatastrophen« gab es mehr oder weniger verheerende Erdbeben im Iran (Juni 1990), auf den Philippinen (Juli 1990), in Pakistan (Februar 1991), im Kaukasus (April 1991), in der Türkei (März 1992), in Ägypten (Oktober 1992), in Indien (September 1993), in Kalifornien (Januar 1994), in Algerien (August 1994), in Japan (Januar 1995), in Indonesien (Oktober 1995), in China (Februar 1996), nochmals im Iran (März 1997), in Afghanistan (Februar und Mai 1998), in Bolivien (Mai 1998), nochmals in der Türkei (August und November 1999) und in Taiwan (Oktober 1999). Die Beben im Iran, in Indien und in der Türkei forderten jeweils mehr als 10 000 Todesopfer, das Beben im japanischen Kobe hinterließ 7000 Todesopfer und einen Sachschaden von mehr als 200 Milliarden DM, das ist das jährliche Sozialprodukt von Griechenland.

In dieser »Dekade zur Verminderung der Naturkatastrophen« gab es die Orkane, Taifune, Hurrikane und Wirbelstürme mit so niedlichen Namen wie Daria, Hertha, Judith, Vivian, Wiebke (Westeuropa, Frühjahr 1990), Undine (Europa, 1991), Bob (USA, 1991), Mireille (Japan, 1991), Thelma (Philippinen, 1991), Andrew (USA, August 1992), Andrea (Philippinen, November 1995), Pauline (Mexiko, Oktober 1997), Linda (Vietnam, November 1997), George (Florida, September 1998) oder Mitch (Karibik, November 1998). Allein Mitch brachte 11 000 Menschen um und verursachte einen Sachschaden von zehn Milliarden DM; die europäischen Frühjahrsstürme von 1990, mit 200 Todesopfern in dieser Hinsicht vergleichsweise gnädig, hinterließen Schäden von über 20 Milliarden DM.

In dieser »Dekade zur Verminderung der Naturkatastrophen« gab es gigantische Überschwemmungen in Peru (Februar 1990), auf den Philippinen (August 1990), in Bangladesch (April 1991; diese durch einen Taifun vor der Küste verursachte Katastrophe forderte mindestens 140 000 Todesopfer und hält in dieser Hinsicht den Rekord), in China (Juli 1991, 1400 Todesopfer), in Indien (September 1992, über 2000 Todesopfer), in Ägypten (November 1994, 550 Todesopfer), nochmals in China (August 1998, über 3000 Todesopfer) und in Venezuela (Dezember 1999, 30 000 Todesopfer).

»Monat für Monat wiederholt sich das gleiche anders und anderswo«, sagt die Zeitschrift *Geo Wissen*, aus der Monatsstatistik einer großen Rückversicherungsgesellschaft zitierend: »1729 Tote und Millionen Obdachlose bei Überschwemmungen in China. 15 zerstörte Dörfer nach einem Taifun auf den Philippinen, Zehntausende auf der Flucht wegen eines Vulkanausbruchs auf den Komoren. 17 Tote während einer Kältewelle in Peru. Drei Millionen Franken Versicherungsschaden durch Hagel in der Schweiz. Brände in Kanada, die innerhalb von zwei Wochen Baumbestände von der Größe des Schwarzwalds vernichtet haben.«

Und es gibt keinen Grund zu glauben, daß diese Naturgewalten nicht auch in Zukunft wirken werden. Auf über 45 Prozent schätzen Rückversicherungsspezialisten die Wahrscheinlichkeit, daß sich ein Erbeben wie das von Tokyo 1923, das damals die Stadt in Schutt und Asche legte, in den nächsten zehn Jahren an gleicher Stelle wiederholt. Und auch die zu erwartenden Schäden sind schon in den Büchern der Versicherungen aufgelistet: 669 geplatzte Gasleitungen (so das Ergebnis einer Simulation), 3318 unterbrochene Bahnverbindungen, 620000 zerstörte Häuser, 83000 Tote, Sachschäden in der Höhe unseres jährlichen Sozialprodukts. Während diese Zeilen geschrieben werden, steht ein ganzer Staat – die Mongolei – vor einer durch einen extrem kalten Winter verursachten extremen Hungersnot, zählt man in Indien die Opfer des stärksten Erdbebens seit 1993, das große Teile des Bundesstaates Gujarat im Nordwesten des Subkontinents verwüstet hatte, mit 25000 bis 30000 Toten.

Weitere Gefahren drohen aus dem Weltraum durch Asteroiden wie den, der am 30. Juni 1908 in der sibirischen Tunguska-Region mit einer Kraft von 2000 Hiroshima-Atombomben explodierte. Laut englischen Katastrophenforschern sollen in den nächsten 10000 Jahren insgesamt 16 solcher Himmelskörper auf die Erde fallen, man rechnet mit 20 Millionen Toten insgesamt.

Im September 2000 ist der erste dieser Asteroiden knapp an der Erde vorbeigerast. Ein weiterer, mit der Kennziffer 2000 SG344, befindet sich im Anflug und wird die Erde am 23. September 2030 entweder knapp verpassen oder treffen. Und der allergrößte dieser Brokken, ein Asteroid mit der Kennziffer 1997 XF11, mit 1,6 Kilometer Durchmesser, erreicht uns vielleicht schon 2028. Sollte er die Erde treffen, erwarten Forscher je nach Ort des Aufpralls mehrere Millionen Tote und verheerende Flutwellen oder Staubwolken mit katastrophalen Folgen für das Klima, ähnlich jenen, die vor 60 Millionen Jahren die Dinosaurier ausgerottet haben.

Auch das scheinbar so sichere Deutschland ist vor Naturkatastrophen nicht gefeit. Ein Hagelsturm im Juli 1984 verursachte Schäden von über fünf Milliarden

DM, die Frühjahrsstürme des Jahres 1990, die »eine Schneise der Verwüstung« *(Geo)* durch Europa zogen, kosteten allein die Versicherungen über 16 Milliarden DM, die Jahrhunderthochwasser am Rhein 1993 und 1995 oder das Oderhochwasser 1997 haben unsere Verletzlichkeit auch gegen Überschwemmungen gezeigt, selbst schwere Erdbeben sind in Deutschland nicht unmöglich. »Das Risiko, daß Erdbeben auch in Deutschland Schäden von Zigmilliarden Mark verursachen können, ist erheblich größer, als bisher angenommen«, kann man in der *Frankfurter Allgemeinen Zeitung* lesen. Nach Modellrechnungen deutscher Seismologen könnten schon durch moderate Erdbeben an Wohnhäusern Sachschäden von mehr als 100 Milliarden Mark entstehen; besonders gefährdet seien dabei die Großräume Frankfurt, Stuttgart oder Köln.

Dort, in der Nähe von Düren, wurde auch im Jahr 1765 das bisher stärkste Erdbeben in Deutschland registriert. Obwohl Deutschland nicht am Rand einer Kontinentalplatte liegt und Beben der Stärke 8 so wie in Japan oder in Kalifornien hier nicht zu erwarten sind, halten Forscher ein Beben der Stärke 6,5 bis 7 auf der Richter-Skala wie seinerzeit in Düren auch künftig in Deutschland für möglich und langfristig sogar für sehr wahrscheinlich.

Sogar Vulkanausbrüche, von denen man sonst nur aus dem fernen Osten oder Westen hört, sind in Deutschland nicht ausgeschlossen: den letzten Ausbruch, der über fünf Kubikkilometer Magma und 16 Kubikkilometer Asche, das Zwanzigfache des berühmten Mount St. Helens, in die Atmosphäre schleuderte, gab es vor 11 000 Jahre in der Eifel bei Maria Laach; der See von Maria Laach zeugt noch heute von dieser Katastrophe. Im Wiederholungsfall würde sie rund 350 000 Menschen in der Osteifel, dem Neuwieder Bekken und um Koblenz unter einer mehrere Meter dicken Ascheschicht begraben.

Geologen halten das für durchaus möglich. Der Vulkanismus im Laacher-See-Gebiet hat vor rund 500 000 Jahren begonnen, und aus einer vergleichsweise kurzen Pause von 11 000 Jahren könne keinesfalls auf sein Ende geschlossen werden. Auf jeden Fall sei die Wahrscheinlichkeit für einen Eifelbewohner, einen Vulkanausbruch zu erleben, »derzeit deutlich höher als für einen Briten, an der Creutzfeldt-Jakob Krankheit zu sterben« (so zwei deutsche Vulkanismus-Forscher).

Die meisten Menschen würden diese Gefahren gern vermeiden. Und viele lassen sich auch vermeiden. Wer sich beim Skifahren nicht die Knochen brechen möchte, fährt einfach nicht Ski. Diese Strategie praktiziert einer der Autoren dieses Buches seit 50 Jahren mit großem Erfolg. Wer Fischvergiftungen fürchtet, ißt keinen Fisch, wer sich nicht dem durch Funktelefone verursachten Elektrosmog aussetzen will, benutzt diese Dinger einfach nicht, wer sich vor Flugthrombosen fürchtet, die man sich auf Langstreckenflügen in der Billigklasse zuzieht, fliegt einfach in der ersten Klasse, und wer kein Aids bekommen möchte, kann auch das, z. B. durch ein Leben wie ein Mönch, erreichen (von den seltenen Fällen einmal abgesehen, in denen Aids durch Bluttransfusionen oder andere Kanäle außer Sex und Drogenkonsum übertragen wird). Selbst Überschwemmungen und Seuchen lassen sich vermeiden: nach der großen Flutkatastrophe 1953 hat man z. B. in den Niederlanden die Deiche so verstärkt, daß eine Wiederholung nach menschlichem Ermessen ausgeschlossen ist, und die früher so gefürchtete Pockenseuche ist heute dank umfangreicher Impfprogramme weltweit ausgerottet. Seit im Jahr 1977 in Somalia in Afrika der Koch Ali Maow Malin als bislang letzter Mensch der Erde an Pocken erkrankte, ist diese einstmalige Menschheitsgeißel nicht mehr aufgetreten.

Es gibt viele Wege, uns und andere vor bestimmten Risiken zu schützen: Kondome und Tempolimits, Sturzhelme und Sicherheitsgurte, feuersichere Fenstergardinen, Verkehrsampeln, Aufprallkissen (Airbags), Blitzableiter, kindersichere Arzneimittelbehälter, doppelwandige Öltanks, Überrollbügel auf landwirtschaftlichen Nutzfahrzeugen, Maulkörbe für Kampfhunde, der Verzicht auf Alkohol und Nikotin. Gewisse Gefahren lassen sich total vermeiden oder doch beträchtlich reduzieren. Nach den EU-Richtlinien für Kinderspielzeug muß dieses frei von scharfen Kanten, schwer entflammbar und frei von giftigen Inhaltsstoffen sein; es darf auch keine vorstehenden Teile, gefährliche Seile oder Kabel enthalten, und Einzelteile, die sich leicht lösen lassen, müssen so groß sein, daß sie nicht verschluckbar sind. Wir können Atomkraftwerke abschalten, Pestizide in der Landwirtschaft verbieten, alle BSE-verdächtigen Rinder schlachten, den Kleinkindern die Erdnüsse wegnehmen (die oft in Luft- und Speiseröhren steckenbleiben; in Norwegen sind Erdnüsse für Kleinkinder deshalb verboten), wir können dem Weltärztebund nachgeben und das Boxen und andere gefährliche Sportarten verbieten oder in Schulbussen die Stehplätze abschaffen. Jedes Jahr werden über 1000 deutsche Schüler in Schulbussen verletzt; der Auto Club Europa will deshalb in Schulbussen nur noch Sitzplätze mit Sicherheitsgurten sehen. Wir können eine Helmpflicht für Rollschuhläufer (Skater) und für Kinder auf Fahrrädern einführen, wie es deutsche Gesundheitspolitiker und Krankenkassen fordern, wir können, wie es eine neue Lärmschutzrichtlinie des österreichischen Umweltbundesamtes allen Ernstes vorschreibt, die Besucher von lauten Rockkonzerten zum Tragen von Ohrstöpseln verpflichten, wir können wie die Engländer die Landesgrenzen für Haustiere aus anderen Ländern schließen. So hat man erreicht, daß es in England seit Jahrzehnten keine Tollwut gibt.

Selbst den Naturgewalten sind wir durchaus nicht schutzlos preisgegeben – niemand zwingt uns, in der Eifel zu wohnen oder unser Haus auf die St.-Andreas-Spalte zu setzen. Und indem wir nach Neuseeland auswandern, wie zur Zeit der Nato-Nachrüstung von vielen besorgten Bundesbürgern erwogen, können wir sogar den gröbsten Folgen eines Atomkrieges entgehen.

Diese »Null-Prozent-Risiko-Strategie« ist aber nicht immer durchzuhalten und oft auch gar nicht sinnvoll (dazu später mehr). Wenn wir nicht mit einem Flugzeug abstürzen wollen und statt dessen mit dem Auto oder mit der Eisenbahn verreisen, haben wir zwar das Absturzrisiko im Flugzeug völlig ausgeschaltet, nicht aber das Risiko eines Verkehrsunfalles überhaupt. Die Wahrscheinlichkeit, die Reise nicht zu überleben, ist sogar gestiegen: pro eine Milliarde Passagierkilometer sterben, verglichen mit Flugreisen, dreimal mehr Menschen in der Eisenbahn. Auch vor ärztlichen Kunstfehlern oder Infektionen im Krankenhaus, woran in Deutschland jährlich mehr als 20000 Menschen sterben, kann man sich natürlich, indem man Ärzte und Krankenhäuser meidet, völlig schützen. Aber ob das gesamte Krankheitsrisiko dadurch tatsächlich sinkt, wird wohl niemand ernsthaft glauben.

Manche Riskovermeidungsstrategien sind geradezu grotesk. So fordern viele Anti-Amalgam-Propheten, das Zähneputzen einzustellen, um das Entweichen von Quecksilber aus unseren Plomben zu verhindern. Als man Mitte der neunziger Jahre in Babynahrung Pflanzengifte nachgewiesen hatte, begannen Tausende von Müttern, die Babynahrung selber zuzubereiten, nicht wissend, daß die Rückstände von Pestiziden in »normalem« Marktgemüse bis zu 200mal höher sein dürfen und oft auch sind als in »verseuchter« Baby-Fertignahrung. Und als auf dem Höhepunkt der Asbesthysterie viele Schulen zwecks Sanierung geschlossen werden mußten, haben die dadurch verursachten Gefahren die Gefahren durch Asbest vielfach bei weitem übertroffen. So hat man etwa für die USA berechnet, daß die Lebensgefahren, denen die New Yorker Schüler in der Zeit der Schließung ihrer Schule unterlagen, um Größenordnungen über allen möglichen Gefahren durch die Asbestbelastung lagen: die Wahrscheinlichkeit, durch Unfall oder Mord zu sterben, lag weitaus höher als die Wahrscheinlichkeit eines frühzeitigen Todes durch Asbest. Auf dieses Tunneldenken, das wie das Kaninchen auf die Schlange immer nur auf eine Risikokomponente starrt und die Risiken vergißt, die man durch die Vermeidung des einen Risikos überhaupt erst erzeugt, kommen wir im übernächsten Kapitel noch ausführlich zurück.

Die großen und kleinen Nebenwirkungen, die wir uns mit der kurzsichtigen, nicht nach rechts und links schauenden Bekämpfung von Einzelrisiken einhandeln, werden nur zu gern geleugnet, ignoriert, verdrängt. Aber dadurch werden sie nicht weniger. Im Winter 2001 wurde in Belgien eine Studie bekannt, der zufolge das Chlor im Wasser von Schwimmbädern die Lungen von Kleinkindern angreife; diese würden dadurch anfälliger für Infektionen aller Art. Daraufhin setzten mehrere Städte den Schwimmunterricht für Schüler aus, ohne zu berücksichtigen, daß im folgenden Sommer einige Kinder mehr als sonst vielleicht in Flüssen, Bächen und im Meer ertrinken könnten.

Außerdem ist das Chlor ja nicht zum Spaß im Schwimmbadwasser: es vernichtet Bakterien und andere Mikroorganismen, die ansonsten ungestört ihrem

Hobby des Seuchenverbreitens nachgehen könnten. So mußten etwa Anfang 2001 mehrere öffentliche Schwimmbäder in Berlin wegen überhöhter Legionellenkonzentration im Duschwasser geschlossen werden (Legionellen sind überall im Wasser vorkommende Bakterien, die massenhaft Lungenentzündung verursachen können). Wenn also deutsche Umweltmediziner fordern: »Schwangere und Kleinkinder sollten gar nicht erst ins Schwimmbad gehen. Ansonsten: pro Woche nicht mehr als eine Stunde in öffentlichen Bädern schwimmen«, dann fordern sie zugleich, daß diese Menschen auf die anerkannten gesundheitsfördernden Aspekte des Schwimmens verzichten.

Eine weitere Nebenwirkung von Risikovermeidung betrifft unseren Geldbeutel. Natürlich können wir, um Flugthrombosen zu vermeiden, die man sich bei Fernflügen durch langes, eingeengtes Sitzen in der Touristenklasse zuzieht, statt dessen in der ersten Klasse fliegen. Da gibt es Freiraum für die Beine, man kann sich ausstrecken, bewegen, die Blutgerinnsel, die sich sonst vielleicht in den Venen unserer Beine bilden, können gar nicht erst entstehen. Über 30 Todesfälle durch Thrombosen soll es pro Jahr allein in England geben. Aber ein Hin- und Rückflug Frankfurt – Sydney kostet in der Touristenklasse 1800 DM, in der ersten Klasse 8900 DM. Auch auf diesen Aspekt der Risikovermeidung kommen wir nochmals zurück.

Oft werden Risiken durch Risikovermeidung auch nur umverteilt, von einem Menschen auf den anderen, von den Menschen auf die Umwelt oder von der Umwelt auf die Menschen. Nach Polizeistatistiken steht bei rund einem Drittel aller Verkehrsunfälle mit Personenschaden ein Baum im Weg; es hat schon Vorschläge gegeben, deshalb sämtliche Alleebäume in den neuen Bundesländern abzuholzen. Amerikanische Unfallforscher haben ausgerechnet, daß die Zwangsvorschriften zur Benzineinsparung, die im Kielwasser der Ölkrisen der siebziger Jahre von der Regierung Carter verordnet worden waren, per Umweg über die indirekten Effekte einer Gewichtsverminderung der Pkws mehr als 3000 zusätzliche Todesopfer im Straßenverkehr gefordert haben. Und der berühmte, so umweltschonend hergestellte Biodiesel soll nach neuesten Berichten Krebs erzeugen: »Eine Studie schwedischer Wissenschaftler bescheinigt dem aus Raps gewonnenen, sogenannten Biodiesel nicht gerade gute Umwelteigenschaften«, war Anfang des Jahres 2001 in der *Welt* zu lesen. »Demnach werden bei der Verbrennung von Rapsöl bis zu zehnmal mehr krebserregende Schadstoffe freigesetzt als bei herkömmlichem Diesel.«

Selbst auf den ersten Blick eindeutig sinnvolle Risikovermeidungsstrategien wie etwa Schutzimpfungen sind nicht immer ungefährlich: Nicht umsonst ist man heute von Impfungen gegen Keuchhusten wieder abgekommen, und neuerdings raten Ärzte bei Reisen in weniger gefährdete Tropenländer sogar von einer Impfung gegen Malaria ab: »Die Gefahr einer schweren gesundheitlichen Nebenwirkung durch das eingenommene Anti-Malaria-Medikament ist genauso groß wie die Gefahr, in diesen sogenannten Low-Risk-Gebieten an Malaria schwer zu erkranken«, warnt etwa der Zürcher Tropenmediziner Robert Steffen im *Deutschen Ärzteblatt*. Statt dessen solle man sich besser *nach* einer Infektion behandeln lassen.

Hohe Wellen hat auch die Diskussion zu Anti-Zecken-Impfungen geschlagen. Zecken übertragen die sogenannte »Frühsommer-Meningoenzephalitis« (FSME); bei einem von 5000 Zeckenstichen findet eine Übertragung statt, rund 100 Menschen in Deutschland sind jedes Jahr davon betroffen, 90 davon werden ohne Folgeschäden wieder gesund. Nachdem sich dann Anfang der neunziger Jahre mehrere hunderttausend Bundesbürger vorbeugend gegen FSME impfen ließen, kam es zu Hunderten von Komplikationen; Ärzte schätzen, daß der durch die Schutzimpfungen angerichtete Schaden den durch die Zecken verursachten um das Zehnfache übersteigt.

Als durchaus geteilter Segen hat sich auch die vielgelobte Hygiene im Kindesalter herausgestellt. Indem wir unsere Kinder vor all den Infektionen schützen, mit denen unsere Ahnen als Kinder noch zu kämpfen hatten, machen wir sie anfällig gegen allergische Reaktionen aller Art; sogar die Zuckerkrankheit soll nach jüngeren Berichten in der medizinischen Fachliteratur deutlich häufiger bei Personen auftreten, die als Kinder *keine* Masern hatten.

Selbst eindeutige Risikoreduzierer wie Sicherheitsgurte oder Motorradhelme entpuppen sich bei näherem Hinsehen oft als Rohrkrepierer. Die US-amerikanischen Kfz-Versicherer z. B. mußten den anfänglichen Bonus für Pkws mit ABS-System nach kurzer Zeit wieder abschaffen; die damit ausgerüsteten Automobile verursachten nicht weniger Unfälle als andere, sondern mehr. Genauso hat es sich gezeigt, daß in Bundesstaaten mit Helmpflicht für Motorradfahrer nicht weniger davon tödlich verunglücken als in Bundesstaaten, in denen keine Helmpflicht herrscht, sondern mehr. Auf dieses Phänomen, daß vermeintliche Sicherheitsmaßnahmen zu riskanterem Verhalten verführen und damit netto die Sicherheit verringern, kommen wir in dem Kapitel »Risiko als Last und Lust« nochmals ausführlich zurück.

Wie weit also sollen wir den Schutz vor Risiko betreiben? Wieviel Geld sind wir bereit, zur Sicherung von Menschenleben auszugeben? Ist es ethisch überhaupt vertretbar, Menschenleben gegen Geld und Güter abzuwägen?

Die Impulsantwort auf diese Frage ist: natürlich nicht. Das Leben ist das höchste Gut, Menschenleben sind nicht gegen Geld zu kaufen. Die Sklavenhalterzeit ist Gottseidank vorüber, Menschen sind keine Sachen und deshalb mit Sachen überhaupt nicht zu vergleichen. »Wie soll man den Schaden einer Querschnittslähmung nach einem Unfall bewerten? Wie den, wenn das Gemälde der Mona Lisa im Louvre verbrennt?« fragt der Freiburger Physikprofessor Jörg Hüfner, einer der bekannteren deutschen Chefankläger, wann immer Opfer von Risiken zur Debatte stehen. »Dennoch hat man für die Bewertung von Arzneimitteln, technischen Risiken usw. den Begriff des Mortalitätsrisikos eingeführt [...] Das Mortalitätsrisiko ist ein makabres Maß und allgemein üblich, aber unfähig, die ganze Dimension menschlichen Leids zu beschreiben.«

Mit anderen Worten: Mortalitätsrisiken, die Wahrscheinlichkeit, den nächsten Tag, das nächste Jahr nicht zu überleben, sollen kein Kriterium des Handelns werden. So denkt nicht nur Hüfner, so denken viele wohlmeinende Politiker und Journalisten in unserem Land.

Aber damit bringen sie sich in eine sehr verzwickte Lage. Denn das Gegenteil von gut ist gut gemeint. Dazu ein Beispiel: Ein Schiff ist in Seenot. Keine Frage, daß zur Rettung der bedrohten Besatzung alles Menschenmögliche zu unternehmen ist. Unseretwegen mag dafür die gesamte deutsche Seenotrettungsflotte auslaufen, und die dänische und die schwedische noch dazu. Bei einem individuellen, konkreten Menschenleben haben Kosten-Nutzen-Analysen keinen Platz. Ein konkretes Menschenleben ist kein ökonomisches Gut und hat daher auch keinen Preis. Punkt. Hier gibt es überhaupt nichts dran herumzudeuteln.

Heißt das aber, daß wir in jedem deutschen Nordseehafen zehn Seenotrettungskreuzer stationieren müssen?

Die meisten würden sagen: nein. Zumindest wird es nicht getan. Denn warum sollten wir es tun? Natürlich sind zur Rettung konkreter Menschen keine Kosten und Mühen zu scheuen. Das heißt aber nicht, daß wir nicht vor Eintreten des Eventualfalls, und die Betonung liegt auf: *vor* Eintreten des Eventualfalls, die Kapazitäten beschränken dürften, denn das trifft keine konkreten, bei der Entscheidung schon bekannten Menschen, sondern nur die *Wahrscheinlichkeit* eines frühzeitigen Todesfalls nähme für alle Bundesbürger zu, und das ist ein ganz großer und zentraler Unterschied.

Im amerikanischen New York z.B. hat man in den achtziger Jahren eine geplante Spezialklinik für Brandverletzungen mit der Begründung abgelehnt, für die dadurch pro Jahr geretteten zwölf Menschenleben wäre das Projekt zu teuer. Ist der damalige Oberbürgermeister Edmund Koch ein Massenmörder? Durch die eingesparte Brandklinik in New York wurden doch nicht zwölf Bürger jährlich zum Tode durch Verbrennen verurteilt, auch wenn die Heilberufe das gerne so darstellen, sondern allein die Wahrscheinlichkeit, durch Brandverletzungen zu sterben, hat für jeden New Yorker um einen zehntausendstel Prozentpunkt zugenommen.

Oder nehmen wir die folgende Meldung aus der *Süddeutschen Zeitung* vom März 1993. Unter der Überschrift »Verzicht auf Rettungshubschrauber – Die Kassen sparen – Keine Station für die Oberpfalz« lesen wir: »Neue Stationen für Rettungshubschrauber sollen in Bayern nach Angaben des Innenministeriums nicht mehr eingerichtet werden. Damit hat die Oberpfalz, bisher einziger Regierungsbezirk ohne Standort, keine Chance mehr, eine solche Station zu bekommen. Die [Kranken-] Kassen seien trotz intensiver Bemühungen von [damals noch] Innenminister Stoiber nicht bereit gewesen, die Betriebskosten von jährlich 1,5 bis 3,5 Millionen Mark zu übernehmen.«

Mit anderen Worten, in der Umgebung von Regensburg werden künftig mehr oder weniger viele Menschen nach Verkehrsunfällen sterben, die man durch einen Hubschraubereinsatz hätte retten können. Aber das allein verpflichtet weder die Krankenkassen noch die bayerische Staatsregierung, diese Hubschrauber zu finanzieren. Schließlich gibt es in Deutschland ja auf Krankenschein auch keine Daimler-Limousinen, obwohl jenseits allen Zweifels feststeht, daß über 1000 der 7000 jährlichen Verkehrstoten hierzulande überleben könnten, wenn sie statt in einem Kleinwagen in einem S-Klasse-Mercedes säßen.

»The safest car in the USA«, überschrieb der Stuttgarter Autobauer stolz eine ganzseitige Anzeige in der *FAZ*, als sich die Mercedes S-Klasse in einer amerikanischen Studie als der sicherste in den USA zugelassene Pkw erwiesen hatte. »Damit wird das wohl umfassendste und durchdachteste Sicherheitssystem, das heute im Automobilbau angeboten wird, bestätigt. Die in ihrer Wirkung einzigartigen elektronisch gesteuerten Gurtstraffer. Der Airbag für Fahrer und Beifahrer. Der Innenraum, der durch nachgiebig gestaltete Elemente bis hin zu den Armlehnen und dem dreifach gesicherten Lenksystem vor Verletzungen schützt. Die hochstabile Fahrgastzelle. Die außergewöhnliche Seitenfestigkeit und Überroll-Stabilität. Programmiert verformbare Knautschzonen.«

Eine solche »hochstabile Fahrgastzelle« mit programmiert verformbaren Knautschzonen hat ein Kleinwagen natürlich nicht. Und deshalb, aber auch wegen der reinen Massenunterschiede zwischen Luxus- und Normalfahrzeugen, fällt die Todesrate nach Verkehrsunfällen bei den Insassen von Kleinwagen beträchtlich höher aus.

Amerikanische Unfallforscher haben z. B. ausgerechnet, daß die Wahrscheinlichkeit für den Fahrer eines Kleinwagens, bei einem Frontalzusammenstoß mit einer schweren Limousine zu sterben, die des Limousinenfahrers um das mehr als Siebenfache übersteigt. Aber trotzdem ist bislang selbst von der Null-Risiko-Fraktion noch kein Verbot von Kleinwagen bzw. ein Mercedes-Benz für alle deutschen Autofahrer gefordert worden.

Es braucht auch durchaus nicht immer nur das Geld zu sein, das uns einem erhöhten Todesrisiko in die Arme treibt. »Weil den Stadtvätern im ostwestfälischen Steinheim das historische Bild ihres Marktbrunnens wichtiger war als die Sicherheit ihrer kleinen Bürger, mußte der siebenjährige Schüler Mike I. sterben«, lesen wir in den Dortmunder *Ruhr-Nachrichten.* »Der neugierige Knirps war am Dienstagabend auf den meterhohen Brunnenrand gesprungen, hatte das Gleichgewicht verloren und war in das vier Meter tiefe Wasserloch gestürzt.« Obwohl schon vorher ein anderes Kind in den Brunnen hineingefallen war – es konnte allerdings gerettet werden –, hatte der Bauausschuß des Stadtrates ein Sicherheitsgitter über dem Brunnen abgelehnt: Der Brunnen sollte so, wie er 1855 erbaut worden war, erhalten bleiben.

Aber sind die Stadtväter von Steinheim, ist irgend jemand auf der Erde ethisch und moralisch aufgerufen, sämtliche Brunnenschächte des Planeten zu vergittern? Wenn das Kind im Brunnen liegt, sind keine Kosten und Mühen zu scheuen, das Kind wieder herauszuholen. Aber *vor* dem Ereignis, bevor der Unfall eingetreten ist, darf man durchaus an die Kosten, auch an die Ästhetik denken. Vielleicht erinnert sich der eine oder andere Leser an die kleine Jessica McClure, die im Oktober 1987 im amerikanischen Midland beim Spielen in ein stillgelegtes Brunnenrohr gefallen war. Fast 60 Stunden war sie in sieben Metern Tiefe ohne Wasser und Nahrung gefangen, bis man sie in einer dramatischen Rettungsaktion befreite. Da die Rettung durch den engen Brunnenschacht selbst unmöglich war, hatten Rettungsmannschaften parallel dazu einen zweiten Tunnel gegraben und schließlich unter enormem technischen Aufwand das kleine Mädchen nach oben gezogen.

Drei Tage redete Amerika von nichts anderem. Die Rettungsaktion wurde live im Fernsehen übertragen. Als die kleine Jessica schließlich aus dem Brunnenschacht geborgen wurde, brachen Millionen Amerikaner an den Bildschirmen in Jubel aus, Glocken läuteten, Autofahrer hupten wie verrückt, wildfremde Menschen umarmten sich. Im Krankenhaus mußte ein eigener Raum für die Geschenke reserviert werden, die aus dem ganzen Land für die kleine Jessica eintrafen. Viele Menschen boten Geld zur Bezahlung der Krankenhausrechnung an, da die Familie Jessicas nicht versichert war – eine Riesenwelle von Hilfsbereitschaft und emotionaler Anteilnahme schlug über dem Mädchen zusammen.

Während der 58 Stunden, da die amerikanische Nation um die Rettung der kleinen Jessica fieberte, ertranken Dutzende anderer Kinder in ungesicherten Swimmingpools, schluckten giftigen Toilettenreiniger oder wurden an Fußgängerüberwegen totgefahren. Außer den Angehörigen und der Polizei nahm kein Mensch davon Notiz.

Ein ähnliches Drama, das »Wunder von Lengede«, hatte zwei Jahrzehnte früher auch die Bundesrepublik bewegt: an einem Donnerstagabend im Oktober 1963 waren in die Erzgrube Lengede-Broistedt der damaligen Ilseder Hütte, heute Stahlwerke Peine-Salzgitter AG, mehr als 50000 Kubikmeter Wasser eingebrochen. 78 der 129 Bergleute, die in diesem Teil der Grube arbeiteten, konnten sich noch in der gleichen Nacht retten, 16 Bergleute ertranken, zehn wurden von herabstürzenden

Gesteinsmassen erschlagen, sieben mit Flößen in Sicherheit gebracht. Und von 17 Kumpeln fehlte jede Spur.

Durch Zufall fand eine Bohrung drei der Vermißten in einer Höhle im Bruch des Gebirges. Man versorgte sie durch ein Versorgungsrohr mit Essen, dann wurde eine Woche lang ein großes Rettungsrohr zu den Verschütteten vorgetrieben, schließlich wurden sie mit einer sogenannten »Rettungsbombe« befreit. Diese Aktion wurde direkt im Fernsehen übertragen, die ganzen Republik war voller Angst und Hoffnung live dabei. Und als dann die drei Geretteten den Weg zu weiteren elf Eingeschlossenen beschrieben, und eine weitere Rettungsbohrung begann, stand das Leben in Deutschland still: die Menschen hingen an den Radiogeräten, vor den Fernsehapparaten und wollten nur das eine wissen: Wird man die Kumpel retten?

Seit diesem »Wunder von Lengede« sind über 100 Bergleute in Deutschland bei der Arbeit umgekommen; das Interesse der Medien an diesen Unfällen war sehr gering.

Auch für andere statistische Gefahren interessiert man sich nicht allzusehr. »Bahnhöfe schlecht vor Bränden geschützt«, war Anfang 2001 in vielen deutschen Zeitungen zu lesen. Die meisten europäischen Bahnhöfe, so die Stiftung Warentest, seien schlecht auf Brände vorbereitet: überlange Fluchtwege, verschlossene Notausgänge, unzureichende Brandmeldesysteme, mangelhafte Löschgeräte. Wegen dieser Defizite erhielten die Hauptbahnhöfe in Frankfurt und München als die beiden unsichersten in Deutschland nur die Note »4«. Noch schlechter, nämlich mit mangelhaft, bewertet wurden die Bahnhöfe Kings Cross in London und Châtelet les Halles in Paris.

Dito die deutschen U-Bahnen; diese sollen nach Recherchen des ZDF-Magazins *Kennzeichen D* schwere

Brandschutzmängel aufweisen; schnell brennbares Material vor allem der neueren Waggontypen und Bahnhöfe mit nur einem Ausgang erzeugten ein unnötiges Sicherheitsrisiko (bei öffentlichen Gebäuden gilt es als Standard des vorbeugenden Brandschutzes, zwei voneinander unabhängige Ausgänge zu haben). »Wir sind der Meinung, daß dieses eine völlig ausreichende Dimensionierung ist«, sagt dazu der Geschäftsführer des Verbandes deutscher Verkehrsunternehmer: »Bahnsteige, die ziemlich weit draußen liegen, wo ein recht geringes Fahrgastaufkommen vorhanden ist, benötigen nicht mehrere Ausgänge; denn mehrere Ausgänge müssen beleuchtet werden, mehrere Ausgänge brauchen Fahrtreppen, die Geld kosten, die Energie verschlingen.«

Soll nun die Deutsche Bahn AG die Bahnhöfe in Frankfurt und in München sperren? Sollen auch wenig benutzte U-Bahnhöfe zwei Ausgänge besitzen? Die Wahrscheinlichkeit, durch eine Brandkatastrophe auf einem Bahnhof umzukommen, ist nach Aussagen der Stiftung Warentest in Frankfurt und in München weit größer als in Hannover oder Köln. Trotzdem werden dort weiter Passagiere abgefertigt, hasten dort weiter Reisende durch lange Verbindungstunnels ohne Notausgänge, werden dort weiter die Menschen einem im Prinzip vermeidbaren Unfallrisiko unterworfen.

Und warum auch nicht. Die Tatsache, daß ein Risiko vermeidbar ist, heißt noch nicht, daß wir es dann auch vermeiden *müssen.* Vielleicht ist es nach Abwägen aller Umstände tatsächlich angezeigt, den Hauptbahnhof in Frankfurt für den Bahnverkehr zu sperren. Vielleicht aber auch nicht. Wenn es nur um Risiken, nur um Wahrscheinlichkeiten eines tragischen Ereignisses geht, ist das

Abwägen gegen andere Güter durchaus moralisch zu vertreten. Und völlig unabhängig davon ist es ohnehin praktisch nicht zu vermeiden. »Die Gefahr auf dem Wasser nimmt zu!« ließ sich im Mai 1999 die Deutsche Lebensrettungsgesellschaft vernehmen. Viele Rettungsboote müßten aus Kostengründen den kommenden Sommer an Land bleiben, die Einsatzfähigkeit der DLRG sei stark geschwächt. In Potsdam etwa hätte die Stadt die Zuschüsse von 40000 DM auf 10000 DM jährlich zusammengestrichen, davon könne man noch nicht einmal die Reparaturen für das letzte Jahr bezahlen.

Aber trotzdem sollte sich die Stadtverwaltung Potsdam durch diese Zahlen nicht erpressen lassen. Denn die Stadtverwaltung Potsdam, jede Stadtverwaltung in Deutschland und in jedem anderen Land der Erde, hat täglich solche Abwägungen vorzunehmen. »2 Rentner starben: Ampel für Fußgänger seit Jahren gefordert«, überschreibt die *Süddeutsche Zeitung* einen Bericht über einen tragischen Verkehrsunfall in Fürstenfeldbruck. Beim Überqueren einer Straße, an einer Stelle, für die wegen ihrer Gefährlichkeit seit Jahren eine Ampel gefordert worden war, hatte ein Pkw ein Rentnerehepaar angefahren. Die Frau wurde auf die Gegenfahrbahn geschleudert und von einem zweiten Wagen nochmals überfahren, sie starb sofort, ihr Mann wenig später im Krankenhaus. »Zuletzt war die Forderung [nach einer Ampel] im Sommer 1997 von der Stadt abgelehnt worden. Begründung: Die Kosten seien zu hoch.«

Vielleicht waren die Kosten tatsächlich zu hoch. Vielleicht aber auch nicht. Das müssen die Stadtväter von Fürstenfeldbruck, die mit einem begrenzten Etat nahezu unbegrenzten Ansprüchen und Wünschen gegenüberstehen, in jedem Fall nach bestem Wissen und Gewissen neu entscheiden.

Ein individuelles Menschenleben hat keinen Preis, hier

wird, wenn immer möglich, weder kalkuliert noch spekuliert. Aber über eine Zu- oder Abnahme der Wahrscheinlichkeit, im nächsten Jahr (im nächsten Monat, am nächsten Tag) zu sterben, lassen wir durchaus mit uns handeln und tun das auch tagtäglich und in einem fort. Von dem Augenblick, an dem wir morgens das Bett verlassen, bis zum Einschlafen am Abend treffen wir Dutzende von Entscheidungen – zu Essen, Trinken, Hobby, Freizeit oder Autofahren –, die unsere Wahrscheinlichkeit, den nächsten Morgen lebend zu erreichen, erhöhen oder reduzieren, und kaum jemand denkt sich was dabei. Niemand zwingt uns zum Tiefseetauchen, Drachensegeln oder Fallschirmspringen oder drängt einem jungen Mann die Karriere eines Formel-1-Piloten auf. Wir essen zuviel (im Durchschnitt 500 Kalorien mehr am Tag als optimal), nehmen »Wollust und flüchtigen Genüssen« zuliebe Geschlechtskrankheiten oder Aids, einer satten Urlaubsbräune wegen auch Hautkrebs in Kauf und verursachen durch Leichtsinn Unfälle aller Art. Jahr für Jahr kommen in Deutschland mehr als doppelt so viele Menschen bei Hobby und Freizeit zu Tode wie am Arbeitsplatz. Fettsüchtige stellen dreiviertel aller Bluthochdruck-Patienten und erleiden mehr als die Hälfte aller Herzinfarkte in unserem Land, und so mancher Arzt, der eben noch das Leichentuch über einen Lungenkrebstoten gebreitet hat, steckt sich auf dem Flur die nächste Zigarette an.

Deshalb sind Entscheidungen, die unsere Wahrscheinlichkeit zu sterben erhöhen, durchaus ethisch zu vertreten. Der Punkt ist, daß es nur Wahrscheinlichkeiten sind. Zwar werden auch so mehr oder weniger viele Menschen deshalb sterben – an dieser Konsequenz gibt es nichts herumzureden –, aber diese Menschen sind bei der Entscheidung unbekannt, genauso wie man bei der Planung einer Verkehrsampel oder Fußgängerbrücke noch nicht weiß, wer deshalb später sterben oder überleben wird.

Dieser statistische Tod ist eine reine Summe von Wahrscheinlichkeiten. Ihn bekämpfen wir nur reichlich lax, ganz im Gegensatz zum individuellen Tod, der hereinkommt und den Nachbarn anspricht: Du kommst mit.

Diese Unterscheidung zwischen statistischen und individuellen Menschenleben ist nicht ganz so wasserdicht wie hier vereinfacht unterstellt. Wenn wir wissen: Ohne Herzverpflanzung ist Herr Meier morgen tot, dann steht ohne Zweifel ein individuelles Leben zur Debatte. Wenn wir wissen, ohne Umgehungsstraße wird alle drei Jahre ein Kind in unserem Dorf überfahren, stehen nur statistische Leben zur Debatte. Aber dieses Risiko verteilt sich nicht auf alle Kinder gleichermaßen – ein ABC-Schütze in Hamburg ist von der Entscheidung nicht betroffen. Deshalb ist bei Entscheidungen über statistische Menschenleben auch die Größe der Auswahlmenge wichtig: Es ist nicht das gleiche, wenn einer von 80 Millionen, einer von 80 000 oder einer von acht Menschen sterben muß. Je kleiner die Menge der Betroffenen, desto näher rückt das statistische an das individuelle Menschenleben, und bei einer Auswahlmenge des Umfangs eins stimmen beide Konzepte überein.

Das kann man auch andersherum betrachten: Bei einem einzigen Todesfall und einer Auswahlmenge von 80 Millionen beträgt die Wahrscheinlichkeit zu sterben für jeden 1 : 80 Millionen. Bei einer Auswahlmenge von 80 000 beträgt sie 1 : 80 000, bei einer Auswahlmenge von 8 beträgt sie 1 : 8, und bei einer Auswahlmenge von 1 beträgt sie 1 : 1 oder 100 Prozent. Und die Botschaft hinter diesen Zahlen ist: Je kleiner diese Wahrscheinlichkeiten, desto eher sind Menschen bereit, sie gegen andere Aspekte ihres Lebens aufzuwiegen.

Dieser Unterschied zwischen individuellem und statistischem Tod, zwischen individuellen und statistischen Menschenleben erklärt und rechtfertigt auch die scheinbar paradoxe Diskrepanz des Aufwands, den wir für verschiedene Arten der Lebensrettung betreiben. Zur Rettung einiger weniger verschütteter Bergleute werden Mittel mobilisiert, die, in die Verbesserung der Grubensicherheit investiert, zehnmal soviel Kumpel vor dem Tod bewahren könnten. Mit der Summe der Transport- und anschließenden Operationskosten für ein auf dem Schulweg angefahrenes Kind könnte man unter Umständen zehn zusätzliche Verkehrsampeln errichten und dadurch Dutzende von Kindern vor Unfällen bewahren.

Trotzdem tun wir das nicht. Auch wer nie etwas von Wahrscheinlichkeitsrechnung gehört hat, ahnt instinktiv, daß es einen Unterschied macht, ob man ein Unfallopfer verbluten läßt, obwohl man ihm helfen könnte, oder ob man eine Investition in die Verkehrssicherheit unterläßt. Im ersten Fall steht ein individuelles Menschenleben auf dem Spiel – das hat keinen Preis, zu seiner Rettung sind keine Kosten zu scheuen. Wahrscheinlichkeiten dagegen haben sehr wohl einen Preis. Das eine Mal steht unsere Gesundheit en bloc (nämlich unser Leben) zur Debatte, das andere Mal nur scheibchenweise. Das eine Mal geht es um Leben und Tod, das andere Mal nur um die Wahrscheinlichkeit, innerhalb eines bestimmten Zeitraums zu sterben.

Anders als individuelle haben statistische Menschenleben durchaus einen Preis. Sonst hätte man schon längst Alkohol und Zigaretten verbieten müssen, genauso wie Autos ohne Airbag oder ABS oder noch besser Kleinwagen überhaupt, oder gleich das Autofahren generell, eine der gefährlichsten Tätigkeiten, die es gibt.

Daß wir dies nicht tun, beweist: Wir sind bereit und willens, mit Wahrscheinlichkeiten unseres Todes umzugehen. Solange keine konkreten Menschenleben zur Debatte stehen, wägen wir durchaus die Güter dieses Lebens gegeneinander ab.

Leider sind wir aber von einer in diesem Sinne rationalen Risikopolitik noch weit entfernt. So hat man z. B. in England einmal die Kosten pro statistisches Menschenleben für verschiedene medizinische und sonstige Maßnahmen verglichen, mit der folgenden Rangfolge: »Kindersichere Arzneimittelbehälter« (1000 Pfund pro gerettetes Menschenleben), »Künstliche Blutwäsche für Patienten über 50« (30000 Pfund), »Überrollbügel für Traktoren in der Landwirtschaft« (100000 Pfund) und »Schärfere Bauvorschriften für Hochhäuser« (20 Millionen Pfund). Was verwirklicht jeder vernünftige Mensch zuerst? Natürlich die kindersicheren Arzneien. Was geschah in Wirklichkeit? Kindersichere Arzneimittelbehälter wurden *nicht* gesetzlich vorgeschrieben, und ältere Patienten von der künstlichen Blutwäsche ausgeschlossen. Statt dessen wurden Überrollbügel an Traktoren mit Kosten von insgesamt vier Millionen Pfund (40 Pfund für jeden der 100000 Traktoren in England, und 100000 Pfund für jedes Menschenleben) gesetzlich vorgeschrieben, und nachdem irgendwo auf der Insel mit großem Getöse, auch in den Medien, ein Hochhausblock zusammengebrochen war, beschloß man voller Panik derart verschärfte Baugesetze, daß ein einziges dadurch gerettetes (statistisches) Menschenleben nach einer Berechnung des Office of Health Economics auf mehr als 20 Millionen Pfund zu stehen kommt – die wahren Prioritäten stehen völlig auf dem Kopf.

Daß auch deutsche Sozialpolitiker kaum eine Gelegenheit auslassen, auf diese Weise knappe Ressourcen zu verschwenden, hat etwa der Ratsausschuß für Umweltschutz und Grünflächen der Stadt Hannover vorgeführt: Er beschloß, sämtliche Bahnschwellen auf den städtischen Kinderspielplätzen auszuwechseln, die dort z. B. zur Einfriedung von Sandkästen dienen, weil die teeröl-getränkten Schwellen angeblich die Gesundheit der Kinder gefährdeten. Obwohl ein Gutachten ein derartiges Risiko weitgehend verneinte, lehnte die regierende Koalition von SPD und Grünen den Vorschlag der Verwaltung ab, auf diese Aktion, die 330000 Mark kosten soll, zu verzichten, »da auch das geringste Gesundheitsrisiko für Kinder ausgeschlossen werden müsse«.

Nochmals: Das Gegenteil von gut ist gut gemeint. Wollte man wirklich »auch das geringste Gesundheitsrisiko« für Kinder ausschließen, müßte man ihnen zuerst einmal die Murmeln wegnehmen und dürfte sie nicht mehr ins Schwimmbad oder in die Sonne lassen. Nach neueren Forschungen unterliegen gerade Kinder und Jugendliche einer erhöhten Krebsgefahr durch Sonnenbrand. Man hätte schon längst, wie in den USA, ein Gesetz erlassen müssen, wonach Kinder nie allein in einer Wohnung bleiben dürfen, oder daß in jeden Pkw ein Kindersitz gehört. Denn jedes Jahr kommen auf unseren Straßen mehr als 400 Kinder ums Leben, von denen mindestens jedes zehnte nach Meinung von Fachleuten noch leben könnte, wenn Kindersitze in Personenwagen gesetzlich vorgeschrieben wären. Sie sind es aber nicht. »Eine allgemeine Verordnung, daß Kinder nur dann mitfahren dürfen, wenn sie durch Halteeinrichtungen gesichert sind, fand keine Mehrheit«, erfuhr man aus der Presse über einschlägige Beratungen im Deutschen Bundestag. Mit anderen Worten, der Gesetzgeber ist durchaus bereit, pro Jahr mehr als 40 vermeidbare Todesfälle in Kauf zu nehmen, damit, wie es in der Begründung heißt, »auch Familien mit mehr als drei Kindern gemeinsam verreisen können« (denn vier Kindersitze passen in keinen Personenwagen), oder damit »spontane Fahrten mit Großeltern und Bekannten« weiterhin möglich bleiben.

Diese Beispiele zeigen die ganze Dummheit, die weltweit bei dem Umgang mit Gefahr und Risiko regiert. Vielleicht hätte die Stadtverwaltung Hannover den Kindern viel effizienter geholfen, hätte sie die 330000 Mark statt für die lächerliche Bahnschwellenaktion für Kinderrücksitze oder zusätzliche Verkehrsampeln und Fußgängerbrücken vor Kindergärten ausgegegeben.

Diese Dummheit ist die Folge eines noblen Motivs, nämlich der verständlichen Scheu, Menschenleben mit Preisen zu versehen. Bei individuellen Menschenleben ist diese Scheu auch durchaus angebracht – ein kranker Mensch ist keine kranke Kuh. Bei statistischen Menschenleben jedoch ist diese Scheu verfehlt. Hier ist durchaus Platz auch für den Rechenstift. Wer deshalb von Zynismus und Menschenverachtung spricht, muß sich die Frage gefallen lassen, wie viele Opfer denn ohne Rechenstift zu beklagen wären, und steht am Ende selbst, ehe er oder sie sich's versieht, als statistischer Massenmörder da.

Genauso ist der Rechenstift erlaubt, wenn nicht die verhinderten Todesfälle – oft ein viel zu grobes Maß –, sondern die gewonnenen Lebensjahre zu maximieren sind. Angenommen z.B., die Alternativen sind (I) kippsichere Fernsehsessel für alle Altersheime oder (II) vor jeder Schule ein Fußgängerüberweg. In beiden Fällen möge pro Jahr ein statistisches Menschenleben gerettet werden. Im zweiten Fall ist der oder die Gerettete im Durchschnitt sieben und im ersten Fall im Durchschnitt 70 Jahre alt. Mit anderen Worten, die zweite Maßnahme, das heißt sichere Fußgängerüberwege, rettet weit mehr Lebensjahre und ist damit statistisch vorzuziehen – bei der Planung, wohlgemerkt, und möglichst nie in Einzelfällen.

Gleiches gilt, wenn nicht Leben oder Tod, sondern »nur« das körperliche Wohlbefinden zur Debatte steht. Hier haben Gesundheitsökonomen den Begriff des »Quality Adjusted Life Year« (QUALY) eingeführt. Angenommen, das durch Krankheiten wie Rheuma oder Gicht, an denen man normalerweise nicht stirbt, verursachte Leid wäre zu vergleichen und zu messen. Dann ist es offenbar sinnvoll, mit gegebenen Mitteln möglichst viel Leid abzuwenden. Aber auch hier bedeutet das nicht, Patient A dem Patienten B vorzuziehen, weil wir damit A mehr Leid ersparen als B. Vielmehr sollten Individuen die jeweils beste im Einzelfall mögliche Behandlung erfahren. Die Frage ist allein, was möglich sein soll, was die Planung zur Verfügung stellt. Eine typische Entscheidung wäre hier etwa zwischen mehr Mitteln für die Rheumaforschung oder einem Nationalen Bluthochdruck-Programm. Ganz gleich wie wir hier entscheiden, wir laden nicht unnötiges Leid auf konkrete Patienten (denn für diese kommen die Programme ohnehin zu spät), sondern allein die Wahrscheinlichkeit, mehr als sonst an Rheuma oder an den Folgen von Bluthochdruck zu leiden, nimmt für alle Bürger je nach Entscheidung zu oder ab.

Der englische Gesundheitsökonom Alan Maynard hat einmal die Kosten eines QUALY für verschiedene Projekte im Gesundheitswesen ausgerechnet. Sie reichen von 220 Pfund Sterling bei einem Cholesterintest für alle Engländer zwischen 40 und 69 mit anschließender Diät bis zu 126 000 Pfund Sterling für die Behandlung von Blutarmut bei Nierenversagen. Herzschrittmacher (1100 Pfund), künstliche Hüftgelenke (1200 Pfund),

Herztransplantationen (8000 Pfund), künstliche Blutwäsche (20000 Pfund) und andere Präventions- und Therapiemaßnahmen liegen irgendwo dazwischen. Obwohl wir allein daraus noch keine Handlungsanweisung ableiten können – weil z.B. die Behandlung blutarmer Nierenkranker schon etabliert ist und ein Stop, da konkrete Patienten betreffend, nicht in Frage kommt –, zeigt diese Liste doch, woran wir uns in Zukunft orientieren könnten. Wer angesichts der obigen Zahlen noch eine neue Herzklinik genehmigt, bevor nicht alle erwachsenen Engländer sich einem Cholesterintest unterzogen haben, hat damit mehrere Millionen Lebensjahre ausgelöscht.

Literatur

Ausführliche aktuelle und historische Zahlen zu Säuglingssterblichkeit und Todesursachen im allgemeinen findet man in der Fachserie 12: »Gesundheitswesen« des Statistischen Bundesamtes; die wichtigsten Zahlen sind auch in den aktuellen Ausgaben des Statistischen Jahrbuchs abgedruckt. Die Zahlen zum Zusammenhang von Benzinsparen und Verkehrstoten sind aus R. W. Crandall und J. D. Graham: »The effect of fuel economy standards on automobile safety«, *Journal of Law and Economics* 1989.

Zur Debatte zum Pro und Contra Zeckenimpfung siehe etwa das *Deutsche Ärzteblatt,* Heft 24/1990. Die überraschenden Erkenntnisse zum Zusammenhang Hygiene in der Jugend vs. Krankheit im Alter sind sehr schön in dem Artikel »Plagued by cures« im *Economist,* 22. 11. 1997, zusammengefaßt. Das Zitat Hüfner ist aus einem von Mario Schmidt herausgegebenen Sammelband *Leben in der Risikogesellschaft,* Karlsruhe 1989. Die Zahlen zur relativen Gefährlicheit von Groß- und Kleinwagen sind L. Evans: »Small cars, big cars: what is the safety difference«, *Chance* 1994, und die Ausführungen zu statistischen vs. individuellen Menschenleben sind aus W. Krämer: *Wir kurieren uns zu Tode* (Ullstein 1996) entnommen. Wir danken dem Ullstein Verlag für die freundliche Genehmigung zum Abdruck einiger Passagen.

2. Kapitel

Risiko ist nicht gleich Risiko

Es wäre aber eine große Thorheit, wann man lieber gantz unwissend in einer Sache verbleiben wollte, als sich mit einer Erkenntnis begnügen, dabey man nicht völlige Gewißheit haben kann. Denn ausser der gewissen Erkenntniß, die freylich überall vorzuziehen, wo man sie erhalten kann, giebt es auch eine wahrscheinliche, die in den Geschäften der Menschen die Stelle der gewissen mit Nutzen vertritt. Und die Klugheit, welche wir in allen Fällen zu beweisen haben, erfordert, daß wir uns darum bemühen.

Christian Wolff in seiner Vorrede zu Johann Peter Süßmilch: Die göttliche Ordnung in den Veränderungen des Menschlichen Geschlechts, Halle an der Saale, 5. April 1741.

Für die Feuerversicherung ist klar: Das Risiko, daß unser Haus abbrennt, ist die Wahrscheinlichkeit des Schadens mal die Schadenshöhe. Bei einer Wahrscheinlichkeit von 1:1000 alias ein Promille für einen Schadensfall und einem Schaden von 100000 DM, sofern denn der Schaden tatsächlich eintritt, beträgt das Risiko damit 1:1000 × 100000 = 100.

Mathematisch heißt das auch »der erwartete Schaden« oder der »Erwartungswert des Schadens«. Das ist nicht der tatsächliche Schaden, der ist entweder null oder 100000. Der »erwartete Schaden« ist der langfristige Durchschnitt, wenn die Versicherung sehr viele dieser Verträge abschließt und am Ende zurückblickt: In wie vielen Fällen ist das Schadensereignis eingetreten und in wie vielen Fällen nicht? Dann wird auf lange Sicht in einem von 1000 Fällen das Haus tatsächlich abbrennen, in den restlichen 999 Fällen aber nicht. Die Versicherung zahlt also für diesen einen Schaden einmal DM 100000, und 999mal bezahlt sie nichts. Im Mittel zahlt sie damit pro Police 100 DM. Mit anderen Worten, die Versicherung gegen Brandschäden wird uns etwas über 100 DM zu stehen kommen – nicht genau 100 DM, denn von irgend etwas muß die Versicherung ja auch ihre Büropaläste und die Traumgehälter ihrer Vorstände bezahlen.

Das ist alles einfach nachzurechnen, hier ist keine Hexerei im Spiel. Allerdings kehrt diese Rechnung eine Reihe von Problemen unter den Teppich, die bei der Ermittlung der Wahrscheinlichkeiten entstehen, aus denen das Risiko dann abgeleitet wird. Etwa den Zeitraum, über den das Risiko versichert werden soll. Bei der Brandschutzversicherung ist das üblicherweise ein Jahr. Korrekt müßte es also heißen: Die Wahrscheinlichkeit, daß unser Haus *binnen eines Jahres* abbrennt, beträgt 1:1000. Die Wahrscheinlichkeit, daß es binnen zweier Jahre abbrennt, ist schon etwas größer (wenn auch etwas weniger als das Doppelte; diese Feinheiten der Wahrscheinlichkeitsrechnung wollen wir im weiteren vernachlässigen), und die Wahrscheinlichkeit, daß es in den nächsten 20 Jahren abbrennt, ist nochmals weitaus höher.

Vor allem bei Lebensversicherungen ist diese Zeitbegrenzung wichtig. Soviel wir wissen, gibt es noch keine Versicherung gegen das Sterben überhaupt. Aber das Risiko, im nächsten Jahr (in den nächsten zehn oder 20 Jahren) zu sterben, ist sehr wohl zu versichern.

Alternativ werden Risiken oft auch auf Ereignisse statt auf Zeiträume bezogen. In der Seeschiffahrt ist es seit alten Zeiten und lange vor dem Aufkommen des modernen Versicherungsgedankens üblich, das Risiko – damals sagte man: die aventure – auf eine Reise zu beziehen.

Derjenige, der das Risiko übernahm, tat dies in Form eines Darlehens, das bei geglückter Fahrt mit einer hohen Prämie zurückzuzahlen war. Ging das Schiff verloren, erhielt der Darlehensgeber nichts. Dergleichen Verträge hießen auch »Großaventurkontrakt«.

Aber auch andere, z. T. konkurrierende Bezugsgrößen sind denkbar. So hat man z. B. festgestellt, daß der Anteil der bei der Arbeit tödlich verunglückten Bergleute in den USA in den letzten Jahrzehnten angestiegen ist. Mit anderen Worten, für einen Bergmann hat die Wahrscheinlichkeit, binnen eines Jahres bei der Arbeit umzukommen, zugenommen. Aber pro geförderte Tonne Kohle hat der Anteil der getöteten Bergleute abgenommen. Damit hat auch die Wahrscheinlichkeit, eine gegebenen Fördermenge Kohle mit dem Leben eines Bergmanns zu erkaufen, in gleicher Weise abgenommen.

Bei Wahrscheinlichkeiten ist es also wichtig, von welchen Ereignissen wir reden; die möglichen Verluste, ob an Geld, Gesundheit oder Leben, müssen sich auf irgend etwas beziehen, müssen quasi einen Anker haben.

Dieser Anker ist nicht notwendig für alle Beteiligten derselbe. Ein Schulabgänger auf der Suche nach einem Beruf will wissen, wie hoch in den anvisierten Berufen die Wahrscheinlichkeit ist, sich bei der Arbeit zu verletzen oder bei der Arbeit umzukommen. Ein Wirtschafts- oder Energieminister dagegen will wissen (oder sollte sich zumindest dafür interessieren), wie viele Menschen bei der Energieversorgung seines Landes verletzt oder getötet werden. Einmal sind diese Wahrscheinlichkeiten subjektbezogen – komme ich, Max Meier, bei meiner Arbeit um? –, das andere Mal ergebnis- oder objektbezogen: Wie vergleichen sich die Risiken der Energieerzeugung über alle möglichen Optionen?

Selbst ein und dieselbe Person kann die Risiken für das eigene Leben durchaus unterschiedlich »verankern«.

Angenommen, wir reisen von Berlin nach Rom. Was ist gefährlicher: das Flugzeug oder die Eisenbahn? Die Antwort ist durchaus nicht eindeutig, sie hängt davon ab, wie man die Wahrscheinlichkeit eines tödlichen Verkehrsunfalls berechnet: Bezogen auf zurückgelegte Passagierkilometer z.B. ist die Bahn dreimal gefährlicher als Fliegen. Bezogen auf die in dem jeweiligen Verkehrsmittel verbrachten Passagier*stunden* ist dagegen das Flugzeug drei- bis viermal gefährlicher als die Bahn: Nach einer Berechnung aus den achtziger Jahren gibt es bei Bahnreisen sieben Verkehrstote pro 100 Millionen Passagierstunden, bei Flugreisen dagegen 24.

Die nächsten Stolpersteine sind die Wahrscheinlichkeiten selbst. Nicht immer sind diese so einfach zu berechnen wie in der Lebensversicherung: Die Wahrscheinlichkeit, daß ein 50jähriger deutscher Mann in den nächsten fünf Jahren stirbt, beträgt in guter Annäherung 4 Prozent: Von 1000 Männern, die in diesem Jahr ihren 50. Geburtstag feiern, sind erfahrungsgemäß vor ihrem 55. Geburtstag 40 tot. Vor 100 Jahren waren das weitaus mehr, in 100 Jahren sind es vielleicht weniger, aber über mittlere Zeiträume sind diese Sterberaten bemerkenswert konstant; von den Begründern der modernen Bevölkerungslehre, dem Engländer John Graunt und dem preußischen Pfarrer Johann Peter Süßmilch, wurden sie sogar als »göttliche Gesetze« angesehen: »Der Tod, dessen Begriff vielleicht manchen keiner Ordnung fähig zu seyn scheinen möchte, ist gleichwol ein recht bewundernswürdiger Schauplatz der schönsten Ordnung, und es ist desselben Gewalt fast an die allerstrengsten Regeln gebunden«, schreibt Süßmilch in seinem klassischen Werk über die göttliche Ordnung im Leben und Sterben von uns Menschenkindern; er zeigt darin, »daß in der Geburt, Vermehrung, Fortpflanzung, im Leben, Tode und in den Ursachen des Todes eine beständige, allgemeine, grosse, vollkommene und schöne Ordnung herrsche«.

Süßmilch kam dieser »allgemeinen, grossen, vollkommenen und schönen Ordnung« durch eine Umfrage unter »sämmtlichen Herren Prediger der Kurmark« auf die Spur: Er fragte sie nach ihren Toten- und Geburtenlisten aus: »Um desto gewisser zu gehen, hatte ich mir die Geborenen und Gestorbenen von zehn Jahren erbeten. Da ich aber fand, daß die auf den grossen Winter 1740 folgenden zwey Jahre an vielen Orten epidemisch gewesen, so habe ich die Mittelzahl der Gestorbenen, sowohl von allen zehn vermischten als auch von den sechs guten Jahren, besonders mit den Lebenden in Vergleichung gesetzt.« Das Ergebnis dieser »Vergleichung« war, daß damals in Preußen pro Jahr einer von 43 Landbewohnern starb.

In den Städten, »wo Müßiggang, Faulheit, Ueberfluß in Essen und Trinken, Ausschweifungen der Lüste, der Leidenschaften, und Laster ... einen oft tödtlichen Einfluß in der Dauer des menschlichen Lebens haben«, war die Sterblichkeit leicht höher. Und nochmals anders waren diese Sterblichkeiten, wenn man die Gestorbenen auf die Lebenden der gleichen Altersgruppe bezog: »Im ersten Jahr stirbt eins von drei ..., im 5ten eines von 25, im 7ten eins von 50, im 10ten eins von 100, und im 14ten und 15ten eins von etwa 200 u.s.w.« Dann aber »kommt es zu einer proportionirlichen und langsamen Abnahme, dergestalt, daß um das 25te Jahr einer von 70, um das 30ste einer von 60, um das 35ste einer von 50, um das 40ste einer von 44, um das 45ste einer von 35, um das 50ste einer von 30, um das 55ste einer von 25, um das 60ste einer von 20, um das 65ste einer von 15, um das 70ste einer von 10, um das 75 einer von 7, und endlich um das 80ste einer von 5 bis 4 verstirbet, bis dann nach und nach keiner zum Sterben mehr übrig ist.«

Wenn also zu Süßmilchs Zeiten einer von 25 55jährigen Einwohnern des Königreiches Preußen in einem Jahr verstarb, so betrug die Wahrscheinlichkeit des Todes im 55. Lebensjahr für einen Preußen 1:25 oder 4 Prozent. Und so wird auch noch heute die Wahrscheinlichkeit von zufälligen Ereignissen bestimmt. Man zählt ab: wie oft tritt das fragliche Ereignis unter wieviel Fällen auf? Wenn drei von 100 Autofahrern pro Jahr einen Unfall verursachen, so beträgt die Unfallwahrscheinlichkeit 3 Prozent, und wenn – angenommen – 70 von 100 000 am Blinddarm operierten Menschen dabei sterben, so ergäbe das eine Todeswahrscheinlichkeit von 7 Promille oder 0,7 Prozent. Dito die Wahrscheinlichkeiten, daß es an Ostern schneit, daß wir im nächsten Winter eine Grippe kriegen, daß ein Automotor länger als 100 000 km läuft oder daß der Pegelstand des Rheins bei Köln in einem Jahr nicht über die Neun-Meter-Marke steigt – man beobachtet die Risikosituation hinreichend oft und zählt, in wieviel Prozent der Fälle das fragliche Ereignis eingetreten ist. Mit dieser Methode kommen Wetterforscher, Ingenieure, Ärzte und Versicherungen seit Jahrzehnten gut zurecht.

Wie aber findet man die Wahrscheinlichkeit, daß ein Kernreaktor schmilzt, ein Jumbo abstürzt, ein Komet die Erde streift, oder auch nur die Wahrscheinlichkeit, daß unser selbstgebautes Gartenhaus beim nächsten Gewittersturm zusammenbricht? Dergleichen Dinge kommen nicht allzu häufig vor, bei solchen sozusagen »singulären« Ereignissen versagt natürlich diese Abzählmethode, ja man kann streiten, ob hier überhaupt noch von »Wahrscheinlichkeiten« gesprochen werden darf.

Nehmen wird die Wahrscheinlichkeit, mit einer Boing 747 über dem Atlantik abzustürzen. Zum Glück gibt es dafür kaum Präzedenzfälle, die Abzählmethode funktioniert hier nicht. Dennoch läßt sich auch diese Absturzwahrscheinlichkeit – zumindest im Prinzip – vergleichsweise genau bestimmen. Angenommen z. B., das Flugzeug stürzt nur ab, wenn mindestens drei der vier Triebwerke ausfallen. Die Wahrscheinlichkeit, daß ein einziges Triebwerk in soundso viel Stunden ausfällt, läßt sich durch Laborversuche recht genau bestimmen. Angenommen, sie beträgt 1 : 1000. Dann ist die Wahrscheinlichkeit, daß zwei Triebwerke *auf einmal* ausfallen, gerade das Quadrat dieser Wahrscheinlichkeit, also 1 : 1000mal 1 : 1000 = 1 : 1 Million. Und die Wahrscheinlichkeit, daß drei Triebwerke auf einmal ausfallen, ist 1 : 1000mal 1 : 1000mal 1 : 1000 = 1 : 1 Milliarde.

Das ist die sogenannte »Multiplikationsregel« der Wahrscheinlichkeitstheorie: Bei zufälligen Ereignissen, die unabhängig voneinander auftreten, ist die Wahrscheinlichkeit, daß beide zusammen eintreten, gerade das Produkt der einzelnen Wahrscheinlichkeiten: Wenn ich mit Wahrscheinlichkeit 1 : 14 Millionen im Lotto gewinne und mit Wahrscheinlichkeit 1 : 10 Millionen vom Blitz erschlagen werde, ist die Wahrscheinlichkeit, sowohl im Lotto zu gewinnen als auch vom Blitz erschlagen zu werden, gerade 1: 10 Millionen mal 14 Millionen, also unvorstellbar klein.

Grundbedingung für diese Regel ist Unabhängigkeit der fraglichen Ereignisse: ob oder ob nicht das eine eingetreten ist, hat keinen Einfluß auf das Eintreten des anderen. Diese Unabhängigkeit ist nicht selbstverständlich. Werde ich zuerst vom Blitz erschlagen, kann ich nicht mehr im Lotto gewinnen, das heißt, wenn das erste Ereignis eingetreten ist, dann ist das zweite ausgeschlossen, und die Multiplikationsregel gilt nicht mehr (es sei denn, der Lottoschein wäre ein Jahr im voraus bezahlt, dann kann man auch nach Tod durch Blitzschlag weiterhin gewinnen und den Erben eine Freude machen).

Für den Fall des Flugzeugabsturzes wäre also nachzuprüfen, ob der Ausfall eines Triebwerks die Ausfallwahrscheinlichkeit der anderen erhöht. Falls ja, wäre die Multiplikationsregel in der obigen einfachen Gestalt nicht mehr zu brauchen. Ist diese Unabhängigkeit aber annähernd gegeben – und unsere Ingenieure arbeiten hart daran, diese Unabhängigkeit zu garantieren –, dann lassen sich auch die Wahrscheinlichkeiten von sehr seltenen, singulären Ereignissen aus den bekannten Wahrscheinlichkeiten anderer Ereignisse zusammenbauen.

Auf diese Weise kommen die bekannten Wahrscheinlichkeiten von 1 : 1 Milliarde pro Betriebsjahr zustande, daß der Reaktor eines Kernkraftwerkes schmilzt: Für alle Teile dieses Bauwerks getrennt kann man mit hinreichender Genauigkeit die Ausfallwahrscheinlichkeiten bestimmen, und aus all diesen Teilwahrscheinlichkeiten ergibt sich dann am Schluß die Wahrscheinlichkeit für den berühmten GAU.

Weit störender als dieses Versagen der Abzählmethode ist eine andere Eigenart von Wahrscheinlichkeiten: Sie hängen von unseren Informationen ab. Wenn von den 80 Millionen Bundesbürgern 800 000 jedes Jahr versterben (das entspricht in etwa den aktuellen Zahlen), so beträgt die Sterbewahrscheinlichkeit für einen Bundesbürger 800 000 : 80 Millionen = 1 : 100 oder 1 Prozent. Diese Zahl ist so zu lesen: wenn aus allen 80 Millionen Bundesbürgern zufällig eine Person herausgegriffen wird, so ist diese Person mit 1 Prozent Wahrscheinlichkeit ein Jahr später tot; wenn wir dieses Experiment sehr oft durchführen, tritt in einem von 100 Fällen das befürchtete Ereignis ein.

Hier ist es wichtig, über das Wesen dieser seltsamen Größen namens Wahrscheinlichkeiten Klarheit zu gewinnen. Wir meinen damit weder das Ausmaß unserer Unsicherheit, noch wollen wir eine Aussage über Vorherbestimmung, Schicksal oder göttliche Voraussicht treffen. Gemeint ist einfach nur: wenn wir von dieser Person nichts anderes wissen, als daß sie zufällig aus allen 80 Millionen Bundesbürgern herausgegriffen worden ist, so wie man beim Samstagslotto zufällig eine Kugel aus der Lostrommel herausgreift, und wenn wir dieses Experiment oft wiederholen, dann wird in einem von 100 Fällen die gezogene Person das nächste Jahr nicht überleben.

Wenn wir aber wissen, die Person ist männlichen Geschlechts und 60 Jahre alt, sieht die Wahrscheinlichkeit schon anders aus: von 1000 60jährigen Männern werden 16 keine 61, das heißt die fragliche Wahrscheinlichkeit ist jetzt größer, nämlich 1,6 Prozent. Und wenn wir wissen, die Person ist Raucher, Formel-1-Rennfahrer von Beruf und Hobbytaucher, ergibt sich nochmals eine andere Zahl. Deshalb versuchen Versicherer, ob Rechtsschutz, Leben, Feuer oder Auto, möglichst viel über ihre Kunden zu erfahren: Alter, Wohnort, Krankheiten, Beruf – alle diese Informationen berühren die Wahrscheinlichkeiten für alle möglichen Ereignisse, von Auffahrunfall bis Zirrhose, und sind für die Bewertung von Gefahr und Risiko von Interesse.

Die Mathematiker reden hier von sogenannten »bedingten Wahrscheinlichkeiten«. Die Wahrscheinlichkeit für eine gerade Zahl beim Würfeln ist ½: es gibt die sechs Möglichkeiten 1, 2, 3, 4, 5, 6, alle gleich wahrscheinlich, davon drei gerade, also ist die Wahrscheinlichkeit für eine gerade Zahl ½. Wenn ich aber weiß: es ist eine Zahl über 3 gefallen, dann bleiben nur die Möglichkeiten 4, 5, und 6, und die *bedingte* Wahrscheinlichkeit für eine gerade Zahl, gegeben diese Information, ist jetzt ⅔.

Genauso hängen die bedingten Wahrscheinlichkeiten für alle möglichen Schadensereignisse von den vorliegenden Informationen ab. Ein Antragsteller für eine Kfz-Haftpflichtversicherung, männlichen Geschlechts, 18 Jahre alt und Fahrer eines BMW, kommt in eine andere Risikoklasse als eine 45jährige Oberstudienrätin mit drei Kindern, die einen Volvo fährt. Deshalb ist es der deutschen Kfz-Versicherung erlaubt, das Geschlecht und den Beamtenstatus eines Antragstellers abzufragen: Für Nichtbeamte ist die Prämie höher (in der Praxis wird das als Rabatt für Beamte verkauft). Auch der Wohnort und die Schadensgeschichte sind legale Kriterien, um die Versicherten in möglichst homogene Gruppen einzuteilen. Illegale Kriterien dagegen, zumindest in der Bundesrepublik, sind Staatsangehörigkeit, Hautfarbe oder Religion, obwohl auch diese Informationen für die Beurteilung von Risiken bedeutsam sind. In den USA z. B. erhalten Mormonen, die keinen Alkohol trinken dürfen, bei verschiedenen Versicherungen Vorzugskonditionen.

Umstritten sind auch Gentests als Quelle von Wahrscheinlichkeiten. Natürlich hat eine Kranken- oder Lebensversicherung an dem Ergebnis eines solchen Tests ein großes Interesse. Und nach der Mehrheitsmeinung bundesdeutscher Gesundheitsökonomen sollte sie auch danach fragen dürfen. Sonst liefe das System auf eine Ausbeutung der guten Risiken durch die schlechten hinaus. Man darf zwar einen Gentest nicht erzwingen, aber wenn ein Mensch aus irgendwelchen Gründen einen solchen Test hat machen lassen, gebietet es die Fairneß gegenüber den anderen Versicherten, das Ergebnis der Versicherung zu melden.

Versicherungen haben nur Sinn, wenn wir etwas nicht wissen. Eine Lebensversicherung in Kenntnis, daß ich noch drei Monate zu leben habe, ist das gleiche wie eine Feuerversicherung, nachdem der Blitz eingeschlagen hat. In beiden Fällen steht das fragliche Ereignis fest. Das heißt natürlich nicht, die Betroffenen in ihrer Not allein zu lassen. Nur: Diese Hilfe kann nicht über das Versicherungsprinzip geschehen; hier sind direkte Hilfen angezeigt, so wie der Staat sie nach Naturkatastrophen oder im Seenotrettungswesen leistet. Hier wird nicht gefragt, bist du versichert, sondern den Menschen in Not wird von einer Gemeinschaft oder von Staats wegen geholfen.

Versicherungen dagegen leben davon, daß wir noch nicht alles wissen. Der liebe Gott braucht keine Versicherungen. Auch der Heilige der letzten Tage, der genau weiß, daß unser Universum am 8. 8. 2088 untergeht, braucht keine Versicherung. Versicherungen können nur dann langfristig existieren, wenn es hinreichend viele gleichermaßen unwissende Menschen gibt, die bereit sind, die Konsequenzen dieser Unwissenheit gemeinsam solidarisch zu tragen.

Insofern ist der Name »Versicherungen« reichlich irreführend. Denn Versicherungen erzeugen keine Sicherheiten. Keine Lebensversicherung kann uns garantieren, daß wir die nächsten zehn Jahre überleben, keine Feuerversicherung, daß unser Haus nicht brennt. Versicherungen können nur die Folgen eines unerwünschten Ereignisses für die Betroffenen oder deren Angehörige mildern. Verhindern können sie diese Ereignisse nicht.

Was aber, wenn es beim besten Willen keine »klassische«, objektive Wahrscheinlichkeit für das Eintreten des Schadens gibt? Wenn die Abzählmethode genauso versagt wie die Zusammensetzmethode, wenn es von der Sache her unmöglich ist, die Wahrscheinlichkeit für ein Ereignis aus bekannten Daten abzuleiten?

Nehmen wir eine Urne mit zehn roten und zehn schwarzen Kugeln. Zieht man eine davon zufällig heraus, ist die Wahrscheinlichkeit für Rot ½. Das ist die klassische, objektive Wahrscheinlichkeit: beim mehrfachen Wiederholen dieses Experimentes ist in der Hälfte aller Fälle die gezogene Kugel rot. Jetzt kommt jemand mit einer anderen Urne, auch mit 20 Kugeln, und sagt: Die Kugeln sind entweder alle rot, oder alle schwarz. Bitte, ziehe eine Kugel. Mit welcher Wahrscheinlichkeit ist die gezogene Kugel rot?

Hier haben wir eine neue Situation; der Rahmen, die Bedingungen für dieses Experiment liegen im dunkeln. Zur Zeit der Kubakrise soll Präsident Kennedy seine Militärberater gefragt haben, wie groß die Wahrscheinlichkeit eines Atomkrieges sei, wenn die USA Kuba angriffen. Die Antworten waren unterschiedlich, der eine sagte 30 Prozent, der andere 60 Prozent. Aber keine dieser Einschätzungen konnte sich auf wiederholbare Experimente stützen, sie waren alle subjektiv.

Auch subjektive Einschätzungen haben ihren Wert, ein ganzer Zweig der Wahrscheinlichkeitsrechnung, die sogenannte »Bayes-Statistik«, lebt davon. Aber für Entscheidungsträger macht es einen großen Unterschied, ob eine Wahrscheinlichkeit von x Prozent auf wiederholbaren Experimenten oder auf subjektiven Einschätzungen von Herrn Meier und Herrn Schulz beruht. Deshalb hat der Wirtschaftswissenschaftler Frank Knight, einer der Väter der modernen Risikoforschung, schon 1921 vorgeschlagen, nur bei objektiv bekannten Wahrscheinlichkeiten von Risiko – er nennt es *risk* – zu sprechen; alles andere ist »Unsicherheit« *(uncertainty)*.

Eine erste, sich sofort aufdrängende Reaktion auf eine solche »Unsicherheit« ist das sogenannte »Mini-Max-Prinzip«: Bestimme für alle Alternativen die schlimmste Konsequenz und wähle dann diejenige Alternative mit dem kleinsten maximalen Schaden. Zuweilen sagt man auch »Vorsichtsprinzip« dazu. Wenn auch nur die geringste Möglichkeit eines Schadens besteht, wird eine Alternative nicht verfolgt. So war z. B. das EU-Importverbot für britisches Rindfleisch von 1998 ausdrücklich auf das Vorsichtsprinzip gestützt: wenn auch nur die Möglichkeit für eine Infektionsgefahr besteht, wird der Import verboten. Dito das Verbot von genverändertem Mais durch den Europäischen Gerichtshof. Weil man nicht genau wußte, welche Wirkungen das neue Gemüse haben könnte, wurde erst mal das Schlimmste angenommen und zum Mittel des Verbots gegriffen.

Aus ganz offensichtlichen Gründen ist dieses Vorsichtsprinzip, zumindest in der reinen Form, auf dieser Welt jedoch nicht immer durchzuhalten. Als Kolumbus gegen Indien segelte, mußte er die Möglichkeit, vom Rand der Erde abzustürzen, ignorieren. Als in Deutschland 1835 die ersten Eisenbahnen fuhren, schlugen die Ingenieure die Warnungen besorgter Bürger in den Wind, die ungeheuren Geschwindigkeiten von über 30 km/h würden zu Wahnsinn bei den Passagieren führen. Und als in den sechziger Jahren des letzten Jahrhunderts die berühmte Pille ihren weltweiten Siegeszug begann, kümmerten sich die Frauen wenig um die Warnungen vor den unbekannten Spätfolgen dieser neuen Schwangerschaftsverhütung.

Selbst die vorsichtigsten Menschen werden zustimmen, daß man zuweilen auch unbekannte Gefahren akzeptieren muß. Alles andere würde zu einem Stillstand allen Fortschritts und zur Blockade jeglichen aktiven Handelns führen. Deshalb wird das Vorsichtsprinzip vor allem in Situationen angerufen, wo nicht nur einzelne Personen, sondern große Kollektive oder gar die Menschheit als Ganzes in Gefahr geraten könnten. Darauf kommen wir später noch zurück. Zunächst sei hier nur festgehalten, daß es Situationen gibt, wo die konventionelle, auf Wahrscheinlichkeiten und Schadenshöhen beruhende Risikoanalyse ihren Dienst versagt.

Soviel zu Gefahr und Risiko von der Warte der Versicherungen, aus der Sicht der Risikoverteiler. Für einen Lebensversicherer ist es unerheblich, ob ein Klient durch einen Mord, einen Flugzeugabsturz oder einen Herzinfarkt verstirbt – tot ist tot. Allenfalls zahlt die Gesellschaft bei Tod durch Unfall doppelt, denn Unfälle als Todesursache sind in allen Altersklassen außer den jüngsten eher selten, aber ansonsten ist die Art des Todes, ob durch Mord und Totschlag, Flugzeugabsturz, Krebs, Ertrinken oder Nierenleiden für die Versicherung nicht von Bedeutung. Ob wir unerwartet-plötzlich oder langsam-qualvoll, ob wir durch Viren, Gifte oder Blutgefäßverstopfung sterben, ist der Sterblichkeitsstatistik einerlei.

Für die Betroffenen aber offensichtlich nicht. Für die Menschen hinter den Statistiken zählen auch noch andere Dinge. Zum Beispiel, ob die Gefahren, die uns drohen, Naturgefahren, sozusagen Gottesgeißeln, oder Menschenwerke sind. Naturgewalten wie Erdbeben, Vulkanausbrüche, Seuchen, Gewitterstürme, Flutkatastrophen sind bzw. erschienen lange Zeit von Menschen nicht beherrschbar; wir können uns so gut es geht vor den Folgen schützen: durch Deiche, Frühwarnsysteme oder durch eine erdbebenresistente Bauweise wie in Japan, wo man Hochhäuser baut, die selbst bei starken

Beben nicht zusammenfallen. Aber das gefürchtete Ereignis als solches auszuschalten liegt außerhalb des Menschenmöglichen; es wird als Schicksal hingenommen. Selbst wenn hin und wieder eine der längst besiegt geglaubten Seuchen wie Typhus, Tbc oder die Cholera auch in Europa neue Opfer fordert, die bei besserer Hygiene oder konsequenteren Schutzimpfungen nicht hätten sterben müssen, sind wir bereit, dies achselzukkend hinzunehmen.

Völlig anders dagegen unser Verhalten gegenüber Gefahren, die wir uns selber zuzuschreiben haben oder glauben, uns selber oder anderen Menschen zuschreiben zu müssen. Einige, wie die Gefahren des Rauchens oder des Straßenverkehrs, werden mit großer Anstrengung verdrängt, weil niemand anderer als wir selbst dafür verantwortlich zu machen ist. Andere, wie die Risiken des Essens, Wohnens oder Energieerzeugens, die wir anderen Menschen in die Schuhe schieben können, werden durch das Mikroskop betrachtet und gewaltig aufgebauscht. Gemeinsam ist diesen beiden Risikoklassen aber, daß es möglich ist, nach Schuldigen zu suchen, Verantwortungen zuzuweisen, nicht mehr das blinde Schicksal, sondern konkrete Menschen haftbar zu machen. Manche Teilnehmer an der modernen Risikodebatte unterscheiden deshalb zwischen Gefahr und Risiko. Vor allem unter Soziologen ist diese Zweiteilung beliebt. Gefahr umgibt uns, ohne daß wir etwas dafür können, und Risiko ist Menschenwerk. Damit versucht man den Knoten wieder aufzulösen, der in der Wortgeschichte von »Risiko« enthalten ist. Zum einen kann man Risiko zurückverfolgen zu dem alten griechischen *riza* = Wurzel, Basis, das heute noch in dem arabischen *risc* = Schicksal weiterlebt. Risiko ist damit die Gefahr, in der sich Menschen immer schon befinden, es gehört zur menschlichen Existenz wie Zahnschmerzen und Haarausfall. Zum anderen kann man Risiko aber auch auf das lateinisch-italienische *risco* zurückführen, das Umschiffen einer Klippe. Dieses Risiko ist Menschenwerk. Niemand zwingt uns, mit zerbrechlichen Schiffen auf das Meer zu fahren. Wenn wir dabei umkommen, sind wir selber schuld. Und die Risiken in diesem Sinn scheinen, so glauben viele, im Kielwasser des Fortschritts ständig zuzunehmen.

Niklas Luhmann erläutert das am Beispiel eines Regenschirms: »Vor der Erfindung des Regenschirms gab es die Gefahr, naß zu werden, wenn man rausging. Es war gefährlich rauszugehen. Normalerweise hatte man in dieser Situation nur ein Gefahrenbewußtsein, kein Risikobewußtsein, weil es praktisch nicht in Betracht kommt, wegen der Möglichkeit, daß es regnen könnte, immer zu Hause zu bleiben... Durch die Erfindung des Regenschirms wurde das grundlegend anders. Man kann jetzt überhaupt nicht mehr risikofrei leben. Die Gefahr, daß man naß werden könnte, wird zum Risiko, das man eingeht, wenn man den Regenschirm nicht mitnimmt. Wenn man ihn aber mitnimmt, geht man das Risiko ein, ihn irgendwo liegenzulassen.«

Natürlich ist diese Unterscheidung zwischen Risiko als Naturgefahr und Risiko als Menschenwerk nicht ganz wasserdicht – die Grenze verläuft je nach Naturell und Geisteshaltung der Betroffenen einmal hier und einmal da. Der Trierer Soziologe Alois Hahn hat etwa Anfang der neunziger Jahre eine Stichprobe von Bundesbürgern nach der Aids-Gefahr befragt. Dabei haben vor allem ältere und weniger gebildete Befragte die Aussage bestätigt: »Aids ist eine allgegenwärtige Gefahr, der man schutzlos ausgeliefert ist.« Diese Menschen sehen Aids als eine – wenn auch durch Menschen weiterverbreitete – Naturgefahr, so wie unsere Vorfahren im Mittelalter die Pest gesehen haben, mit allen Konsequenzen wie Mißtrauen gegen Fremde, Diskriminierung von Risikogruppen usw., welche die so Bedrohten seit jeher gerne aus dieser Bedrohung ziehen. Denn auch wenn die Gefahr vom lieben Gott persönlich ausgeht: er kann sich gewisser Menschen bei dem Werk bedienen. Die Jüngeren und die Gebildeteren unter den Befragten sahen die Gefahren anders. Für sie ist Aids ein menschengemachtes Risiko, das, wenn man will, vermeidbar ist. Zugleich ist es ein Risiko, das man als Nebenwirkung von eher angenehmen Seiten unseres Lebens gern herunterspielt.

Die meisten menschengemachten Risiken bauschen wir dagegen, verglichen mit natürlichen Gefahren, eher auf. Ob Pestizide in der Babynahrung oder BSE-Erreger in Hackfleischbrötchen, ob krebsverdächtige Weichmacher in Beißringen für Kleinkinder oder Uran in Nato-Munition, die hiervon ausgehenden Gefahren werden im Vergleich zu den in der Natur vorkommenden Risiken und Giften ungeheuer überschätzt. Auch wenn noch so viele Menschen an Salmonellen, Morbus Crohn oder Listerose-Bakterien in der Rohmilch von Biobauernhöfen sterben, die seit jeher in Fleisch und Milch zu finden waren: davor fürchten wir uns nicht. Zumindest ändern wir deswegen kaum unsere Eßgewohnheiten. Jahr für Jahr sterben über 200 Bundesbürger an Lebensmittelvergiftungen und -infektionen, über 800 ersticken an verschluckten Fischgräten und Schinkenscheiben, ohne daß auch nur mit einer Zeile, und sei es auf der letzten Seite einer Provinzzeitung, davon Notiz genommen würde.

Dann torkelt eine Kuh, und die Republik steht Kopf. Wie das Kaninchen auf die Schlange starren wir vor allem auf die von Menschen verursachten Gefahren und auf die von Menschen hergestellten Gifte wie das berühmte Tetrachlordibenzodioxin, kurz Dioxin. Obwohl in der Natur mindestens vier Gifte vorkommen, welche die Wirksamkeit des Dioxins um ein Vielfaches übertreffen, bleibt unsere Aufmerksamkeit auf das von Menschen hergestellte Gift gefangen.

Vor allem im Umkreis unserer Ernährung hat diese Ungleichbehandlung von Risiken, dieser Gleichmut gegen natürliche und diese Panik bei menschengemachten Gefahren inzwischen groteske Ausmaße erreicht. Nach einer vielzitierten Arbeit des amerikanischen Biochemikers Bruce N. Ames von der University of Berkeley sind 99,99 Prozent aller giftigen oder krebserregenden Substanzen in unserer Nahrung von der Natur gemacht; angefangen von den 49 natürlichen Giften im guten deutschen Kopfsalat über das tödliche Solanin in den Knollen und Blättern von Kartoffeln, das Nervengift Carotatoxin in den Karotten (die noch eine Reihe weiterer gefährlicher Substanzen wie Myristicin, ein Halluzinogen, und sogenannte Isoflavone enthalten, die eine östrogene Wirkung besitzen, also weibliche Sexualhormone imitieren) über Kaffeesäure in Äpfeln, Birnen oder Pflaumen, Chlorogensäure in Aprikosen bis hin zu Perchlorethylen in kaltgepreßtem Olivenöl.

Viele dieser Stoffe sind nicht nur giftig, sondern auch als Krebserzeuger oder Chromosomenbrecher (sog. Klastogene) nachgewiesen. Zum Beispiel kann das Allylisothiocyanat, ein Abbauprodukt des in Kohl enthaltenen Sinigrins, schon bei 0,0005 Milligramm pro Kilogramm Chromosomenbrüche erzeugen. Und Kohl enthält bis 590 Milligramm pro Kilogramm natürlich hergestelltes Sinigrin (abgekürzt auch ppm = »parts per million« = Teilchen pro Million), Rosenkohl bis zu 1500 ppm, brauner Senf sogar bis zu 72000 ppm.

Aber darüber scheint sich niemand ernsthaft aufzuregen. Werden dagegen in Dosenbohnen im Supermarkt auch nur kleinste Rückstände eines Schädlingsbekämpfungsmittels aufgefunden oder in deutschen Mineralwässern Alkyphenole entdeckt (eine giftige, früher gerne den Waschmitteln beigemengte Chemikalie), dann setzt Herr Bednarz von *Monitor* am nächsten Donnerstag seine bekannte Leichenbittermiene auf und verkündet den Skandal.

Dabei werden die menschengemachten Gefahren von den natürlichen um Dimensionen übertroffen. Die in zwei Muskatnüssen enthaltenen Mengen der Gifte Myristicin und Elemicin reichen aus, ein Kind umzubringen; einer der stärksten krebsfördernden Stoffe überhaupt, das Aflatoxin, wird in der Natur von einem Schimmelpilz gebildet, der auf Brot, Wurst oder Käse wächst, und das stärkste Nervengift der Welt, Botulinustoxin, von dem zwei milliardstel Gramm einen Menschen töten, wird von einem Bakterium produziert, das in Fleischwaren gedeiht; weniger als ein Gramm davon würde ausreichen, ganz Deutschland zu entvölkern.

Die vom Menschen beigetragenen Pflanzengifte und Krebserreger machen etwa ein Zehntausendstel der natürlich hergestellten aus. Eine Portion biologisch angebauter Broccoli enthält die 15 000fache »Referenzdosis« des in der Öffentlichkeit gern als Krebsgift Nr. 1 angesehenen Tetrachlordibenzodioxins, kurz auch TCDD oder Dioxin, denn das in Broccoli wie auch in Kohl und Blumenkohl enthaltene Indolcarbinol wird im Magen in Moleküle umgewandelt, die im Körper die gleichen Enzymreaktionen ablaufen lassen wie TCDD. Aber dieses »natürliche« Dioxin scheint anders als das künstliche, von dem man etwa glaubt, daß es über Verpackungsmaterialien unser Obst und unser Gemüse verunreinigen könnte, niemand um den Schlaf zu bringen.

Die gleiche Ungleichbehandlung auch bei der Lebensmittelkonservierung: »Dem Glauben, daß traditionell konservierte Nahrung bekömmlich, modern-chemisch konservierte hingegen gefährlich sei, kann nur der anhängen, der die Krebsgefährdung durch die Räucher- und Pökelverfahren unserer Vorfahren geringschätzt, weil er nicht bedenkt, daß diese in aller Regel starben, bevor sich ein Tumor entwickeln konnte«, äußerte sich Hubert Markl, Präsident der Deutschen Forschungsgemeinschaft, in einem Aufsatz in der *Zeit*.

Auch unsere Angst vor Strahlen entspricht in keiner Weise der jeweiligen Gefahr. Denn die mit Abstand gefährlichste Strahlenquelle ist nicht die vielfach gefürchtete Kernkraftindustrie, sondern das radioaktive, fast überall im Gesteinsmantel der Erde vorkommende Edelgas Radon, das zusammen mit anderen Erdstrahlen für durchschnittlich 50 Millirem Strahlenbelastung pro Jahr und Bundesbürger verantwortlich zeichnet. Aus der anderen Richtung, nämlich aus dem Weltall, kommen nochmals 30 Millirem natürlicher Strahlung per annum auf uns zu (im Gebirge und bei Flugreisen noch weit mehr), und mit unserer Nahrung, etwa über natürliches radioaktives Kalium, setzen wir uns nochmals 30 Millirem Belastung aus. Verglichen damit ist die menschengemachte Belastung etwa durch Röntgengeräte, Farbfernseher und erst recht durch Atomkraftwerke minimal: die Strahlenbelastung für Anrainer von Atomkraftwerken liegt unter einem Millirem pro Jahr.

Aber die meisten Betroffenen scheinen weniger auf das Ausmaß als auf den Verursacher von Strahlen zu achten. So kommt es, daß wir, um von Frankfurt nach New York zu fliegen, ohne zu murren große Dosen Radioaktivität ertragen, aber in Panik geraten, wenn ein Castor-Behälter an unserem Dorf vorüberzieht, dessen maximal bisher gemessene Emissionsrate um ein Vielfaches unter derjenigen der natürlichen Höhenstrahlung liegt.

Im Kapitel über Tschernobyl und Strahlentod kommen wir auf die Ursachen und Folgen dieser abweichenden Bewertung von identischen Gefahren für Leib und Leben nochmals ausführlich zurück. Vorerst sei nur festgehalten, daß wir die Wörter Gefahr und Risiko im weiteren im gleichen Sinn verwenden: beides ist ein Angriff auf Leib und Leben, Geld und Gut, ohne Ansicht darauf, aus welcher Ecke die Attacke kommt.

Weitere Aspekte von Gefahr und Risiko, die unsere Reaktion darauf und unsere Angst davor entscheidend mitbestimmen, sind die Faßbarkeit und die Beeinflußbarkeit der Gefahr. Kontrollierbare Risiken erscheinen akzeptabler als solche, auf die wir keinen Einfluß haben. Etwas kann risikoreich sein, doch wenn Methoden existieren, um dem auszuweichen, wird das Risiko als weniger gravierend angesehen. Viele haben Angst vor dem Fliegen, weil sie die Unausweichlichkeit des Todes fürchten, die bei einem Absturz droht – die Hoffnungslosigkeit, die Unmöglichkeit, aus eigener Kraft den Ausgang der Dinge mitzubestimmen, wirken angstverstärkend. In einem Auto dagegen erscheint der Ablauf besser kontrollierbar. Bis man dann wirklich mit Tempo 100 gegen die Betonmauer gefahren ist, kann man noch immer hoffen.

Bei Umfragen sind sich Autofahrer auch stets sicher, daß ihnen weniger Unfälle zustoßen als anderen und daß andere weniger aufpassen als sie selbst. Und so werden auch die Risiken vieler anderer Aktivitäten, die vertraut sind, die man persönlich kontrollieren zu können glaubt und bei denen man noch nie zu Schaden gekommen ist, systematisch unterschätzt.

Oder nehmen wir die »Faßbarkeit«: Gefahren, die wir sehen, riechen, schmecken oder hören, ängstigen weniger als unsichtbare, unfaßbare Bedrohungen, die unseren Sinnen entgehen. Wasser, Feuer oder Schneelawinen, bissige Hunde, Stürme, Lärm und Erdbeben machen vielen Menschen weniger Angst als Atomstrahlen, Viren oder mutierte Gene. Laut Umweltbundesamt sollen z. B. allein durch Lärmbelastung jährlich mehr als 2000 Bundesbürger sterben. Lärm beeinträchtigt den Kreislauf, schädigt das Herz und ist nach dem Rauchen der wichtigste Faktor für einen Herzinfarkt. Außerdem führen konstant hohe Schallpegel zu Streßreaktionen, die Muskeln verspannen sich, der Blutdruck steigt, auch Fett- und Zuckerwerte gehen in die Höhe – Lärm ist nach Meinung der Deutschen Gesellschaft für Akustik »das Umweltproblem Nr. 1«. Rund 58 Prozent der deutschen Bevölkerung fühlen sich durch Straßenlärm gestört, 32 Prozent durch laute Nachbarn, dann folgen Fluglärm, Eisenbahn und Sport. Aber außer einigen kleineren Bürgerinitiativen in den Einflugschneisen von Flughäfen oder am Rand von dichtbefahrenen Umgehungsstraßen scheint das niemanden in Deutschland ernsthaft aufzuregen; der weltweite »Tag gegen den Lärm« (der Mitte der neunziger Jahre in den USA ins Leben gerufene *noise awareness day*, der jedes Jahr am 25. April begangen wird) geht an den meisten Bundesbürgern unbemerkt vorüber.

Und auch die Betroffenen selber finden sich ohne großes Aufbegehren in ihr Schicksal: »Walter Gruber, 17, ist jung genug, um den erschwerten Lebensbedingungen gute Seiten abzugewinnen«, zitiert der *Spiegel* einen Anwohner des Mittleren Rings in München, »ein in Deutschland berüchtigtes Symbol für Stau, Dreck und Krach«: »Das Sausen und Brausen habe auch seine Vorteile … ›Da weiß man immer genau, wie spät es ist.‹«

»Faßbarkeit« kann dabei auch als »geistige Faßbarkeit« gesehen werden: Gefahrenquellen, deren Wirkung wir verstehen oder zu verstehen glauben, werden für weniger bedeutsam gehalten als mysteriöse, oft viel harmlosere Bedrohungen, die wir nicht verstehen. So vermochte das berühmte Waldsterben uns nur solange in seinen Bann zu schlagen, als seine Hintergründe noch im dunkeln lagen. Seitdem man besser weiß, warum gewisse Bäume sterben, hat die Bereitschaft vieler Menschen, sich vor dem Waldsterben zu fürchten, deutlich nachgelassen. Deshalb trägt auch die Heimtücke, die nicht nachvollziehbare, scheinbar zufällige Entstehung von Krebs ganz sicher dazu bei, daß sich die Menschen davor stärker fürchten als vor Hirnschlag oder Herzinfarkt, deren Mechanismus jedes Schulkind versteht, und die zusammen mit anderen Herz-Kreislaufkrankheiten das Doppelte an Todesopfern jährlich fordern. Und einer der Gründe für die Massenhysterie durch BSE, die bei der Abfassung dieser Zeilen die deutsche Medienlandschaft schüttelt, ist sicher auch die ungeklärte Verbreitung dieser Seuche. Sollte die Wissenschaft dereinst die Entstehung von BSE entschlüsselt haben, ist auch die morbide Faszination dahin, die dieses Geheimnis heute noch umgibt.

Auch eigene Erfahrungen tragen wesentlich zur Einschätzung von Risiken bei. Ist ein Mensch erst einmal von einem Hund gebissen worden, so fürchtet er sich hinfort oft schon dann, wenn er nur einen Hund von weitem sieht. Psychologen von der Universität New York haben einmal systematisch untersucht, wie diese Angst sich von der Angst vor Gefahren unterscheidet, die wir nur vom Hörensagen kennen. Zum Testen einer indirekt gelernten Furcht zeigten sie ihren Versuchspersonen verschiedenen Farbtafeln. Vorher hatte man den Versuchspersonen erzählt, sie erhielten einen kleinen Elektroschock, sobald eine bestimmte Farbe sichtbar würde.

 Und wie zu erwarten, zeigten die Versuchspersonen beim

Auftauchen dieser Farbe Angstsymptome (in Wahrheit wurde nie ein Schlag ausgeteilt; die angebliche Elektroschockelektrode war überhaupt nicht angeschlossen). Wie aber eine Magnetresonanzaufnahme des Gehirns ergab, wurde beim Auftauchen der »gefährlichen« Farbe die linke Gehirnhälfte aktiv. Furcht nach eigenen Erfahrungen geht dagegen von der rechten Gehirnhälfte aus. Diese Experimente zeigen also, daß eigene Erfahrungen und durch Dritte vermittelte Informationen gehirnintern verschieden aufbereitet und gespeichert werden.

Ein weiterer Faktor, der das Verhalten der Betroffenen sehr berührt, ist das reine Ausmaß der durch das Warten auf das gefürchtete Ereignis erzeugten Angst. Wir fürchten uns u.a. auch deswegen mehr vor BSE als davor, an einer Fischgräte zu ersticken, obwohl das zweite Risiko beträchtlich größer ist, weil wir so lange warten müssen, ob oder ob nicht das Schicksal zugeschlagen hat. Und diese Unsicherheit erzeugt Angst auch bei der großen Mehrheit derer, die nie von der Gefahr betroffen werden. Auch diejenigen haben Angst vor Arbeitslosigkeit, die ihren Arbeitsplatz behalten, auch diejenigen fürchten sich vor Krebs durch Dioxin oder Asbest, die später an Schlaganfall und Herzinfarkt versterben. Damit ist es aus der Sicht der Betroffenen durchaus nicht unerheblich, ob der eventuelle Eintritt eines gefürchteten Ereignisses nur kurze Zeit oder sehr lange auf sich warten läßt.

Das ist wie russisches Roulette mit Zeitzünder: Man drückt ab und muß noch eine Woche warten, ob tatsächlich eine Kugel abgefeuert wird.

Auch die Verursacher des Risikos sind wichtig. Die Gefahren z.B., die von der chemischen Industrie ausgehen, werden von den meisten Menschen höher eingeschätzt als die Gefahren durch die Landwirtschaft. Obwohl vermutlich die deutschen Bauern unsere Umwelt und unsere Gesundheit weit nachhaltiger belasten als alle deutschen Chemiekonzerne zusammen, sieht man ihnen das gerne nach. Denn einige wenige große Bösewichte erscheinen bedrohlicher als viele kleine. Und neben den Verursachern spielen auch die Nutznießer eine Rolle. Wenn wir selber aus dem Risiko einen Nutzen ziehen, erscheint uns dieses kleiner, als wenn ein Fremder den Gewinn davon hat. Risiken wie etwa die durch Röntgenstrahlung, die uns selber nützen, werden eher übernommen, als wenn die gleichen Risiken von einem Radargerät ausgehen, welches wir im Auftrag und zum Nutzen eines anderen bedienen.

Auch das Vorliegen von neueren Präzedenzfällen bzw. die Neuheit eines Risikos überhaupt tragen zu dessen Bewertung nicht unerheblich bei. Die ersten Tage nach einem Lawinenunglück traut sich keiner auf die Piste, und neue Risiken wie etwa die der Gentechnik werden verglichen mit alten Gefahren wie denen des Bergbaus systematisch überschätzt. Mit der Bekanntheit des Risikos sinkt die Risikoeinschätzung und steigt die Risikoakzeptanz.

Zahllose Störfaktoren verzerren unsere Einschätzung von Risiken. Dramatische Todesursachen werden (z.B. durch Sensationsberichte in den Medien) in ihrer Bedeutung systematisch überschätzt, schleichende »undramatische« Todesursachen wie Diabetes oder Asthma dagegen unterschätzt. Ein Unfall mit 1000 Toten in 1000 Tagen erregt die Öffentlichkeit viel mehr als je ein Toter pro Tag 1000 Tage lang, obwohl die Gefahr für jeden einzelnen die gleiche ist. Den schleichenden Krebstod fürchten wir mehr als den plötzlichen Tod durch Herzinfarkt, obwohl verglichen mit Krebs fast doppelt soviel Menschen in Deutschland an Herz-Kreislaufkrankheiten versterben. Und ganz besonders wichtig ist die Frage, ob wir das Risiko gezwungen oder aus freien Stücken übernehmen.

Bei freiwillig eingegangenen Risiken wird ein etwa 1000mal höheres Risiko akzeptiert als bei unfreiwillig zugemuteten, schätzt der Amerikaner Chauncey Starr. »Wenn man anderen die Gefahren zumuten könnte, die man für sich selbst als Risiko akzeptiert, würde das Proteststürme auslösen. Wenn noch gälte: ›Liebe deinen Nächsten wie dich selbst‹, könnte dieser sich auf allerhand gefaßt machen«, kommentiert der Soziologe Niklas Luhmann diese Haltung. Warum z.B. fürchtet sich in Deutschland kaum jemand vor der Hepatitis B? »Der Hauptauslöser von Leberkrebs wird nicht ernst genommen«, schreibt die Zeitschrift *Verbrauchernews*. Die Hepatitis B sei die häufigste Infektionskrankheit der Leber und Hauptursache für den Leberkrebs. Jedes Jahr infizieren sich über 50000 Menschen in Deutschland, ein Viertel davon Jugendliche und junge Erwachsene, 2000 davon sterben an der Infektion. Aber weil diese Infektion vor allem beim Sport und beim Geschlechtsverkehr, auch beim Piercen und Tätowieren entsteht, erntet dieses Risiko kaum mehr als nur ein Achselzucken.

Weitere Risiken des beliebten »Piercing« sind Blutergüsse, Allergien, Nervenschäden, Knorpeldefekte, Zungenlähmung, Entzündungen des Milchkanals (beim Brustwarzenpiercing), Sehschwäche (weil sich bei billigen Stücken giftige Metalle absondern, die in die Augen wandern) oder Virusinfektionen so wie Hepatitis B, aber auch Aids.

Nach einer neueren Studie im *International Journal of Cancer* soll das sogenannte, in Haarfärbemitteln vorkommende Arylamin, das über die Kopfhaut in den Körper gelangt, das Risiko für Blasenkrebs erhöhen. In anderen Kosmetika sind diese Zutaten deshalb verboten, nur in Haarfärbemitteln nicht, wo sie als unentbehrlich gelten. Frauen, die sich einmal im Monat die Haare färben, hätten nach einem Jahr ein doppelt so hohes Risiko als andere, an Blasenkrebs zu erkranken; nach 15 Jahren Haarefärben stiege das Risiko sogar auf das Dreifache des »normalen« Risikos für Blasenkrebs. Wie viele der über 30 Prozent europäischer Frauen über 18, die sich die Haare färben – und der 10 Prozent aller Männer über 40, die nach Umfragen dasselbe tun – werden deshalb die Haare nicht mehr färben?

Oder man stelle sich den Proteststurm vor, wenn die periodisch immer wieder modernen Damenschuhe mit hohem Absatz und dicken Plateausohlen von Staats wegen verboten würden. Derart besohlte Autofahrerinnen etwa kommen im wahrsten Sinn des Wortes öfter in die Klemme: Mit solchen Schuhen bleibt man leicht zwischen Gas- und Bremspedal hängen. Außerdem führt häufiges Gehen in hochhackigen Schuhen zu Überdruck und Entzündungen im Kniegelenk, als Folge sind Kniegelenkverformungen bei Frauen doppelt so häufig wie bei Männern. Aber weil dieses Risiko freiwillig übernommen wird, interessiert es die meisten Frauen nicht.

Geradezu grotesk wird diese Mißachtung selbst auferlegter Risiken bei unserem Umgang mit Alkohol und Nikotin. Raucher haben zweimal häufiger ein Herz- oder Leberleiden, dreimal häufiger ein Magengeschwür und sechsmal häufiger Bronchitis als gleichaltrige Nichtraucher, um nur einige der Krankheiten herauszugreifen, an denen die Freunde des Nikotins heute mehr als andere zu leiden haben. Das Rauchen macht pro Jahr rund 10000 Bundesbürger zu Frühinvaliden, verursacht ein Drittel aller Krebsgeschwüre in Europa, bei Lungenkrebs sogar noch weitaus mehr, und ist mit großem Abstand vor Unfällen und Selbstmord die vermeidbare Todesursache Nr. 1.

Trotzdem werden pro Jahr in Deutschland über 140 Milliarden Zigaretten, zwei Milliarden Zigarren und eine Million Kilogramm Pfeifentabak abgesetzt und vermutlich auch geraucht.

Kaum weniger gefährlich ist der Alkohol. Experten schätzen, daß jedes dritte Opfer eines Verkehrsunfalls auf Alkoholgenuß zurückzuführen ist. Genauso geht ein großer, wenn auch nicht genau bekannter Teil aller Unfälle im Haushalt und am Arbeitsplatz auf den Alkohol zurück, von den durch übermäßigen Alkoholgenuß verursachten Krankheiten und menschlichen Tragödien ganz zu schweigen. Aber dennoch werden in Deutschland pro Jahr 10 Milliarden Liter Bier, 900 Millionen Liter Wein und zwei Millionen Liter hochprozentige Spirituosen getrunken.

Freiwillig übernommene Risiken wie die des Rauchens oder Alkohols, des Piercings, des Haarefärbens, von Sport und Freizeit, des schnellen Autofahrens, werden zwar gesehen, aber unterschätzt bzw. als »normal« erachtet; bei vielen Menschen erzeugen sie sogar ein Glücksgefühl: Automobilrennfahrer, Skispringer, Drachensegler, Extrembergsteiger, sie alle wissen, daß sie sich in Gefahr begeben, und genau dieses Wissen erzeugt erst den Adrenalinstoß, dessentwegen wir die Sache unternehmen. Davon leben unsere Jahrmarktschausteller und Achterbahnbetriebe. Und wie die ewige Faszination des Zirkus zeigt, genügt es schon, wenn andere sich in Gefahr begeben, damit wir selbst uns wohlig gruseln. Würden auch weiterhin jedes Jahr Hunderttausende von Motorsportfreunden zum Großen Preis von Deutschland pilgern, wenn es nicht ab und zu dabei auch einen tollen Unfall gäbe?

So ist es auch zu erklären, daß die regelmäßigen Horrormeldungen über »Tumor per Telefon« überhaupt nicht zu den üblichen hysterischen Reaktionen führen, die man gewöhnt ist, wenn irgend etwas Krebs erzeugen soll. Der Mediziner Andreas Stang von der Uniklinik

Essen hatte 148 Patienten mit dem sogenannten Uvea-Melanom – einem Augenkrebs – zu ihren Lebensumständen vor der Erkrankung befragt. Das Ergebnis: Menschen, die mehrere Stunden täglich ein Funktelefon benutzen, erkranken dreimal häufiger an diesem Krebs als andere. Wie viele Menschen werden deshalb ihr Handy in der Hosentasche lassen?

Funktelefone stören die Elektronik von Flugzeugen, von Schiffen, auch von Herzschrittmachern; sie erhöhen den Blutdruck, vervierfachen das Unfallrisiko beim Autofahren, lassen Menschen schlechter schlafen und machen außerdem noch dick: Nach Auskunft von Ernährungswissenschaftlern ersparen Funktelefone jährlich rund 16 Kilometer Fußweg und tragen damit eine Mitschuld an der alarmierenden Zunahme von Übergewichtigen in modernen Industrienationen. Wären sie, statt freiwillig benutzte Verständigungshilfen, Bestandteil unserer Arbeitsplätze, müßten sie sofort verboten werden.

Sie werden aber nicht verboten, aus dem gleichen Grund, warum auch Alkohol und Nikotin und Piercing nicht verboten werden: Weil freiwillige Risiken uns wenig schrecken und deshalb auch keinen politischen Druck in Richtung auf Verbot erzeugen. Deshalb wird auch die Touristenklasse im Flugzeug nicht verboten, trotz der angeblich Tausenden von Toten wegen Flugthrombosen, die zum Jahreswechsel 2000/2001 für einige Wochen die Spalten unserer Gazetten füllten. Hätte es diese Todesfälle in Schulbussen gegeben, wäre am nächsten Tag der Bundesverkehrsminister zurückgetreten und sämtliche Landeskultusminister gleich dazu.

Unfreiwillig übernommene, von Dritten aufgezwungene Risiken lassen viele Menschen allergisch bis hysterisch reagieren. Kaum jemand hat Angst vor dem Alkohol im Bier, dem Nikotin in der Zigarette, vor unreifem

Obst, nicht abgekochter Milch. Aber dann panschen ein paar Winzer Glykol in ihren Wein, und in den Zeitungen liest man von nichts anderem.

Diese Reaktion ist auch zum Teil berechtigt – Betrug und Heimtücke, ganz gleich in welcher Angelegenheit, haben immer unseren Zorn verdient. Aber leider beeinträchtigt dieser Zorn auch unser Urteilsvermögen. Das Ausmaß der uns unbekannten, neuen, menschengemachten, mysteriösen oder hinter unserem Rücken aufgebürdeten Gefahren wird systematisch und dramatisch überschätzt, das Ausmaß altbekannter, leicht durchschaubarer, natürlicher oder freiwillig übernommener Gefahren wird genauso systematisch und dramatisch unterschätzt – die tatsächlichen und die vermeintlichen Risiken für Leib und Leben klaffen oft Welten auseinander.

Die psychologisch-kognitive Risikoforschung versucht, diesen Umstand zu berücksichtigen, indem sie die nichtrationale, subjektive Risikoeinschätzung, wie sie von Laien vorgenommen wird, ausdrücklich anerkennt. Ein Teil der Risikoforschung und Risikokommunikationsforschung geht davon aus, daß es nicht nur »objektive« Risiken gibt, Risiko sei vielmehr ein »Konstrukt«. Demnach gäbe es unterschiedliche Risikowirklichkeiten und -einschätzungen, je nachdem, wo und wie man lebt und welche Persönlichkeitsstruktur man hat. Die Informationsverarbeitung und anschließende Risikowertung erfolgt in einem nur individuell zu verstehenden »Rahmen« *(frame)*, was manchmal zu unverständlichen Entscheidungen des einzelnen führt. Beispiel: Ein jugendlich-liberales Milieu wollte und will Kernkraft- und Umweltrisiken mit Verboten ausräumen, läßt aber angesichts der

Ausbreitung von Aids eine bemerkenswerte Risikobereitschaft erkennen, die auf Verbote verzichtet, ja bei Verboten regelrecht allergisch reagieren würde.

Hierher gehört auch die moderne soziologische Betrachtung des Risikos: In welchem gesellschaftlichen Zusammenhang werden Risiken als solche entdeckt und verarbeitet? Der soziologische Ansatz fragt nach der Art und Weise, wie die gerade herrschenden Themen und Einstellungen im gesellschaftlichen Kommunikationsprozeß entstehen. Zum Beispiel zieht die überproportionale Angst vor einem bestimmten Großrisiko (im wesentlichen war es in den USA und Deutschland immer die Kernenergie) eine gesteigerte Aufmerksamkeit gegenüber anderen, auch kleineren Risiken nach sich. Die Ablehnung der Agrar-Gentechnik in der deutschen Bevölkerung mag so gesehen wenig mit tatsächlichen Risiken der Freisetzung genetisch optimierter Pflanzen zu tun haben, sondern ein Abkömmling der Tschernobyl-Furcht sein.

Anders gesagt, Risikoverarbeitung ist abhängig vom Kontext. Dieser Kontext kann kaum bewußt und gewollt hergestellt werden, weshalb es nicht ausreicht, einfach mit mehr Informationen die Informationsverarbeiter zu einem vernünftigen Handeln zu bewegen. Bemerkenswerterweise neigen ja gerade Gruppen mit höherer Bildung zu einer faktenresistenten Contra-Position. Erst die öffentlichen Anhörungen zur Kernenergie und die öffentliche Debatte um dieses Thema haben aufgeschreckt und die Möglichkeit zur Dramatisierung und Falschinformation eröffnet. Das bedeutet auch, daß kaum vorhergesagt werden kann, welche neuen Techniken und Risiken akzeptiert und welche alten in Ungnade fallen werden. Vernünftige Risikokommunikation kann deshalb keine Garantie für Technikakzeptanz oder für vernünftige Entscheidungen übernehmen. Denn Risikoeinschätzung und Akzeptanz von Techniken wird nicht so sehr von rationalen Informationen und überpersönlicher Erfahrung gesteuert, sondern mehr von individuellen Vorlieben, gesellschaftlichen Werten, Leitbildern, Einstellungen zur Politik, Medieninformationen und der Glaubwürdigkeit von Institutionen.

Die Definition von Risiko, so wie sie zur Zeit in Deutschland und in den meisten anderen Industrienationen abläuft, ist weniger Wissenschaft als Politik.

Literatur

Für eine Übersicht der Entstehung des Wahrscheinlichkeitsgedankens siehe Ian Hacking: *The taming of chance,* Cambridge 1990. Der deutschsprachige Klassiker auf diesem Gebiet ist die dreibändige Untersuchung von Johann Peter Süßmilch: *Die göttliche Ordnung in den Veränderungen des menschlichen Geschlechts, aus der Geburt, dem Tode und der Fortpflanzung desselben erwiesen,* Berlin 1741 (Ungekürzte Neuausgabe der dritten Auflage Göttingen 1988). Über die Anfänge der Risikoteilung in der Seeschiffahrt unterrichtet der Aufsatz von A. Schaube: »Der Versicherungsgedanke in den Verträgen des Seeverkehrs vor der Entstehung des Versicherungswesens«, *Zeitschrift für Sozial- und Wirtschaftsgeschichte* 1894. Das Zitat Luhmann ist aus dem Aufsatz »Die Welt als Wille ohne Vorstellung. Sicherheit und Risiko aus der Sicht der Sozialwissenschaften«, *Die Politische Meinung* Nr. 229. Zum Unterschied von objektivem und subjektivem Risiko siehe A. Rapoport: »Risiko und Sicherheit in der heutigen Gesellschaft: Die subjektiven Aspekte des Risikobegriffs«, *Leviathan* 1988, zum Unterschied von Gefahr und Risiko Ch. Hubig: »Das Risiko des Risikos«, *Universitas* 4/1994, und A. Hahn u. a.: »AIDS: Risiko oder Gefahr?«, *Soziale Welt* 1992.

Zu natürlichen Pestiziden in der Nahrung siehe B. N. Ames u. a.: »Dietary pesticides (99,99% all natural)«, *Prod. Natl. Acad. Sci* 1990. Über die natürliche Strahlenbelastung durch Radon unterrichtet der Artikel »Wo die Erde strahlt«, *Test* 4/94, über Krebs und Haarefärben die Zeitschrift *Öko-Test,* Nov. 2000. Zum Thema Tod durch Lärm siehe den Artikel »Lärm, der zum Tode führt«, *Spiegel* 27/1996, und über die Probleme der korrekten Risikoeinschätzung ganz allgemein unterrichten B. Fischoff u. a. in »Defining risk«, *Policy Sciences* 1984, sowie P. Slovic: »The perception of risk«, *Science* 1997.

Über die unterschiedliche Wahrnehmung von Risiken und die kulturelle Bedingtheit von Risikowahrnehmung informieren mehrere Beiträge in dem Sammelband *Risiko ist ein Konstrukt* (Knesebeck Verlag, München 1993), herausgegeben von der Bayerischen Rückversicherung.

3. Kapitel

Die Null-Prozent-Illusion, oder: Wieviel Risiko ist akzeptabel?

> *Was das nit gifft ist?*
> *Alle ding sind gifft und nichts ist ohn gifft.*
> *Allein die dosis macht das ein ding kein gifft ist.*
> *Als ein Exempel: ein jetliche speiß und ein jetlich getranck*
> *so es über sein dosis eingenommen wirdt, so ist es gifft.*
>
> Paracelsus

Es gibt kein Leben ohne Risiko. Das kann man bedauern, aber nicht ändern. Jedoch ist es durchaus denkbar, ein Leben zu führen, in welchem das Risiko, von Kampfhunden zu Tode gebissen oder das Opfer einer Dioxinvergiftung zu werden, nahezu verschwindet. Mit anderen Worten, auch wenn Risiken – ob wir wollen oder nicht – uns im allgemeinen von der Wiege bis zur Bahre begleiten: Bestimmte, klar umrissene Gefahren lassen sich durchaus vermeiden.

Was fordert der »Bund für Umwelt und Naturschutz« (BUND), als man in Baby-Fertignahrung Pestizide findet? »In Zukunft muß gelten: Babynahrung hat frei von jeglichen Pestiziden zu sein.« Was fordern selbsternannte Umweltschützer, nachdem in Sporthemden gewisser Firmen das giftige Schwermetall Tributylzinn (TBT) nachgewiesen wurde? Ein totales Produktionsverbot. Was verkünden die Grünen auf einer Bundeshauptversammlung: »Grüne Chemiepolitik zielt also darauf, [...] daß Produktionsziele der chemischen Industrie, die an sich lebensfeindlich sind, ersatzlos aufgegeben werden.«

Ersatzlos aufgeben, total verbieten, völlig frei von Pestiziden. In den USA verbietet der »Delaney-Zusatz« zum amerikanischen Lebensmittelrecht (Delaney-Amendment, benannt nach dem Kongreßabgeordneten James Delaney) schon seit 1958 die geringste Zugabe von Stoffen, die bei Menschen oder Tieren als krebserregend nachgewiesen sind. Und ganz im Sinne von Delaney darf z. B. deutsche Baby-Fertignahrung anders als in vielen anderen Ländern keinerlei Pestizide enthalten. Nicht »maximal 1 Milligramm Lindan pro Kilogramm«, wie es etwa die internationale, auch in Deutschland gültige Höchstmengenverordnung für dieses Insektizid verlangt, sondern gar kein Lindan. Hierher gehört auch der schon im ersten Kapitel zitierte Beschluß des Ratsausschusses für Umweltschutz und Grünflächen der Stadt Hannover, sämtliche zur Einfriedung von Sandkästen auf Spielplätzen benutzten Bahnschwellen auszutauschen. Diese waren mit Teeröl getränkt, und man nahm an, daß sie potentiell für Kinder giftig sind. Obwohl ein Gutachten eine tatsächliche Gefahr für die Kinder ausschloß und die Stadtverwaltung aufgrund dieses Gutachtens vorschlug, auf diese 330000 DM teure Aktion zu verzichten, beharrte eine Ausschußmehrheit aus SPD und Grünen auf der Maßnahme, »da auch das kleinste Gesundheitsrisiko für Kinder ausgeschlossen werden müsse«.

Das ist die »Null-Prozent-Strategie«: Eine einmal erkannte Gefahrenquelle ist ohne Rücksicht auf Verluste komplett zu beseitigen. Am gewalttätigsten verfahren hier wohl die Gegner des beliebten Zahnfüllmittels Amalgam; sie fordern, »einen mit Amalgam verseuchten Kiefer auszufräsen«, inklusive dem Ziehen sämtlicher Zähne und dem »Offenhalten der Wunde und 6 Wochen lang Terracortril-Streifen mit Augentropfen einlegen«. Denn »das giftige und/oder allergene Material muß restlos entfernt werden«.

Diese Null-Prozent-Strategie hat ihre Reize, aber auch ihre Probleme. Das erste und offensichtliche ist natürlich, daß es wenig Sinn ergibt, mit einem Gewehr eine Fliege totzuschießen, die uns auf der Nase stört, wie das gewisse Anti-Amalgam-Extremisten mit ihren rabiaten Heilmethoden versuchen. Hier wird das Kind mit dem Bade ausgeschüttet und ein unerhebliches und nur vermeintliches Risiko durch eine teure, aufwendige und für die Zahngesundheit ruinöse Behandlung ersetzt. Auf diese fragwürdige Gesundheitsstrategie kommen wir im Kapitel »Keine Panik wegen Amalgam« noch ausführlich zurück.

Das zweite Problem dieser Null-Prozent-Zielvorstellung ist ihre praktische Undurchführbarkeit. Sie setzt nämlich voraus, wir Menschen hätten alle Risiken tatsächlich unter Kontrolle, wir könnten sie genauso wieder aus der Welt entfernen wie wir sie in diese Welt hineingesetzt hätten, doch das ist völlig illusorisch. Auch von Orkanen und Vulkanausbrüchen abgesehen, deren Folgen wir zwar mildern, deren Auftreten wir aber nicht grundsätzlich verhindern können: Viele Gefahren für unser Leben sind gar kein Menschenwerk und von den Menschen nur begrenzt zu beeinflussen. Verglichen mit den natürlichen radioaktiven Belastungen durch Radon und Höhenstrahlung z. B. sind die menschengemachten durch Röntgengeräte und erst recht durch Kernkraftwerke zu vernachlässigen. Und genauso sind trotz BSE auch viele Gefahren der Ernährung – bei Giften und krebserregenden Substanzen sogar die meisten – reine Naturprodukte und damit keinen menschlichen Verursachern zuzuschreiben, wie wir im zweiten Kapitel ausführlich erläutert haben. Die Pflanzen brauchen diese Gifte, um sich gegen Pilze, Insekten und Lebewesen zu wehren, die sich von ihnen ernähren. Gäbe es diese Gifte nicht, dann gäbe es auch diese Pflanzen nicht. »Pflanzen haben keine Zähne, keine Klauen, sie können nicht weglaufen, also verteidigen sie sich mit Chemikalien«, erläutert der schon im zweiten Kapitel zitierte Biochemiker Bruce N. Ames, dem wohl das Verdienst gebührt, als erster einflußreicher Wissenschaftler auf diese Naturgegebenheit von Nahrungsgiften ganz entschieden hingewiesen zu haben. Mit jedem Atemzug, mit jedem Schluck Wasser, den wir trinken, mit jedem Stück Brot, das wir essen, mit jeder Tasse Kaffee nehmen wir zugleich mit diesen Lebensmitteln notwendigerweise auch Hunderte von giftigen und krebserregenden Substanzen auf, von Alkylphenolen über Dioxin und Quecksilber bis Zyankali, die meisten davon ohne menschliches Zutun seit jeher in der Natur vorhanden, und die einzige Möglichkeit, diese Stoffe zu vermeiden, ist, das Atmen und das Essen ersatzlos einzustellen.

Das dritte Problem mit der Null-Prozent-Strategie ist zugleich das schwerste. Denn »Null-Prozent-Schadstoffgehalt« kann niemals heißen: Der Stoff ist nicht vorhanden, sondern nur: Der Stoff liegt unterhalb der Nachweisgrenze. Genausowenig, wie bleifreies Benzin bleifrei oder alkoholfreies Bier alkoholfrei ist (man kann sich mit alkoholfreiem Bier betrinken; in Saudi-Arabien hat es deswegen schon Prozesse vor Gericht gegeben), kann man von pestizidfreier Marmelade oder rückstandsloser Bohnensuppe sprechen. Mit einer Null-Prozent-Forderung machen wir uns damit zu Sklaven der chemischen und physikalischen Analysemethoden, die täglich ausgefeilter werden und mittlerweile den Nachweis auch mikroskopisch kleiner Mengen aller möglichen Substanzen erlauben, die früher als »nicht vorhanden« angesehen worden wären.

Anfang der sechziger Jahre war man in der Lage, Messungen im ppm-Bereich durchzuführen, also eine zu untersuchende Substanz in ihre millionsten Teile zu zerlegen, etwa ein Milligramm eines Pflanzenschutzmittels in einem Kilo Rindfleisch zu entdecken. Lag die Konzentration darunter, wurde sie auf null gesetzt. Bis zu den achtziger Jahren wurden die Analyseverfahren um den Faktor 1000 feiner, jetzt konnten schon Konzentrationen von 1:1 Milliarde nachgewiesen werden, und vorher nicht vorhandene Schadstoffe begannen, in den Schlagzeilen der Zeitungen den Menschen angst zu machen. So konnten z.B. mit Hilfe moderner Analyseverfahren in Himbeeren die folgenden natürlich produzierten Chemikalien nachgewiesen werden: 34 verschiedene Aldehyde und Ketone, 32 verschiedene Alkohole, 20 verschiedene Ester, 14 verschiedene Säuren, 3 Kohlenwasserstoffe und 7 Verbindungen anderer Stoffklassen, darunter das für die Leber gefährliche Cumarin. Würden Himbeeren, statt in der Natur zu wachsen, künstlich hergestellt, müßten sie laut deutschem Lebensmittelrecht verboten werden. Und heute hat sich die analytische Nachweisbarkeitsgrenze bis zu einem trillionstel Gramm verschoben, ein Zuckerwürfel, aufgelöst im Starnberger See, wäre inzwischen ohne Zweifel nachzuweisen.

Früher wurden die zu überprüfenden Substanzen in einem Lösemittel aufgelöst und dann in ihre Bestandteile zerlegt. Aber diese klassischen chemisch-analytischen Nachweisverfahren machen heute zunehmend weit präziseren physikalischen Methoden wie etwa spektroskopischen Verfahren Platz, welche die unterschiedliche Absorption elektromagnetischer Strahlen durch verschiedene Moleküle benutzen, um die relative Häufigkeit dieser Moleküle zu bestimmen. Mit der von dem Göttinger Nobelpreisträger Manfred Eigen am dortigen Max-Planck-Institut für biophysikalische Chemie entwickelten »Fluoreszens-Korrelations-Spektroskopie« läßt sich sogar ein einziges Molekül entdecken.

Damit führen wir aber die Forderung nach null Prozent Schadstoffgehalt ad absurdum. Denn fast alle Lebensmittel wie auch der menschliche Körper selbst enthalten, wenn auch in kleinster Menge, fast alle bekannten und unbekannten giftigen und ungiftigen Substanzen dieser Erde. Wenn man gewissen Chemikern vertrauen darf, enthält der Körper jedes Europäers sogar mit großer Wahrscheinlichkeit das eine oder andere Molekül von Jesus Christus!

Unter anderem auch deshalb wird der berühmte Delaney-Zusatz zum amerikanischen Lebensmittelrecht dort heute nicht mehr angewandt, das »Null-Risiko« wurde durch das »vernachlässigbare Risiko« *(negligible risk)* ersetzt. Als etwa nach anderen Zuckerersatzstoffen auch Sacharin als bei Ratten in hohen Dosen krebsauslösend nachgewiesen wurde, mußte es zunächst nach Delaney verboten werden. Jedoch wurde dieses Verbot nach massiven Verbraucherprotesten kurze Zeit später wieder aufgehoben – wegen des hohen Zuckerbedarfs der Amerikaner wollte man nicht auch noch auf diesen letzten Zuckerersatz verzichten, das damit verbundene Risiko wurde als vernachlässigbar in Kauf genommen.

Ein frühes deutsches Opfer dieser immer feineren Analyseverfahren war die Drogeriemarktkette Schlecker. Denn sie verkauft auch Baby-Fertignahrung. Und Baby-Fertignahrung hat in Deutschland keine Pestizide zu enthalten. »Keine Pestizide« heißt aber wie gesagt: Es können mit dem Stand der Technik keine Pestizide nachgewiesen werden. Und wenn der Stand der Technik sich ändert, sind plötzlich Pestizide da, wo vorher keine Pestizide waren. Zum Zeitpunkt der seinerzeitigen Affäre war die Nachweisgrenze je nach Substanz für die damals üblichen chemisch-analytischen Verfahren unter 0,01 Milligramm pro Kilogramm abgesunken und damit unter die Werte des Schlecker-Breis gefallen. Oder andersherum betrachtet: Die Nachweisgrenze wurde nun bei Routineproben in einigen Gläschen Schlecker-Babynahrung überschritten.

Die Folge: Alarmartikel in der Zeitschrift *Öko-Test*, die Firma Schlecker zog die beanstandete, aber gesundheitlich völlig einwandfreie Ware, deren Schadstoffgehalt um mehr als das tausendfache unterhalb jeglicher Gefährdungsgrenze lag, aus dem Verkehr. Die völlig überflüssige Aktion kostete mehrere Millionen Mark.

Unser Tip an die Firma Schlecker: Ein paar Gläschen Babynahrung der Konkurrenzfirma Hipp, auf deren Betreiben *Öko-Test* aktiv geworden war, an das Institut von Manfred Eigen schicken. Dort wird man in Hipp- und auch in Alete-Produkten, wenn auch nur in kleinsten und völlig unbedenklichen Dosierungen, vermutlich alle Gifte dieser Erde finden.

Eine Substanz, ganz gleich welche, aus unserer Nahrung oder Kleidung, aus dem Trinkwasser, der Atemluft oder den Mauern unserer Häuser völlig zu verbannen ist in aller Regel gänzlich ausgeschlossen. Natürlich können wir Asbest verbieten, bleifrei Auto fahren, das Amalgam aus unseren Zähnen entfernen, aber damit können wir weder Asbestfasern noch Bleiverbindungen noch Quecksilber aus der Atemluft verbannen; wir können nur die Konzentration vermindern. Und damit sind wir bei der zentralen Frage dieser ganzen Schadstoffdebatte angekommen: Welche Dosis sind wir noch bereit zu tolerieren?

Die Reflexantwort »gar keine« können wir, auch wenn sie in unserer aufgeregten Presse immer wieder auftaucht, aus den genannten Gründen zu den Akten legen. Dann müßten wir das Essen und das Trinken, auch das

Atmen einstellen, wir dürften keine Himbeeren oder Broccoli mehr essen, keinen Tee und Kaffee, erst recht kein Bier und keinen Wein mehr trinken, und selbst hygienisch einwandfreies Wasser müßte von der Öko-Polizei verboten werden. Denn auch an Wasser kann man sich vergiften. Aus England wird der Fall einer 40jährigen Frau berichtet, die nach dem versehentlichen Verschlucken eines Haushaltsreinigungsmittels den Rat erhielt, soviel Wasser wie möglich zu trinken, und nach dem Trinken von 15 Litern Wasser unter großen Schmerzen starb. Die Frau mußte zunächst mehrfach erbrechen, dann traten Verwirrungszustände auf, gefolgt von zunehmender Bewußtseinstrübung, Bewußtlosigkeit und schließlich einer zentralen Atemlähmung, alles als Folge einer Wasseraufschwemmung des Gehirns.

Ähnliche Fälle wurden auch in anderen Ländern beobachtet. Sie zeigen: Oberhalb einer bestimmten Dosis ist jeder Stoff giftig oder krank machend, selbst reines Trinkwasser. Und genauso gilt auch umgekehrt: Unterhalb einer bestimmten Dosis ist kein Stoff giftig, ob Zyankali oder Dioxin. »Eine Substanz, welche lediglich durch ihre qualitative Beschaffenheit unter allen Umständen geeignet wäre, die Gesundheit zu zerstören, existiert nicht«, erklärte das deutsche Reichsgericht in einem Urteil vom 14. Januar 1884. »Die gesundheitszerstörende Wirkung ist vielmehr stets eine relative; sie ist nicht bloß von der Qualität, sondern auch von anderen Bedingungen, insbesondere von der Quantität des beigebrachten Stoffes und von der körperlichen Beschaffenheit der Person, welcher derselbe beigebracht worden ist, abhängig. Je nach Verschiedenheit der in Frage kommenden Bedingungen kann derselbe Stoff bald als gesundheitszerstörend, bald nur als gesundheitsschädlich, bald als durchaus unschädlich, endlich sogar als Heilmittel erscheinen.«

Was diskutiert und festgelegt werden muß, ist die Grenze, die Gut von Böse scheidet. Nicht das absolute toxische Potential einer Substanz ist entscheidend für Entstehung und Ablauf einer Vergiftung, sondern die tatsächlich aufgenommene Menge. Die Aussage, das Seveso-Dioxin sei »eine Substanz, die Chemiker zu den giftigsten Verbindungen schlechthin zählen« (wie es in dem bekannten Buch *Seveso ist überall* von Egmont Koch und Fritz Vahrenholt heißt), ist genauso wahr wie uninteressant. Es kommt darauf an, mit welcher Menge der Mensch tatsächlich belastet wird und nicht, ob sich irgendwo in Boden, Wasser oder Luft ein problematischer Stoff befindet.

Die deutsche Trinkwasserverordnung etwa bestimmt als Grenzwerte für chemische Stoffe pro Liter: 0,2 Milligramm bei Aluminium und Eisen, 12 Milligramm für Kalium, 50 Milligramm Magnesium, 150 Milligramm für Natrium und 400 Milligramm für Calcium. Die MAK-Kommission der Deutschen Forschungsgemeinschaft in Freising (MAK = »Maximale Konzentration am Arbeitsplatz«) bestimmt folgende Höchstwerte, gemessen in Milligramm pro Kubikmeter Luft am Arbeitsplatz: 0,015 Milligramm Cadmium, 0,1 Milligramm Blei, 0,1 Milligramm Arsensäure, 0,1 Milligramm Quecksilber, 0,2 Milligramm Dieselmotor-Abgase, 0,2 Milligramm Ozon, 0,25 Milligramm Uran, 0,37 Milligramm Formaldehyd, 0,5 Milligramm Getriebeöl, 0,5 Milligramm Nickel, 0,5 Milligramm Nitroglycerin, 1 Milligramm Kupfer, 1,5 Milligramm Aluminium, 1,5 Milligramm Chlor, 2 Milligramm Eichenholzstaub, 5 Milligramm Schwefeldioxid, 5 Milligamm cyanidhaltiges Spülwasser, 6 Milligramm Graphitstaub, 25 Milligramm Essigsäure, 35 Milligramm Ammoniak, 560 Milligramm Terpentin, 1800 Milligramm Propan und 9000 Milligramm Kohlendioxid, um nur einige von vielen hundert Substanzen aufzuzählen, für die von dieser Kommission Grenzwerte festgelegt worden sind.

Diese MAK-Werte sind »die höchstzulässige Konzentration eines Arbeitsstoffes als Gas, Dampf oder Schwebestoff in der Luft am Arbeitsplatz, die nach dem gegenwärtigen Stand der Kenntnis auch bei wiederholter und langfristiger, in der Regel täglicher achtstündiger Exposition, jedoch bei Einhaltung einer durchschnittlichen Wochenarbeitszeit von 40 Stunden (in Vierschichtbetrieben 42 Stunden je Woche im Durchschnitt von vier aufeinanderfolgenden Wochen) im allgemeinen die Gesundheit der Beschäftigten nicht beeinträchtigt und diese nicht unangemessen belästigt.« Die Liste dieser Stoffe wie auch die MAK-Werte selbst werden jährlich angepaßt; der jeweils neueste Stand ist in den »Technischen Regeln für Gefahrstoffe« (TRGS 9000) nachzulesen.

Ebenfalls für den Arbeitsplatz gedacht sind die sogenannten TRK-Werte (»Technische Richtkonzentration«) und BAT-Werte (»Biologischer Arbeitsplatztoleranzwert«). Diese messen einmal die technische Machbarkeit (TRK) oder die Konzentration eines Stoffes im Blut oder im Urin der Arbeitnehmer. Für den »Normalbürger« zuständig sind dagegen die von der Weltgesundheitsorganisation erhobenen ADI-Werte (ADI = *acceptable daily intake*). Das sind diejenigen Mengen irgendeines Stoffes, die auch bei lebenslanger Aufnahme aller Wahrscheinlichkeit nach nie zu einer Gesundheitsschädigung führen werden. Dieser Wert wird in Milligramm pro Kilogramm Körpergewicht ausgedrückt, womit gleich ein Kinderschutz eingebaut ist (sie sind leichter und dürfen weniger belastet werden). Ermittelt man dann noch, wieviel die Menschen im Durchschnitt essen, trinken und einatmen, können Höchstmengen von Stoffen in Lebensmitteln, Wasser und Luft festgelegt werden, wie z.B. 0,05 Milligramm Quecksilber, 0,5

Milligramm Blei oder 0,075 Milligramm Cadmium pro Kilogramm.

Dann gibt es in Deutschland noch die sogenannten »Richtwerte«, das sind Grenzwerte für Lebensmittel. Sie werden vom Bundesinstitut für gesundheitlichen Verbraucherschutz und Veterinärmedizin (BgVV) in Berlin bestimmt. Richtwerte sind Empfehlungen und haben keine Gesetzeskraft. Das betroffene Lebensmittel ist bei Überschreitung nicht automatisch zu beanstanden. In einigen Fällen jedoch darf ein Lebensmittel nicht mehr in Verkehr gebracht werden, beispielsweise wenn die Quecksilberkonzentration in Fisch 1 Milligramm pro Kilogramm oder im Trinkwasser von 0,001 Milligramm pro Liter überschritten wird. Weitere Richtwerte sind: 0,07 Milligramm Blei pro Kilo Kalbsleber, 0,1 Milligramm Cadmium pro Kilo Blattgemüse usw.

Wieder andere Überlegungen sind für Grenzwerte bei der Strahlenbelastung zuständig; hier gibt es anders als bei Giften keine Unschädlichkeitsgrenze. Künstliche Strahlung kann nur nach dem Prinzip der Verhältnismäßigkeit begrenzt werden: durch Abschirmung, durch zeitliche Begrenzung der Belastung und durch Abstand von der Strahlenquelle. Der Grenzwert für berufliche zusätzliche Strahlenbelastung ist 20 Millisievert pro Jahr, das ist knapp das Zehnfache der natürlichen Strahlenbelastung. Für 10 Millisievert wird eine Erhöhung der Wahrscheinlichkeit einer Krebserkrankung von 0,0005 angenommen, das heißt, die Wahrscheinlichkeit, in seinem Leben an irgendeinem Krebs zu erkranken, steigt von rund 25,00 auf 25,05 Prozent.

Das gleiche Prinzip gilt für elektromagnetische Strahlung, wie sie beispielsweise von Sendeanlagen und Mobilfunkgeräten ausgeht. Der Haupteffekt elektromagnetischer Strahlung ist Wärmeentwicklung, weshalb gesagt wird, die Erhöhung der Gewebetemperatur sollte auf ein Grad begrenzt werden. Bei Erwachsenen führt die Absorption von 1 bis 4 Watt pro Kilogramm Körpergewicht zu einer Temperaturerhöhung im gesamten Körper von weniger als 1 Grad Celsius. Auf der Grundlage der Empfehlungen der Internationalen Kommission zum Schutz vor nichtionisierender Strahlung ICNIRP wurde der für die allgemeine Bevölkerung geltende Grenzwert auf 0,08 Watt pro Kilogramm Körpergewicht (gemittelt über den ganzen Körper) festgelegt. Das ist ungefähr der fünfzigste Teil jener Absorbtionsrate, bei der erste Gesundheitsbeeinträchtigungen festgestellt werden.

Das gesamte Regelwerk dieser Grenzwerte ist ungleich größer, als hier angegeben werden kann. Eine ungeheure Vielfalt von technischen Normen, Gesetzen, Verordnungen und Verwaltungsvorschriften bestimmt neben Grenz- und Richtwerten auch noch Orientierungswerte, Warnschwellen (bei bodennahem Ozon), Zielwerte (bei Asbest), maximale Emissionskonzentrationen (bei technischen Anlagen), Immissionsrichtwerte (etwa bei Bau- und Gewerbebelärm; so ist etwa in der Nähe von deutschen Krankenhäusern ein Lärmpegel von höchstens 45 Dezibel erlaubt), Eingriffswerte, Bodenprüfwerte, Anhaltswerte, Unbedenklichkeitswerte, Störfall-Konzentrationsleitwerte, tolerierbare resorbierte Körperdosen (TRD-Werte) usw. Sie alle dienen der Risikominderung (wenn bereits Belastungen vorliegen) und der Risikoverhinderung (wenn noch nichts passiert ist, aber man auf Nummer Sicher gehen will); sie alle setzen sich mit dem Problem auseinander, daß man niemals einen Stoff total verschwinden lassen kann, sondern daß wir, ob wir wollen oder nicht, bestimmen müssen, wieviel wir davon bereit sind, gerade noch zu tolerieren.

Leider ist diese Einsicht der deutschen Panik-Mafia kaum zu vermitteln. Ihr Ober-Guru Ulrich Beck z.B. meint, wer Grenzwerte festlege, toleriere die Vergiftung unterhalb der Grenzwerte. Grenzwerte seien Persilscheine dafür, so Beck, die Menschheit ohne Strafe zu vergiften. Den Grenzwertfestsetzern ginge es darum, das zulässige Maß an Vergiftung zu definieren, was bedeute, Vergiftung grundsätzlich zuzulassen. »Würde man sich auf den nicht völlig abwegigen Grundsatz einigen, überhaupt nicht zu vergiften, gäbe es keine Probleme.«

Dieser Gedankengang ist seinerseits, wie man sofort sieht, abwegig. Denn angenommen, eine gute Fee würde Becks Wunsch erfüllen, und alle Grenzwerte auf null heruntersetzen. Wie würden wir dann leben? Vom Standpunkt der Kultur aus gesehen wäre dann die gesamte Industrie, also auch die Nahrungsmittel- und Arzneimittelindustrie (wegen der Zusatzstoffe und der Nebenwirkungen), verschwunden, ferner alle Baumaterialien aus Stein (wegen Radon) und Holz (wegen Holzschutzmitteln). Wir würden auf dem nackten Boden leben und keine Kleidung haben, denn Tierfelle und Leder werden chemisch gegerbt, was auch nicht mehr in Frage käme. Die Fee hätte auch einen Großteil der uns bekannten Nahrungsmittel entfernt, da diese Gifte gegen natürliche Feinde enthalten. Der klägliche Rest würde uns kaum ernähren, da ja auch Mittel gegen Schimmelpilze oder Rattengift tabu sind und Vorratshaltung unmöglich wird. Und auch der Mensch wäre vom Erdboden vertilgt, da er unendlich viele Bakterien, Viren und Mikroben enthält, die teilweise ansteckend sind. Das Bakterium Helicobacter pylori, verantwortlich für Magengeschwür und -krebs, übertragen Eltern, wenn sie ihre Kinder herzen und küssen. Arsen und Asbest sind natürlicher Bestandteil der Erdkruste. Die Menschen in der Bundesrepublik nehmen über Nahrungsmittel und Trinkwasser täglich 40 bis 110 Mikrogramm Arsen auf und atmen eine unbekannte Zahl von Asbestfasern ein. Diese Einflüsse auszuschalten ist unmöglich. Das Problem löst sich erst mit dem Tod. Die Forderung nach null Prozent ist die Forderung »Schluß mit der Menschheit« oder gar – wären die Null-Risiko-Puristen konsequent – »sofortige Abschaffung der Erde«.

Anders als Beck und seine Freunde glauben, wäre ein Verzicht auf Grenzwerte nicht das Ende, sondern der Anfang unserer Probleme.

Wenn wir das nicht wollen – und wer will das schon –, kommen wir um eine Grenzwertdebatte nicht herum. Da darin unterschiedliche Interessen einfließen, ist deren Ergebnis niemals absolut objektiv, sondern letztlich ein politischer Kompromiß auf der Basis wissenschaftlich erhobener Daten. Grenzwerte entstehen aus einer komplexen Güterabwägung zwischen Nutzen, Risiko und Kosten. An jeder Stelle kann Kritik ansetzen. Die Beteiligung von Betroffenen an dieser Festsetzung ist in unserer Demokratie selbstverständlich, aber die Kritiker machen es sich zu einfach, wenn sie mit dem Finger auf die »Grenzen des Grenzwertansatzes« deuten, ohne praktikable Alternativen aufzuzeigen.

Die Quelle all dieser Grenzwerte sind die Wissenschaften der Toxikologie und der Epidemiologie. Die Toxikologie befaßt sich mit der schädlichen Auswirkung von chemischen Stoffen auf den Organismus. Denn fast alle Stoffe sind, wie wir nicht oft genug betonen können, in hinreichend hoher Dosis für den Menschen schädlich. Giftstoffe in hoher Dosierung lähmen die Atmung oder sie schädigen, eingeatmet, die Bronchien und hemmen den lebenswichtigen Gasaustausch. Kohlenmonoxid hemmt den Sauerstofftransport im Blut, Schwermetalle drosseln die Aktivität bestimmter Enzyme oder sie schädigen die Zellteilung, was zu Mutation oder zu Krebs führen kann.

Das Grundgesetz der Toxikologie ist die Dosisfrage, die mit der Wirkung in Beziehung steht. Meist verhält es sich so, daß eine geringe Dosis keine meßbare Wirkung entfaltet, bei weiterer Erhöhung immer mehr Gesundheitsschäden auftreten, bis ab einer bestimmten Dosis alle Menschen (oder alle Versuchstiere) sterben. Die gesundheitszerstörende Kraft einer Substanz ist also immer eine relative – in mehrfacher Hinsicht. Sie hängt ab von der Dosis, von der körperlichen Beschaffenheit der betroffenen Person, ob alt, jung, krank, dick, schwanger, ob Raucher oder Säufer, und von begleitenden Risikofaktoren, die in eine Mehrfachvergiftung münden können. Je nach Lage kann derselbe Stoff, wie schon vom Reichsgericht 1884 festgestellt, als gesundheitszerstörend, gesundheitsschädlich, unschädlich oder gar als Heilmittel erscheinen.

Auf der anderen Seite bleibt jeder noch so giftige Stoff ungiftig, wenn unter seiner toxischen Schwellendosis aufgenommen. Nun kommt es darauf an, diese Schwellendosis zu finden. Dazu liegen Erkenntnisse durch Vergiftungen am Menschen, vor allem aber Tierversuche vor. Ohne diese hätten Biologie und Medizin ihren heutigen Wissensstand niemals erreicht. Die Contergan-Katastrophe Anfang der sechziger Jahre mit 10000 Mißbildungen hatte eine ihrer Ursachen auch darin, daß in den fünfziger Jahren Tierversuche noch nicht Standard waren. Und vor allem Tierversuchen ist es mit zu verdanken, daß sich seitdem so etwas wie ein Contergan-Unfall nicht wiederholt hat, obwohl seitdem sehr viele neue Medikamente in den Handel kamen.

Bei Tierversuchen wird die Dosis eines Stoffes so lange gesteigert, bis die Hälfte der dem Stoff ausgesetzten Tiere stirbt. Das wird Letaldosis 50 oder LD_{50} genannt. In einer zweiten Versuchsreihe wird die Dosis immer weiter reduziert, bis in den unterschiedlichen Organen auch bei langzeitiger Zufuhr keine Schädigung und bei den Tieren keine Lebenszeitverkürzung zu beobachten ist. Dieser Dosiswert an der jeweils *empfindlichsten* Tierspezies wird »No Observed Adverse Effect Level« (NOAEL) genannt. Beide Werte sind die Grundlage für die dem Menschen zumutbare Belastung. Um den möglichen Empfindlichkeitsunterschied zwischen Tier und Mensch und auch die unterschiedlichen Empfindlichkeiten verschiedener Menschen zu berücksichtigen, wird der in Tierversuchen ermittelte Unbedenklichkeitswert dabei noch durch 100, bei potentiell krebsauslösenden Substanzen auch durch 1000 bis 5000 geteilt. Anders gesagt: Jene Dosis, die im Tierversuch noch keine Schädigung verursacht, wird für den Menschen noch einmal 100- bis 5000fach verdünnt.

Die zweite Quelle von Grenzwerten ist die Epidemiologie, von griechisch *epidemos* – »was [von außen] über das Volk kommt«. Der Epidemiologie verdanken wir Schlagzeilen wie »Radeln macht impotent«, »Dümmer durch Urlaub«, »Lange Flüge schaden dem Gedächtnis«, »Dienstreisen machen krank«, »Überstunden machen krank«, »Schlechte Vorgesetzte machen krank«, »Alte Papas machen krank«, »Arthritis-Gefahr durch Katzen«, »Herzinfarkt durch Zahnfleischbluten«, »Pessimisten sterben früher«, »Karrierefrauen haben Haarausfall», »Schnuller als IQ-Killer« (eine englische Studie hatte herausgefunden, daß Säuglinge, die länger als ein Jahr am Schnuller saugen, später einen um 3 Punkte reduzierten Intelligenzquotienten haben), oder »Mittagsschlaf bringt Herz in Gefahr«: In einer Studie mit über 1000 Teilnehmern hatten Forscher aus Costa Rica festgestellt, daß Menschen, die regelmäßig länger als 90 Minuten mittags schlafen, ein um 50 Prozent erhöhtes Risiko besitzen, an Herzinfarkt zu sterben.

Das Muster dieser Studien ist immer das gleiche: Man hat eine Gruppe von Menschen mit einem bestimmten Gesundheitsproblem, sei es Haarausfall, Arthritis, Blutkrebs oder Herzinfarkt, und eine andere Gruppe ohne dieses Problem. Und dann wird untersucht, worin sich diese Gruppen sonst noch unterscheiden. Auf diese Weise, nämlich indem man feststellte, daß Menschen, die an Lungenkrebs erkranken, zu großen Teilen Raucher waren, oder daß Männer, die an dem seltenen Mesotheliom erkranken, einer früher fast unbekannten Bauchfellverhärtung, häufig mit Asbest gearbeitet hatten, hat die Epidemiologie tatsächlich einige wichtige Verbindungen zwischen Krankheitsverursachern und Krankheiten geklärt. Auch die Entdeckung des Zusammenhangs zwischen Vitaminmangel und Skorbut ist eine der frühen Erfolgsgeschichten dieser Wissenschaft.

Daneben gibt es aber auch Falschmeldungen zuhauf, wozu vermutlich auch der obige »Schnuller als IQ-Killer« gehört. Eine weit plausiblere Erklärung wären Meß- oder Zufallsfehler bei der Ermittlung des Intelligenzquotienten: Wenn man zwei Gruppen von Erwachsenen vergleicht, müßte es schon mit dem Teufel zugehen, wenn beide den gleichen durchschnittlichen Intelligenzquotienten hätten. Wie es der Zufall gerade will, ist vielmehr die eine oder die andere Gruppe intelligenter. Je nach Ausgang dieses Zufallsexperimentes könnte man so auch »beweisen«, daß Frauen dümmer oder klüger sind als Männer, Katholiken klüger oder dümmer als Protestanten oder CDU-Wähler klüger oder dümmer als Leute, die ihr Kreuz bei Wahlen anders setzen. Bei vielen dieser Studien ist nicht geklärt, ob die beobachteten Unterschiede nur Zufallsprodukte oder wirklich systematisch sind (in der Statistik heißt das auch »signifikant«), und deshalb sind solche Meldungen am besten im Papierkorb aufgehoben.

Ein weiterer großer Nachteil solcher sogenannter »Beobachtungsstudien« ist die Vielzahl möglicher Faktoren, die auf die untersuchte Variable Einfluß nehmen. Beispiel: »Zu langes Stillen erhöht das Risiko für Karies«: Nach einer Studie der Universität Gießen sollen Kinder, die über das erste Lebensjahr hinaus gestillt werden, öfter als andere an Karies erkranken. Aber vielleicht werden diese Kinder nur mehr als andere mit Süßigkeiten verwöhnt, oder die Eltern achten weniger als bei anderen Kindern auf das Zähneputzen, oder diese Kinder haben seltener beruflich erfolgreiche Frauen als Mütter, die mehr Geld in die Erziehung, auch die Gesundheitserziehung ihrer Kinder investieren. Oder, oder, oder. Selbst bei eindeutig nachweisbaren Einflußgrößen, wie etwa beim Rauchen als Verursacher von allen möglichen Beschwerden, können solche Hintergrundfaktoren das Bild verfälschen. Denn nicht alle Lebensjahre, welche die Raucher im Durchschnitt verlieren, verlieren sie durch Rauchen. Zum Beispiel werden Raucher auch häufiger als Nichtraucher ermordet oder vom Bus überfahren. Psychologen sprechen hier von der »Raucherpersönlichkeit«: Diese Leute sind im Durchschnitt aktiver und aggressiver, sie lieben das Risiko und werden aus dem gleichen Grund vom Bus überfahren, aus dem sie auch so gerne rauchen. Das Rauchen als solches hat mit dem so verursachten verfrühten Sterben nicht unbedingt zu tun; Statistiker schätzen, daß ein bis zwei Jahre der verminderten Lebenserwartung von Rauchern auf andere Gründe als das Rauchen zurückzuführen sind.

Auch die in den neunziger Jahren zeitweise grassierende Hausvogel-Hysterie hat sich inzwischen als ein Produkt einer nicht berücksichtigten Hintergrundvariablen herausgestellt: In verschiedenen Medien war berichtet worden, Halter von Hausvögeln hätten verglichen mit dem Rest der Bevölkerung ein siebenmal höheres Risiko, an Lungenkrebs zu sterben. Wie aber spätere Studien belegen konnten, hängt diese höhere Sterblichkeit nicht an den Hausvögeln, sondern daran, daß Vogelfreunde eher niederen sozialen Schichten angehören, in denen man mehr raucht.

Wegen dieser Vielzahl möglicher Erklärungen sind die meisten epidemiologischen Tatarenmeldungen mit großer Vorsicht zu genießen. Die folgenden Faktoren wurden z.B. mit einer Erhöhung des Brustkrebsrisikos für Frauen in Verbindung gebracht: Geburtsgewicht mehr als 3600 Gramm (30% erhöhtes Brustkrebsrisiko), über das ganze Leben mehr als 100 Zigaretten geraucht (20% erhöhtes Brustkrebsrisiko), fettes Essen (100% erhöhtes Brustkrebsrisiko), Abtreibung (50% erhöhtes Brustkrebsrisiko), unregelmäßige Regelblutungen (100% erhöhtes Brustkrebsrisiko), zweimal am Tag Fleisch essen (100% erhöhtes Brustkrebsrisiko), Verzicht auf Olivenöl (25% erhöhtes Brustkrebsrisiko) usw. Es gibt fast keine Tätigkeit und keinen Stoff auf Erden, die oder der nicht das Risiko für irgendeinen Krebs erhöht. Duschen erhöht das Risiko für Zervixkrebs, Yoghurt das Risiko für Ovarialkrebs, Mundwasser das Risiko für Mundkrebs usw.

Diese Steigerungen des Risikos hören sich gefährlich an. Dabei vergißt man aber oft das absolute Risiko. Wenn etwa die Anti-Baby-Pille der 3. Generation das Thromboserisiko für Frauen von 0,0002 auf 0,0003 erhöht, ist das eine Steigerung um 50 Prozent. Aber das absolute Risiko ist vorher wie nachher eher klein. Deshalb, und weil der Zufall und nicht kontrollierbare Hintergrundfaktoren den Epidemiologen in die Suppe spukken, schlagen diese inzwischen selber vor, Risikoerhöhungen unter 300 Prozent zu ignorieren; diese sollten besser in den Medien gar nicht erst erscheinen.

Das ist das Problem der Epidemiologie: Sie findet *immer* Unterschiede, und sei es, daß der Verzehr von einem Keks pro Tag die Wahrscheinlichkeit von Magenkrebs um 5 Prozent erhöht. Im realen Leben ist dieser Unterschied nicht von Bedeutung, aber Panikmacher erzeugen daraus eine Gefahr. Die Suche nach subtilen Verbindungen zwischen winzigen Umweltrisiken einerseits und Krebs oder verminderter Lebenserwartung andererseits ist eine unendliche Quelle der Furcht – doch meistens steckt nichts dahinter. Nur ein Dutzend Einflüsse haben sich bisher handfest und unwiderlegbar als krebserzeugend herausgestellt, vor allem Tabak, Alkohol, Asbest und ein paar Viren, der Rest muß als unbestätigt gelten. Für die weltweit renommierteste Wissenschaftszeitschrift *Science* gilt die Erhöhung eines Krebsrisikos um 30 Prozent als nichtssagend und selbst eine Erhöhung um 300 Prozent wird nur ernst genommen, wenn mehrere saubere Studien unabhängig voneinander zum gleichen Ergebnis kommen.

Und dann gibt es noch eine weitere, bisher vernachlässigte Komponente der »Null-Risiko-Strategie«: Sie ist nicht nur von der Sache her unmöglich, weil gewisse Risiken niemals völlig ausgeschaltet werden können, sie ist oft auch ausgesprochen kontraproduktiv. Denn nur allzu häufig treibt uns das Vermeiden des einen Risikos einem anderen überhaupt erst in die Arme! Wie das Kaninchen auf die Schlange starren wir auf das Risiko

A, und von hinten kommt Risiko B geschlichen und überfällt uns wie der Hund, der das auf die Schlange starrende Kaninchen überfällt. Wir trinken Fruchtsaft, denn das bringt Vitamine, und verätzen uns dabei die Zähne. Wir vermeiden Hallenbäder, weil das Chlor im Wasser unseren Lungen schadet, und vergiften uns an Blaualgen im Baggersee. Wir installieren einen Trinkwasserfilter in der Küche, um Blei und Kupfer von uns fernzuhalten, und installieren zugleich eine Brutstätte für Keime. Deshalb raten das Bundesinstitut für gesundheitlichen Verbraucherschutz und das Umweltbundesamt inzwischen von solchen Haushaltsfiltern ab. Wir kaufen keine Fertignahrungsmittel, weil wir den Produktionsverfahren unserer Industrie nicht trauen, und infizieren uns mit Listeriose durch die Milch vom Biobauern. Oder, um auf die bereits erwähnte Asbestgefahr in Schulen zurückzukommen: Wir lassen Schulgebäude von Asbest befreien, denn Asbest soll Krebs erzeugen, und treiben die Schüler dadurch Tausenden von anderen Gefahren in die Arme. Ein Schüler, der wegen Asbestsanierung seiner Schule eine weiter entfernt liegende Schule besuchen muß, ist allein schon durch den längeren Schulweg gefährdeter als durch Asbest. Die Zeitschrift *Science* hat für die USA errechnet, daß dort höchstens 1 Mensch von 10 Millionen jährlich durch erhöhte Asbestbelastung in den Schulen stirbt. Dagegen kommen von 10 Millionen Schülern mehr als 300 jährlich als Fußgänger durch Verkehrsunfälle um. *Science* schließt daraus, daß die durch die Asbestsanierung der Schulgebäude erzwungenen Ferien weit mehr Schüler das Leben gekostet haben, als durch Asbest auch unter schlimmsten Annahmen jemals zu befürchten gewesen wäre.

Der Eingreifwert für eine Asbestsanierung ist eine Belastung von 1000 Fasern pro Kubikmeter Luft (zum Vergleich: die MAK-Liste hält eine Belastung von

250000 Fasern pro Kubikmeter Luft für ungefährlich). Wenn wir einem Schüler, der dieser Belastung ein Jahrzehnt lang unterliegt, ein Risiko von 1 zuordnen, dann hätte Tod durch Blitzschlag den Risikowert drei, ein tödlicher Fahrradunfall 75, ein ebensolcher Fußgängerunfall 290, ein Flugzeugabsturz 730 und der Tod durch Lungenkrebs 8800. Das Krebsrisiko von Kindern, deren Eltern rauchen, ist durch Passivrauchen etwa 100mal höher als die Krebsgefahr durch Asbest in einem Schulgebäude. Die durch Asbest und unsere Medien ausgelöste Massenpanik war eine der unsinnigsten Geldvernichtungsaktionen der Nachkriegsgeschichte in Deutschland, aber auch in anderen reichen Industrienationen. Hätte man diese Mittel für mehr Lehrer, kleinere Klassen in den Schulen oder auch nur zur Rückzahlung der Staatsverschuldung ausgegeben, wäre der geistigen und körperlichen Gesundheit der Menschen weitaus mehr geholfen worden.

Weitere Nebenwirkungen der Asbesthysterie der frühen neunziger Jahre betrafen die bei der in aller Regel völlig überflüssigen Sanierung asbesthaltiger Gebäude eingesetzten Arbeiter sowie die Nachbarn der sanierten oder abgerissenen Gebäude. So mußte etwa die Gewerkschaft Erziehung und Wissenschaft (GEW) ihre bislang asbestfreie Frankfurter Landesgeschäftsstelle wegen einer plötzlichen (völlig ungefährlichen) Belastung von über 10000 Fasern pro Kubikmeter räumen – die benachbarte Bank für Gemeinwirtschaft hatte ein asbestbelastetes Bürogebäude abgerissen.

Oder nehmen wir das Trinkwasser und die Angst vor Chlor. Nach der deutschen Trinkwasserverordnung dürfen einem Liter Wasser bis zu 600 Milligramm Chlor zugegeben werden. Damit sollen Keime abgetötet werden. Andererseits sollen die Nebenprodukte der Trinkwasserchlorung aber Krebs erzeugen, deshalb war der

Zusatz von Chlor zeitweise in den USA verboten. Die Regierung des südamerikanischen Peru schloß sich Anfang der neunziger Jahre dieser Vorsichtsmaßnahme an und hatte wenig später den weltweit größten Ausbruch von Cholera der vergangenen Jahrzehnte mit 800 000 Infizierten und über 7000 Toten zu beklagen. So viele Peruaner wären selbst dann nicht an Krebs gestorben, hätten sie alle reines Chlorgas eingeatmet oder in gelöster Form getrunken.

Auch die Angst vor Fluor schadet mehr, als sie nützt. Mitte der achtziger Jahre warnte das Fernsehmagazin *Monitor* vor den Gefahren einer Kariesvorsorge durch Fluortabletten. Deren Absatz brach darauf komplett zusammen. »Der Umfang der hieraus resultierenden Kariesschäden und ihrer Folgen ist nicht abzuschätzen«, warnt der Lübecker Medizinprofessor Otfried Strubelt. »Noch schlimmer aber war, daß viele Eltern auch die damit kombinierte Vitamin-D-Prophylaxe gegen Rachitis einstellten und Kinderärzte in der Folgezeit ein Krankheitsbild beobachten mußten, nämlich die Rachitis oder englische Krankheit, das seit Jahrzehnten von der Bildfläche verschwunden war. Diese Vitaminmangelkrankheit führt durch Knochenerweichung zu schweren Verformungen des Skeletts sowie zum Zurückbleiben der gesamten körperlichen Entwicklung. Verkrüppelte Kinder als Konsequenz falscher journalistischer Warnungen – das war leider traurige Realität.«

Das Lehrbuchbeispiel für verfehlte Risikobekämpfung mit Kosten, die die mehreren hundert Milliarden DM, die weltweit unnötig zur Asbestsanierung verschwendet wurden, an Umfang vielleicht noch übertreffen, sowie mit Zehntausenden unnötiger Todesopfer, die so früh nicht hätten sterben müssen, ist jedoch das Verbot des Insektenvertilgungsmittels DDT.

Auslöser der weltweiten Anti-DDT-Kampagne war

das 1962 erschienene Buch *Der Stumme Frühling* (Im Original: *Silent Spring*) der amerikanischen Journalistin Rachel Carson. Darin warnt Carson vor dem bevorstehenden Aussterben unserer Vögel: Die in Insekten angereicherten Insektenvertilgungsmittel, besonders DDT, würden sich in den Insektenfressern, besonders in den Vögeln, nochmals stärker konzentrieren; die Schalen der Vogeleier würden dadurch dünner und leichter zerbrechlich, es würden weniger Jungvögel nachwachsen, und langfristig würden die Vögel als Folge der chemischen Insektenbekämpfung völlig aussterben.

Diese These war schon bald als falsch entlarvt. Zwar wurde bei ausgewählten Vogelarten ein Zusammenhang zwischen DDT und der Dicke der Eierschalen nachgewiesen, aber der von Carson darüber hinaus behauptete Zusammenhang zwischen DDT und Vogelbestand war nicht vorhanden. Gewisse Vogelarten waren lange vor der Einführung von DDT zurückgegangen, andere hatten lange nach der Einführung von DDT an Umfang zugenommen, und wieder andere, etwa der englische Wanderfalke, dessen Aussterben Frau Carson ganz besonders fürchtete und der in der Tat seit Einführung von DDT sehr selten geworden war, nahmen noch vor dem DDT-Verbot an Zahl wieder beträchtlich zu.

Trotzdem wurde DDT verboten. In 72 Ländern darf DDT heute in der Landwirtschaft nicht mehr verwendet werden, in 34 Ländern, darunter auch Deutschland, ist der Gebrauch und die Herstellung von DDT generell verboten.

Die Folge: Andere, zum Teil für Menschen gefährlichere, zudem teurere und weniger wirksame Insektenvertilger traten an dessen Stelle, und – ganz besonders tragisch – die in vielen Weltgegenden dank DDT fast völlig ausgerottete Malaria nahm wieder zu. Allein in Ceylon zählte man 1946, vor Einführung von DDT, über

2 Millionen Malariainfektionen. Bis zum Jahr 1993, dem Jahr des DDT-Verbots, hatte diese Zahl dank der durch DDT vernichteten Malariafliege auf weniger als 20 Infektionen jährlich abgenommen. Nur fünf Jahre später war sie wieder auf über 2 Millionen angestiegen.

Dieses Beispiel zeigt die Auswirkungen eines einseitigen Risikodenkens und die tatsächliche, nicht nur hypothetische Gefahr, die von Ökohysterikern ausgeht. Natürlich ist DDT gefährlich, kein Mensch würde sein Butterbrot damit besprühen. Aber der Verzicht auf DDT ist auch gefährlich. Warum betrachten so wenige Menschen beide Seiten der Medaille?

Das Abwägen von Risiken ist eine in modernen Industriegesellschaften nicht sehr oft geübte Tugend. Wir würden gerne A haben, ohne B zu missen, wollen lange leben, ohne alt zu werden, die Segnungen des Fortschritts genießen, ohne einen Preis dafür zu zahlen. Wir nehmen es als selbstverständlich, vor den Risiken des Verhungerns oder Erfrierens geschützt zu sein, und geraten in Panik wegen der Minigefahren, die bei der Gewährleistung dieses Schutzes entstehen. Wir denken kaum noch über die gewaltigen Errungenschaften des modernen Verkehrs- und Transportwesens nach, wenn wir heute an einem Tag von unserer Haustür aus jeden anderen Punkt der Welt erreichen, machen uns aber in die Hosen wegen der dabei auftretenden Gefahren, die jene Gefahren, denen sich Weltreisende wie Kolumbus oder Magellan gegenübersahen, bei weitem nicht erreichen. Wir verlangen nach Heilung von Krebs und Herzkrankheiten, nach Medikamenten gegen Bluthochdruck und Kreislaufschwäche, Diabetes, Zahnschmerzen und Alzheimer, aber wenn wir dann den Beipackzettel lesen, wollen wir die damit notwendig verknüpften Nebenwirkungen nicht ertragen.

Medikamente können nicht nur Nebenwirkungen entfalten, sie können auch unnötig lange von den Patienten, die davon profitieren würden, ferngehalten werden. Nach dem deutschen Arzneimittelgesetz von 1976 dürfen neue Medikamente erst nach einer behördlich überprüften, ausführlichen Untersuchung auf akute und chronische Schadwirkungen in den Handel kommen; unter anderem auch deshalb verstreichen heute von der ersten Entwicklungsphase bis zur endgültigen Zulassung eines neuen Arzneimittels in der Regel fast zehn Jahre. Diese Zulassungsprozedur ist eine der härtesten Güteprüfungen, denen sich irgendein Produkt vor seiner Markteinführung unterwerfen muß; sie soll verhindern, daß sich Tragödien wie die um das bekannte Schlafmittel Contergan mit Tausenden von behindert geborenen Kindern von Müttern, die dieses Schlafmittel genommen hatten, heute wiederholen.

Diese strenge Zulassungsprozedur nimmt aber das Risiko in Kauf, durchaus nützliche und lang herbeigesehnte Medikamente unnötig lange von den Patienten fernzuhalten; viele Patienten sterben sozusagen auf der Warteliste. Die Europäische Union hat zwar vor einigen Jahren die Zulassung innovativer Arzneimittel beschleunigt; in Ausnahmefällen dürfen heute Medikamente angewendet werden, noch ehe sie alle gesetzlichen Hürden überwunden haben, etwa Anti-Aids-Präparate. Hier erscheint die Krankheit so gefährlich, daß selbst auf stärkste Nebenwirkungen keine Rücksicht genommen wurde. Aber viele andere Medikamente haben keine derart medienpräsente Lobby; die Patienten, die von ihnen profitieren könnten, kennen oft nicht mal die Chancen, die ihnen durch eine langwierige Zulassung entgehen.

»Entsetzliche Qualen für Millionen – wo längst geholfen werden könnte«, lesen wir in der deutschen Wochenpresse. »Allergien und Immunleiden nehmen erschreckend zu. Furchtbar: Schon 1,2 Millionen Kinder leiden ... an der grausamen Hautkrankheit Neurodermitis. Entsetzliche Qualen für Kinder und Eltern. Schon vor Jahren entdeckte der Wissenschaftler XY die L-Peptide. 120 Ärzte in ganz Deutschland testeten die Peptide an Tausenden Neurodermitis-Patienten (Kindern und Erwachsenen): Ergebnis: Bei fast 80% schlug das Mittel verblüffend an.« Aber wegen aller möglichen Schikanen des Bundesgesundheitsamtes (heute: Bundesinstitut für Arzneimittel und Medizinprodukte) hätte es dieses Mittel nicht bis in die Apotheken geschafft. »Seit langem lagern genügend Gauri-Peptide in der Halle einer Firma ... Unzählige Hautkranke warten vergebens.«

Oder nehmen wir einen der Schreiber dieser Zeilen, der seit zehn Jahren jedes Frühjahr schniefend und mit roten Augen durch die Gegend läuft. »Endlich wirksame Spritze gegen Heuschnupfen entwickelt«, muß er in der Zeitung lesen. »Einführung im Herbst«.

Warum nicht Einführung sofort? Während diese Zeilen geschrieben werden, ist es Anfang Mai, die Sonne scheint, die Birkenpollen fliegen, und die Nase läuft.

Ohne die Einzelheiten dieser Fälle hier zu kommentieren: Fest steht, die Zulassungsbehörde hat es nicht mit einem, sondern mit zwei Risiken zu tun: etwas Schlechtes zuzulassen oder etwas Gutes zu verhindern. Beide Risiken sind real, beide Risiken verlangen ihre Opfer. Nur: Die Opfer des ersten Risikos kann jeder sehen, die Opfer des zweiten Risikos leiden und sterben in aller Regel ohne Klage – es sei denn, sie finden wie die Hautpatienten einen hilfsbereiten Journalisten – und sind bald vergessen. Auch hier ist Tunneldenken weit verbreitet: Man sieht nur das eine Risiko, das andere wird weggeschoben.

Bei der Brustkrebsprävention wird dieser Januskopf von risikoreduzierenden Maßnahmen im Augenblick sehr heftig diskutiert. Einige Krebsspezialisten meinen, die einschlägigen Früherkennungsfeldzüge richten mehr Schaden an, als daß sie Nutzen stiften, es ist die Rede von jährlich 20 000 durch Röntgendiagnostik verursachten Krebs-Sterbefällen in Deutschland. Eine beidseitige Mammographie führt zu etwa 5 Millisievert, das ist das Doppelte dessen, was wir jährlich in Deutschland natürlicherweise an Strahlung abbekommen. Eine Mammographie erfordert außerdem spezialisierte Ärzte, die nicht immer zur Verfügung stehen. Das bedeutet, daß die Brustkrebsuntersuchung nicht immer einwandfrei erfolgt. Die Folge kann sein, daß ein Tumor übersehen oder ein Symptom falsch interpretiert wird. Außerdem ist Brustkrebs, gemessen an der Gesamtheit aller zu untersuchenden Frauen, relativ selten. Abgewogen werden muß also zwischen Brustkrebsheilung durch Früherkennung bei einer kleinen Gruppe von Frauen und dem Risiko, daß *nicht* an Brustkrebs erkrankte Frauen durch Röntgenstrahlen, Fehlalarme und die mit diesen Fehlalarmen verbundene Aufregung und Sorge an der Gesundheit Schaden nehmen. Der bekannte englische Krebsarzt Michael Baum schlägt deshalb vor, erblich nicht vorbelastete Frauen unter 50 mit Routinekontrollen zu verschonen; nach dem »Breast cancer awareness month« fordert er einen »Breast cancer unawareness month.«

Fast überall in der modernen Medizin wird dieser Zwang zur Risikoabwägung deutlich, also die Unmöglichkeit, das eine Risiko zu verkleinern, ohne zugleich ein anderes zu vergrößern. Das geht von lebensrettenden Operationen, die immer auch das Risiko in sich tragen, daß der Patient an der Narkose stirbt, bis hinunter zu den Handschuhen, die der Chirurg bei seiner Arbeit trägt. Denn diese gepuderten Latexhandschuhe, die den Patienten eigentlich vor Keimen und Bakterien schützen sollen, können dennoch schwere Entzündungen bewirken, etwa wenn größere Mengen des Maisstärkepuders, das das An- und Ausziehen der Handschuhe erleichtert, in offene Operationswunden gelangen.

Fast immer sind die Wohltaten der modernen Medizin nur ein geteilter Segen. Auf die Nebenwirkungen aller möglichen Schutzimpfungen haben wir schon in Kapitel 1 hingewiesen. Aber auch viele andere, zunächst als reine Segensbringer verkaufte medizinische Maßnahmen wie etwa die Hormonersatztherapie für Frauen in den Wechseljahren zeigen beim zweiten Hinsehen auch Schattenseiten. Nach einer Studie des Bremer Instituts für Präventionsforschung und Sozialmedizin z.B. sollen jährlich über 3000 Fälle von Brust- und Gebärmutterhalskrebs auf diese Therapie zurückzuführen sein. Andere Studien kommen auf nur 500 Fälle jährlich und zu dem Fazit, daß dennoch der Nutzen den Schaden überwiege. Denn bei 1000 Frauen in den Wechseljahren käme es mit Hormontherapie zu sechs zusätzlichen Brustkrebsfällen in zehn Jahren, dafür aber sieben Oberschenkelhalsbrüche und 60 Herzinfarkte weniger.

Wie oft in der Medizin bleibt hier das Opfer des Risikos dasselbe, nur die Art des Risikos steht zur Wahl. Ein anderes Beispiel sind Medikamente, die das durch Blutfett bewirkte Verkalken unserer Arterien verhindern sollen. Denn Patienten, deren Blutfettwerte mit welchen Mitteln auch immer abgesenkt wurden, begehen häufiger als andere Selbstmord und werden öfter Opfer von Gewaltverbrechen (vermutlich wegen gesteigerter Agressivität). Oder nehmen wir eine für Millionen Bundesbürger täglich neu gestellte Frage: Was soll ich essen? Fleisch oder Fisch? Fleisch enthält mehr Fett, Fleischesser sterben häufiger als Fischesser an Herz-Kreislaufkrankheiten (und an gewissen Arten von Krebs; siehe Kapitel 8). Deshalb der Rat: Eßt mehr Fisch. Fisch dagegen speichert alle mögliche Schadstoffe von Quecksilber über DDT bis Dioxin, Fischesser sterben sogar noch häufiger als Fleischesser an Krebs. Deshalb der Rat: Eßt mehr Fleisch. Auch hier ist es ein und dieselbe Person, die zwischen Skylla und Charybdis (oder einem Leben ohne Fisch und Fleisch) zu wählen hat.

Und selbst wenn wir – aus Tierliebe oder Angst vor BSE – überhaupt kein Fleisch mehr essen, sind wir auch nicht aus dem Schneider. »BSE-Krise fördert Jodmangel,« meldet die Presseagentur ap. »Der Verzicht auf Fleisch und Wurst infolge der BSE-Krise birgt nach Expertenmeinung neue gesundheitliche Gefahren in sich. Wie der Arbeitskreis Jodmangel im hessischen Groß-Gerau mitteilt, könnte sich die ohnehin unzureichende Jodversorgung in Deutschland drastisch verschlechtern, da Fleisch- und Wurstwaren in der Regel mit Jodsalz hergestellt werden.«

Schwieriger wird die Lage, wenn Geber und Nehmer eines Risikos auseinanderfallen, wenn eine Person ein Risiko für sich auf Kosten der Risikoerhöhung für andere reduziert. Wer vor dem Kühler seines Autos einen Frontschutzbügel anbringt, sichert damit sich selbst auf Kosten einer Verunsicherung anderer Verkehrsteilnehmer. Laut einer Untersuchung der Bundesanstalt für Straßenwesen werden vor allem Fußgänger bei einem Zusammenstoß mit einem Frontschutzbügel unnötig verletzt; der Anprall mit 20 km/h an ein Fahrzeug mit Frontschutzbügel entspreche dem mit 40 km/h an ein Fahrzeug ohne eine solche Schutzvorrichtung. Oder nehmen wir Sicherheitsgurte. Vielleicht hat das Risiko eines tödlichen Verkehrsunfalls für Autofahrer dadurch wirklich abgenommen (ganz so sicher ist das leider nicht, wie wir in Kapitel 5 sehen werden). Für Fußgänger und Radfahrer hat es dadurch aber, weil nämlich Autofahrer mit Gurten schneller und riskanter fahren, sicher zugenommen. Oder nehmen wir die gute Biotonne. Sie soll durch Kompostierung Abfallmengen reduzieren und den Zwang zum Bau von Mülldeponien verringern. Aber gleichzeitig sind Biotonnen auch eine ideale Brutstätte für Keime und Bakterien, die gesundheitlich geschwächte Menschen und Säuglinge bedrohen; insbesondere ist an vielen Fällen von plötzlichem Kindstod niemand anderer als die gute Biotonne schuld.

Auch viele andere Umweltschutzmaßnahmen verteilen das Risiko nur um, weg von den tatsächlich oder vermeintlich Bedrohten hin zu denen, die die Bedrohung zu beseitigen haben, zu den Arbeitern, die die asbestbelasteten Gebäude abreißen, zu den Verkehrsteilnehmern, die die giftigen Biodiesel-Abgase einatmen, zu den Menschen, die die Folgen einer durch einen Ozonalarm gebremsten Güterverteilung auszubaden haben. Ja selbst unschuldige Umweltschutzmaßnahmen wie das Duschen mit Wasserspardüsen haben ihre Schattenseiten, denn durch den besonders feinen und druckvollen Wasserstrahl dringen auch gefährliche Bakterien in die Lunge ein, die sich auf den Armaturen oder als sogenannter »Biofilm« auf der Düse angesammelt haben. Schießt dann plötzlich Wasser durch die Düse, werden Teile dieses Biofilms in die Atemwege mitgerissen. Nach einer Untersuchung der Universität von Cincinnati soll dadurch vor allem für Menschen, die ohnehin schon an Atemwegserkrankungen leiden, die Gefahr einer zusätzlichen Infektion nochmals beträchtlich steigen.

Auch eine Risikoumschichtung in umgekehrter Richtung ist natürlich möglich. Nach einer Untersuchung von Zoologen der Universität Mainz sollen z. B. Straßenlaternen, deren risikoreduzierende Wirkung für alle Verkehrsteilnehmer wohl kein Mensch bestreitet, die Vermehrung von schädlichen Insekten fördern und so die Natur belasten. »In Mainz will man nicht ausschließen«, so lesen wir in der *Welt,* »daß Schädlinge wie die Schwammspinner sich nur deshalb massenhaft vermehren, weil das künstliche Licht ihnen eine zusätzliche ökologische Nische sichert und einen Vorteil gegenüber anderen Arten gibt. Diese wiederum werden möglicherweise so stark vom Tod an der Lampe dezimiert, daß sie als Konkurrenten im ökologischen System ausfallen.«

Wie wir die Sache also auch drehen und wenden: Die Maxime »Null Risiko« ist erstens undurchführbar und zweitens selbst ein Risiko. Wenn wir die Unvermeidbarkeit von Risiken bestreiten, machen wir uns blind gegenüber einer rationalen Abwägung von Gefahren und verschwenden kostbare Mittel für irgendwelche Kinkerlitzchen, während viel gefährlichere Feinde für unser Leib und Leben unbeachtet weiterwüten.

Literatur

Die rabiaten, aber durchaus ernstgemeinten Sanierungsvorschläge unserer Amalgam-Chaoten sind nachzulesen bei Max Daunderer *Amalgam* (Landsberg 2000). Zum großen deutschen Babykost-Skandal siehe Hans Schuh: »Viel Geschrei um Babybrei«, *Die Zeit,* 15. April 1994, S. 41. Vom gleichen Autor stammt auch eine Abrechnung mit den deutschen Asbesthysterikern: »Zuviel Angst vor Asbest?«, *Die Zeit,* 16. Februar 1990, S. 86. Zur allgemeinen Problematik der Toxikologie siehe Otfried Strubelt: *Gifte in Natur und Umwelt,* Spektrum, Heidelberg 1996. Aus diesem rundum empfehlenswerten Buch sind auch zahlreiche Angaben zu Grenzwerten entnommen. Zur DDT-Problematik wie zur Panikmache um Lebensmittel siehe D. Maxeiner und M. Miersch: *Lexikon der Öko-Irrtümer,* Frankfurt 1998, sowie J. Morris und R. Bate (Hrsg.): *Fearing food: Risk, health, and environment,* London 1999. Zum Risiko der Anti-Baby-Pille siehe L. A. J. Heinemann: »Haben Ovulationshemmer der 3. Generation ein neues Risikoprofil?«, *Deutsche Medizinische Wochenschrift* 1996, 1037–1039. Zum Pro und Contra von Blutfettsenkern siehe D. Borgers: *Cholesterin: Das Scheitern eines Dogmas,* Berlin 1993. Zur Brustkrebsprävention siehe M. Baum: »The lab«, *Prospect,* Juni 1997, S. 72. Zu den Grenzen der Epidemiologie siehe G. Taubes: »Epidemiology faces its limits«, *Science,* Vol. 269, 14. Juli 1995, S. 164–169, zu der Spezialproblematik scheinsignifikanter Zusammenhänge auch W. Krämer: *So lügt man mit Statistik,* München 2000 (besonders Kapitel 15: Fluglärm erzeugt Aids). Und zur Risikoabwägung allgemein mit zahlreichen Fallbeispielen, aus denen wir oben auch häufig zitieren, siehe den Sammelband von J. D. Graham und J. B. Wiener: *Risk vs. Risk: Tradeoffs in protecting health and the environment,* Cambridge 1995.

4. Kapitel

Vorsicht Nebenwirkung: Risiko und Medizin

Nebenwirkung: Die Einnahme dieses Medikaments kann möglicherweise Schwangerschaften verhindern.

Legendäre Packungsbeilage von 1961 für das Arzneimittel Anovlar der Schering AG, die erste deutsche Anti-Baby-Pille.

In der gesetzlichen Krankenversicherung Deutschlands werden jährlich rund 900 Millionen Arzneipackungen verordnet. Hinzu kommen etwa 700 Millionen Packungen, die frei verkäuflich über den Ladentisch des Apothekers gehen, zusammen 1,6 Milliarden Schachteln, das sind etwa 20 Packungen pro Kopf und Jahr oder 1250 Tabletten, Zäpfchen, Kapseln, Dragees, Tropfen- oder Safteinheiten, Salbendosierungseinheiten und Ampullen für jeden Bundesbürger jedes Jahr. Nur 8 Prozent der über 14jährigen Deutschen nehmen nie Arzneimittel ein, immerhin weitere 38 Prozent selten, und 54 Prozent der über 14jährigen sollen/wollen/müssen/dürfen täglich oder mehrmals die Woche Medikamente zu sich nehmen. Das sind in der Bundesrepublik etwa 30 Millionen Menschen. Bei den unter 45jährigen dominieren Medikamente gegen Erkältung und Kopfschmerzen, bei den über 45jährigen Arzneien zur Behandlung von Alters- und Zivilisationskrankheiten.

Dabei kommt es natürlich auch zu Nebenwirkungen. Deren Häufigkeit wird auf den Beipackzetteln verklausuliert in den drei Kategorien »häufig«, »gelegentlich« und »selten« angezeigt. »Häufig« bedeutet: ein Risiko von mehr als 10 Prozent, das heißt 10 Prozent oder mehr von jenen, die dies Medikament einnehmen, können über diese oder jene Nebenwirkung, egal, wie schwer, berichten. Meist handelt es sich um eher leichte Symptome wie Durchfall oder Mundtrockenheit, aber der Grad solcher Beeinträchtigungen ist nicht mathematisch faßbar und wird in hohem Maß von der individuellen Einschätzung und dem körperlichen Gesamtzustand bestimmt. Dabei liegt es auf der Hand, daß das Nebenwirkungsrisiko einer Medikamenteneinnahme mit zunehmendem Alter, einer sich verschlechternden Gesundheit und vorliegenden weiteren Erkrankungen ansteigt.

Der Ausdruck *gelegentlich* wird für unerwünschte Wirkungen verwendet, die bei 1 bis 10 Prozent der Patienten auftreten können. *Selten* bedeutet, in weniger als 1 Prozent der Fälle treten Nebenwirkungen auf. Selbst Nebenwirkungen, die in *Einzelfällen* – und das kann heißen bei einem von 10000 oder auch bei einem von 100000 Patienten – aufgetreten sind, müssen im Beipackzettel erwähnt werden.

Nicht immer sind diese Nebenwirkungen gewollt, so wie bei Anovlar. Die meisten Menschen haben davor Angst. Nach einer Emnid-Umfrage vom Mai 1997 weichen 20 von 100 Patienten von der Einnahmeanweisung ab, weil sie sich vor Nebenwirkungen fürchten. Der Münchner Mediziner Klaus Heilmann behauptet in seiner Broschüre »Der Beipackzettel« (1995) sogar, daß über die Hälfte aller Patienten die ihnen verschriebenen Medikamente entweder überhaupt nicht oder unvorschriftsmäßig einnimmt. Frauen sind dabei etwas ängstlicher als Männer. Einige setzen Arzneien ab, »weil ich vorher schon gesund geworden bin«, andere räumen ein, sie hätten schlicht vergessen, das Medikament zu nehmen. Aber die meisten »Abweichler« hatten nach der Lektüre der Beipackzettel einfach Angst.

Nicht völlig ohne Grund. In den USA sollen Nebenwirkungen von Arzneien nach Herz-Kreislaufkrankheiten, Krebs, Krankheiten der Atmungs- und Verdauungsorgane sowie Unfällen die fünfthäufigste Todesursache sein. Insgesamt errechneten die Autoren einer einschlägigen Studie allein für das Jahr 1994 2,2 Millionen schwere Nebenwirkungen mit 106 000 Todesfällen.

In Deutschland spürt u.a. der Pharmakologe Peter Schönhofer, ehemaliger Direktor des Instituts für Klinische Pharmakologie am Zentralkrankenhaus Bremen, den Nebenwirkungen von Arzneien nach. Demnach sollen allein in deutschen Krankenhäusern jährlich über 200 000 schwere Fälle von Medikamentennebenwirkungen auftreten, über 10 000 davon mit Todesfolge.

Gemeldet werden jährlich in Deutschland nur 80 000 Fälle. Experten gehen aber davon aus, daß nur etwa jede zweite bis fünfte schwere Nebenwirkung den Pharmaherstellern und Behörden bekannt wird. Weiterhin wird die Entdeckung von Nebenwirkungen dadurch erschwert, daß die gleichen oder ähnlichen Symptome auch als »richtige Krankheit« auftreten können. Medikamente erhalten vor allem Menschen, die schon älter sind, oftmals an mehreren Krankheiten leiden und mehrere Medikamente gleichzeitig einnehmen. Tritt nun eine weitere Komplikation auf, ist nur mit aufwendigen ärztlichen Untersuchungen festzustellen, ob es sich um eine neue Erkrankung, eine Folgekrankheit oder eine unerwünschte Arzneimittelnebenwirkung handelt. Das alles kann sich ziemlich ähneln. Bei Todesfällen schwerkranker Patienten muß gefragt werden, ob sie nicht schon so krank waren, daß sie ohnehin gestorben wären. Das alles macht die Bewertung der 80 000 Neben- und Wechselwirkungsmeldungen so schwierig. Um eine Nebenwirkung aus der Morbidität älterer oder vorerkrankter Menschen herausfiltern zu können, müssen große Patientengruppen beobachtet und untersucht werden. Da kommt selbst die Pharmaindustrie, die gewiß nicht schlecht verdient, an ihre finanziellen Grenzen. Gelegentlich wird gefordert, der Staat möge die Arzneimittelforschung übernehmen. Das würde bedeuten, daß vom Bundeshaushalt Zusatzausgaben von mehreren Milliarden Mark finanziert werden müßten. Bei der derzeitigen Verschuldung der öffentlichen Haushalte ist daran nicht zu denken.

Nicht alle Nebenwirkungen von Arzneimitteln sind bei Markteinführung schon bekannt. Das hängt nicht mit der Ruchlosigkeit der Pharmaindustrie zusammen, sondern mit statistischen Gesetzmäßigkeiten. Bei kontrollierten klinischen Studien wird das neue Arzneimittel noch vor der Marktzulassung gegen eine Kontrollgruppe geprüft. Um dieser Kontrollgruppe eine möglicherweise wirksamere Behandlung nicht unnötigerweise vorzuenthalten, muß die Zahl der Patienten klein gehalten werden (natürlich auch aus Kostengründen, Arzneitests sind teuer). Infolgedessen werden in den klinischen Prüfungen seltene Nebenwirkungen in aller Regel nicht erkannt. Anders gesagt: Je größer die Patientengruppe, desto größer die Wahrscheinlichkeit, eine mit dem Medikament zusammenhängende Nebenwirkung zu entdecken.

Um Nebenwirkungen, die in einem von 100 Fällen auftreten, zuverlässig zu entdecken, muß die Behandlungsgruppe rund 300 Patienten umfassen. Typischerweise werden bis zur Zulassung eines Arzneimittels etwa 3000 bis 5000 Patienten in die klinische Prüfung eingeschlossen. Von ihnen erhält nur die Hälfte die getestete Arznei. Das heißt, nur Nebenwirkungen mit einer

Häufigkeit von über 1:500 bis 1:800 können identifiziert werden. Selbst durch sehr große klinische Prüfungen, die vereinzelt bis zu 20000 Patienten umfassen, können keine Nebenwirkungen erfaßt werden, die seltener als 1:3000 auftreten. Gerade die schwersten toxischen Nebenwirkungen treten jedoch noch seltener auf, wie das gefürchtete und häufig tödliche Versagen der Blutbildung nach Anwendung des Antibiotikums Chloramphenicol, das erst nach einigen Jahren in Erscheinung tritt. Die Medien sprechen dann von einem »Arzneimittelskandal«.

So wie dieser: Freitag, 20. Oktober 1995, 21 Uhr 13: Über Nachrichtenagenturen wird die Meldung aus Genf verbreitet, die Weltgesundheitsorganisation WHO habe neue wissenschaftliche Erkenntnisse über die Thromboserisiken bei Frauen veröffentlicht, die von einigen modernen Anti-Baby-Pillen der sogenannten 3. Generation ausgehen. Demnach soll die Gefahr von lebensbedrohlichen Verschlüssen der großen Beinvene bei Frauen, die diese Verhütungsmittel nehmen, fast doppelt so hoch sein wie bei anders zusammengesetzten Pillen.

Wenige Minuten später, um 21 Uhr 59, wurde vom Bundesinstitut für Arzneimittel und Medizinprodukte (BfArM, damaliger Sitz Berlin, heute Bonn) gemeldet, es erwäge einen Verkaufsstop dieser Anti-Baby-Pillen, die eine recht niedrige Hormondosis haben und eigentlich als besonders sicher gelten. Das Institut forderte die Hersteller auf, innerhalb von vier Tagen zu den neuen, noch nicht veröffentlichten Ergebnissen wissenschaftlicher Studien Stellung zu nehmen; gegebenenfalls werde das Ruhen der Zulassung der entsprechenden Verhütungsmittel angeordnet, was einem Verbot gleichkommt.

In den folgenden Tagen entfalten die betroffenen Hersteller, Frauenfachärzte sowie einige Politiker hektische Aktivität. Noch am Wochenende kritisieren Pharmaunternehmen das Vorgehen des Bundesinstituts; der Berliner Pharmakonzern Schering betont, es gebe keinen Anlaß für einen Wechsel der Anti-Baby-Pille. Andere Hersteller warnen vor einer Panikmache. Am darauffolgenden Montag richten sie Telefonberatungsdienste ein, um verunsicherte Frauen und Ärzte zu beruhigen. Am Dienstag verschiebt das Bundesinstitut die Entscheidung über einen Verkaufsstop von Anti-Baby-Pillen auf das Ende der Woche. Die Pharmaindustrie warnt erneut vor »Pillenhysterie« und davor, Anti-Baby-Pillen ohne Rücksprache mit dem Arzt abzusetzen. Am Freitag, dem 27. Oktober 1995, melden Nachrichtenagenturen um 18 Uhr 38: Die wegen erhöhter Thrombosegefahren umstrittenen Anti-Baby-Pillen bleiben vorerst auf dem Markt. Das wissenschaftliche Komitee der Europäischen Arzneimittelagentur (EMEA) lehnt es am gleichen Abend ab, die Pillen der »3. Generation« zurückzuziehen. Am Montag, dem 6. November 1995, dann die Entscheidung des BfArM: Die Anwendung der niedrigdosierten Anti-Baby-Pillen wird eingeschränkt. Die Hersteller kündigen sofort Widerspruch an, während SPD-Gesundheitspolitiker kritisieren, die Entscheidung komme »zu spät«.

Bereits im Januar 1991 hatte das damalige Bundesgesundheitsamt ein Verfahren zur Risikobewertung von niedrigst dosierten Anti-Baby-Pillen der so genannten 3. Generation eingeleitet. Das Stufenplanverfahren ist ein Routineverfahren zum Erkennen von Arzneimittelrisiken. Das Bundesamt hatte die Stufe eins (»erhöhte Aufmerksamkeit«) eingeleitet, nachdem sich ab 1989 Meldungen über gefährliche Thrombosen bis hin zu Todesfällen bei Frauen häuften, die niedrig dosierte Anti-Baby-Pillen genommen hatten. Insgesamt waren 16 in Deutschland vertriebene Hormonpräparate in- und ausländischer Hersteller von dem Stufenplanverfahren erfaßt. Dieses Verfahren, das bereits den Schatten eines Verdachts auf die Minipillen warf, wurde von Herstellern und Frauenärzten immer wieder kritisiert und für überflüssig erklärt. Bis Mitte 1995 geschah in dieser Sache wenig, unter anderem weil die Behörde das Problem hatte, die gesteigerte Aufmerksamkeit von den tatsächlichen Nebenwirkungsrisiken zu unterscheiden. Bis dann die ersten Ergebnisse von drei neuen Untersuchungen auftauchten, die den Verdacht nährten, daß Gestagene der 3. Generation, und hier speziell Gestoden, im Vergleich zu anderen Verhütungsmitteln ein erhöhtes Risiko von thrombotischen Verschlüssen mit sich führen (Gestoden verändert die Blutgerinnung).

Im Oktober 1995 kam dann Bewegung in die Sache. Zunächst diskutierte der EU-Ausschuß für Arzneimittelspezialitäten CPMP die Ergebnisse neuer Untersuchungen und empfahl *keine* einschränkenden Maßnahmen. Zwei Tage nach der CPMP-Tagung veröffentlichte die Weltgesundheitsorganisation WHO in Genf eigene wissenschaftliche Erkenntnisse. Darin hieß es, die Gefahr von Venenthrombosen sei bei Verhütungsmitteln mit bestimmten Wirkstoffkombinationen fast doppelt so groß wie bei anders zusammengesetzten Pillen. (Die genaue Hormonzusammensetzung der Pillen soll uns hier nicht interessieren.) Eine biologisch plausible Erklärung für das Phänomen konnte nicht unterbreitet werden. Pillen mit weniger Wirkstoff müßten eigentlich weniger Nebenwirkungen haben. Die Größe der Studien war ausreichend, um Zufallsergebnisse auszuschließen. Gleichzeitig hatte in England die Zulassungsbehörde für Arzneimittel empfohlen, desogestrel- oder gestodenhaltige Pillen nur mit Einschränkungen zu verordnen. Die britische Behörde riet Frauen, auf ältere Pillen der sogenannten zweiten Generation umzusteigen.

Damit war die Debatte aber nicht zu Ende. Die sogenannte Transnational-Studie, durchgeführt vom Potsdamer Institut für Pharmakoepidemiologie und Technologieanwendung (Michael Lewis, Walter Spitzer), vom Departement of Epidemiology and Biostatistics von der McGill University in Montreal, Kanada, und vom Zentrum für Epidemiologie und Gesundheitsforschung in Zepernick, Deutschland (Lothar Heinemann), ergab: Anwendung irgendeiner Pille verglichen mit keiner Pille: vierfach erhöhtes Thromboserisiko. Anwendung der 3. Generation versus 2. Generation: 1,5-faches Risiko. Dagegen wird das Risiko für Herzinfarkt bei einem Wechsel von einer Pille der 1. oder 2. zu einer 3. Generation halbiert. »Insgesamt zeigt sich daher eine leicht erhöhte Risikobeziehung für venöse Thromboembolien bei Anwenderinnen oraler Kontrazeptiva der dritten Generation im Vergleich zu Anwenderinnen der 2. Generation. Demgegenüber besteht ein leicht verringertes, jedoch statistisch nicht signifikantes Risiko eines Herzinfarkts bei dem selben Vergleich. Wenn sich diese Ergebnisse bestätigen, steht zu vermuten, daß das erniedrigte Herzinfarkt-Risiko das erhöhte Thrombose-Risiko auf Bevölkerungsebene aufhebt«, schreiben dazu die Autoren der Transnational-Studie zusammenfassend, aber erst *nach* der Entscheidung des BfArM.

Das hatte wie gesagt am 6. November 1995 entschieden: Die umstrittenen Anti-Baby-Pillen der 3. Generation dürfen in Deutschland nicht mehr Frauen unter 30 Jahren verschrieben werden, die erstmals die Pille nehmen wollen. Denn Frauen unter 30 Jahren könnten von einem herzinfarktschützenden Effekt der Pillen der 3. Generation nicht profitieren, da sie praktisch keinen Herzinfarkt bekämen. Das Verbot sei auf Erstanwenderinnen beschränkt, weil bei prädisponierten Frauen Thrombosen eher in den ersten Monaten und Jahren der Pilleneinnahme aufträten. Neben schon bekannten Risikofaktoren wie Übergewicht und Rauchen sollten zusätzlich Thrombosen bei nahen Verwandten im jüngeren Alter ermittelt und bei der Verordnung berücksichtigt werden, wurde den Ärzten ans Herz gelegt.

Die deutsche Arzneimittelbehörde stand unter Handlungszwang. Der vorbeugende Gesundheitsschutz als Prinzip öffnet ein Tor, mehr nach den zukünftigen Möglichkeiten als nach den erkennbaren Wahrscheinlichkeiten zu entscheiden. Die Anwendungseinschränkung des BfArM kann nicht getadelt werden, sie liegt in der Mitte zwischen »keine Reaktion« und »Verbot«. Im Gegensatz zu den billigen Warnungen der Pharmakritiker, welche diese nichts kosten, selbst wenn die behauptete Gefährdung sich als falsch herausstellen sollte, stehen die Handlungen der Behörde unter Regreßdrohung. Wer die Kontrollbehörde kritisiert, sollte das bedenken. Unter Druck von zwei Seiten, anhand von niemals vollständigen Daten und aufgrund von schwer interpretierbaren Nebenwirkungsmeldungen, soll sie weitreichende Entscheidungen treffen. Jede unter diesen Bedingungen herbeigeführte Entscheidung ist von irgendeiner Seite angreifbar.

Walter Spitzer aus Montreal, Kanada, Studienleiter der Transnational-Studie, sprach nach der BfArM-Entscheidung ausdrücklich von einer »fehlerhaften Interpretation der Zwischenergebnisse«. Die Untersuchungen würden einen breiten Spielraum für Interpretationen eröffnen, die in den Studien selbst begründet lägen. Mögliche Fehlinterpretationen der Studien, so wurde erst im Laufe der Debatte deutlich, ergeben sich aus folgenden Überlegungen:

1. Je häufiger Herz-Kreislauf-Risikofaktoren bei den Frauen bekannt waren, desto häufiger wurden die als besonders sicher geltenden Pillen der 3. Generation ver-

schrieben. Das heißt, es kam zu Venenthrombosen bei ohnehin gefährdeten Frauen. Würde man alle Pillen der 3. Generation vom Markt nehmen und auf die der 2. Generation zurückgreifen, wäre nach epidemiologischem Sachverstand ein Anstieg des Risikos der 2. Generation die Folge.

2. Je häufiger Herz-Kreislauf-Risikofaktoren bei den Frauen bekannt waren, desto häufiger gaben die Ärzte an, bei geringfügigen, unspezifischen Symptomen besonders nach Beinvenenthrombosen gesucht zu haben.

3. Die Beinvenenthrombosen der Frauen, über die wir hier sprechen, standen nicht nur in zeitlichem Zusammenhang mit der Anti-Baby-Pille, sondern auch mit Übergewicht, starkem Rauchen und Bluthochdruck. Nur eine äußerst aufwendige Untersuchung könnte herausfinden, ob dicke, übergewichtige Frauen nicht sowieso einen Beinvenenverschluß bekommen hätten – das ist nicht unwahrscheinlich. Nach Vorerkrankungen sowie individuellen und familiären Risikofaktoren (Thrombosen oder andere Venenerkrankungen) wurde in den Studien aber nicht systematisch gefahndet.

4. Pro Bevölkerungssegment erkranken und sterben immer eine gewisse Anzahl von Menschen an gewissen Krankheiten. Beispielsweise haben 60 Jahre alte Frauen ein Todesrisiko von 1 : 100, das heißt von 100 60jährigen Frauen stirbt eine innerhalb eines Jahres. Mit anderen Worten, unabhängig davon, ob 60jährige Frauen ein Arzneimittel nehmen oder nicht, muß statistisch mit einem Todesfall unter 100 Frauen gerechnet werden. Die Schwierigkeit liegt nun darin zu entscheiden, ob die Todesfälle ausschließlich arzneimittelbedingt aufgetreten sind. Auch bei jungen Frauen, und um die handelt es sich ja, wenn von der Anti-Baby-Pille die Rede ist, erkranken einige und einige wenige sterben sogar, besonders wenn es sich um übergewichtige Raucherinnen

mit einem familiären Hang zur Blutpfropfenbildung handelt.

5. Epidemiologische Ergebnisse sagen zunächst nichts über Ursachen aus, sondern nur etwas über Zusammenhänge. Wird eine bestimmte Menschengruppe unter einem bestimmten Einfluß (eines bestimmten Medikaments) mit einer Kontrollgruppe (ohne Medikament) verglichen, findet man *immer* Unterschiede.

6. In dem Pillenkonflikt wurde – wie bereits erwähnt – mitgeteilt, daß Beinvenenthrombosen bei Frauen, die die Anti-Baby-Pille der 3. Generation (mit den Bestandteilen Desogestrel oder Gestoden) nehmen, etwa doppelt so häufig auftreten wie bei Frauen, die solche der 2. Generation nehmen. »Das ist eine nichtssagende Mitteilung«, meint der Münchner Mediziner und Epidemiologe Klaus Heilmann. Man könne ihre Bedeutung erst verstehen, wenn man weiß, in welcher Größenordnung sich die Risikoverdoppelung abspielt.

Und das ist die Größenordnung: Nach Spitzers Einschätzung ist bei den umstrittenen Pillen mit jährlich ein bis zwei zusätzlichen Todesfällen durch Thrombosen bei 17 Millionen Frauen im gebärfähigen Alter in Deutschland zu rechnen. Mit anderen Worten, die Risiken für Thrombosen seien »unerheblich«. Zudem sei das relative Risiko für eine venöse Thromboembolie seit den siebziger Jahren, als die Pillen noch höhere Hormondosen hatten, gesunken.

Nicht nur ist das ohnehin winzige Gesundheitsrisiko der Pilleneinnahme gesunken, die Anti-Baby-Pille hat auch sonst unschätzbare Vorteile: Sie verhindert bei korrekter Einnahme fast 100prozentig eine (unerwünschte) Schwangerschaft, sie vermeidet damit Abtreibungen (die höhere gesundheitliche Risiken haben als die Pilleneinnahme), Eierstocktumore und Beckenentzündungen sind
 seltener, Zyklusstörungen nehmen ab, weniger Kranken-

hausaufenthalte sind nötig, statt dessen steigt die Lebensqualität durch eine unbeschwertere Sexualität.

Lothar Heinemann faßte die Ergebnisse der ganzen Auseinandersetzung so zusammen: Das Risiko eines *nicht-tödlichen* thrombotischen Venenverschlusses bei einer gesunden Frau, die *nicht* die Pille nimmt, liegt bei etwa 2:10000 (pro Jahr), und steigt bei Verwendung von Pillen (egal welchen) etwa auf 3–5:10000. Das ist immer noch weniger als ein Beinvenenverschluß während der Schwangerschaft: Für eine junge Frau, die nicht die Pille nimmt und schwanger wird, liegt das Risiko bei 4–6:10000.

Anders ausgedrückt: Von 10000 Frauen im gebärfähigen Alter erkranken 9998 *nicht* an einem Beinvenenverschluß. Wenn die Anti-Baby-Pille genommen wird, reduziert sich diese Zahl auf 9997 bis 9995. Selbst in der regulären Schwangerschaft müssen 9996 bis 9994 von 10000 Frauen nicht mit einer Beinvenenthrombose rechnen. Zudem liegt das Risiko eines *tödlichen* Venenverschlusses bei 1 Prozent. Erleiden diese Frauen hingegen einen für Frauen in diesem Alter äußerst seltenen Hirn- oder Herzschlag, muß in 30 Prozent mit einem tödlichen Ausgang gerechnet werden. Aber wie wir hörten, reduziert die Pille der 3. Generation dieses ohnehin minimale Risiko noch einmal.

Eine weiteres Problem bei der Bewertung von Nebenwirkungen ist: Viele Nebenwirkungen sind gar keine, sie treten allein durch Mitverschulden des Arztes oder der Patienten auf. Besonders Alkohol und Medikamente vertragen sich in der Regel nicht. Das steht meist auch in den Beipackzetteln, wird aber von Patienten mit Suchtproblemen nicht beachtet. Überhaupt können Patienten ziemlich viel falsch machen. Sie schildern ihre Symptome ungenau, sie bagatellisieren oder übertreiben, sie verdrängen oder ignorieren neue Symptome, sie verzichten auf weitere diagnostische Klärung aus Angst vor schlechten Nachrichten. Sie treffen auf Ärzte, deren Zeit und deren diagnostische Möglichkeiten begrenzt sind und die die Patientenakte nicht immer lückenlos führen. Ärzte verschreiben manchmal zuviel und manchmal zuwenig Medikamente in manchmal zu geringer und manchmal zu hoher Dosis. Es gibt Krankheitsprobleme, die trotz ärztlicher Kunst nicht bewältigt werden können. Es gibt nicht nur ein »Risiko Medikament«, sondern auch ein »Risiko Arzt« und – am größten – ein »Risiko Patient«.

Die meisten unerwünschten Wirkungen von Medikamenten sind auf Falschanwendung zurückzuführen, betont Medizinprofessor Klaus Heilmann. Die Medikamente an sich sind sicher. Man muß den Finger darauf legen, welchen Unsinn die Patienten selber treiben. Sie bringen sich selbst in Gefahr, wenn sie bei der Verschreibung eines weiteren Medikaments dem Arzt nicht sagen, was sie sonst so einnehmen. Da drohen ungute Wechselwirkungen.

Nach den Regeln der ärztlichen Kunst sollte der Arzt den Patienten persönlich über die ihn betreffenden Risiken informieren – gemäß der durchaus ernst zu nehmenden Maxime »Zu Risiken und Nebenwirkungen fragen Sie ihren Arzt oder Apotheker.« Selbstkritisch räumen Ärzte ein, daß sich ihre Kollegen nicht immer daran halten. Es sei allerdings für einen Arzt praktisch unmöglich, bei 45 000 Arzneimittel-Darreichungsformen in Deutschland (1998) alle Neben- und Wechselwirkungen im Kopf zu haben.

»Als sie das tote Mädchen in ihren Armen hielt, dachte sie: ›Das ist nicht mein Kind, das da gestorben ist‹, und streichelte den kleinen Körper so lange, bis die Wahrheit unabweisbar in ihr Bewußtsein drang und sie ›nur noch dumpf rausgeschrien‹ hat, denn Tränen hatte sie keine mehr. Es dauerte sechs Wochen, bis die ersten fließen konnten.« Derart dramatisch läßt der *Stern* im Jahr 1997 einen typischen Bericht über den weitverbreiteten Antischmerzwirkstoff Paracetamol beginnen. Auf einen konkreten Fall bezogen, werden die erlebten Schrecken maximal überwältigend präsentiert. Nach diesem Bericht über die Vergiftung der fünfjährigen Linda Straub aus dem unterfränkischen Dorf Hassenbach nach der offenbar unkontrolliert hohen Einnahme von Paracetamol werden die Leser ohne weiteres in die Forderung nach sofortigem Verbot dieses teuflischen Medikaments einstimmen können.

Medien können beim Thema »schwere Nebenwirkungen« eine große suggestive Wirkung aus einem einfachen Grund entfalten: Die Risiken mögen, über alle Kranken gerechnet, verschwindend sein, doch ein einziger schwerer oder gar tödlicher Zwischenfall trifft die betroffene Person immer zu 100 Prozent. Die kleine Linda ist tot, und niemand kann sie wieder zum Leben erwecken. Ihre Leidensgeschichte begann mit dem ärztlichen Rat, ihre ständig entzündeten Mandeln entfernen zu lassen. Der behandelnde Arzt empfahl der Mutter nach der Operation, sie möge ihrer Tochter alle zwei bis drei Stunden ein Paracetamol-Zäpfchen gegen Schmerzen geben. Paracetamol wird kleinen Kindern lieber als Acetylsalicylsäure gegeben, weil Paracetamol als verträglicher gilt. Es ist eine Ironie des Schicksals, daß die Autoren des pharmakritischen Buches *Bittere Pillen* (Auflage 1990 und 1993) empfehlen, »wegen der Möglichkeit des erhöhten Risikos von Reye-Syndrom durch Acetylsalicylsäure (ASS) bei Kinder und Jugendlichen bis zum Alter von 19 Jahren« Paracetamol vorzuziehen. Insofern hatte Lindas Arzt richtig gehandelt.

Doch die Paracetamol-Einnahme wurde nicht protokolliert, so daß sich nicht ermitteln ließ, wie viel Linda erhielt. Das Mädchen starb kurze Zeit später an Leberversagen. Der *Stern*-Autor schreibt vom »Tod durch die vielen Zäpfchen«. Der Arzt bekannte seine Schuld und wurde in einem außergerichtlichen Strafbefehl zu einer hohen Geldbuße verurteilt. Der *Stern* zog die ganze Geschichte einschließlich der vollen Namen des Kindes, der Mutter und des Arztes ans Licht der Öffentlichkeit. Die Eltern wollten das Schweigen nicht hinnehmen und dem Tod ihrer Tochter nachträglich einen Sinn geben, hieß es zur Rechtfertigung.

So traurig diese Einzelfallgeschichte ist, vom Risikostandpunkt aus gesehen ist sie im Grundsatz schief angelegt. Der Bericht reißt das Risiko aus seinem Zusammenhang mit dem Nutzen des Antischmerzwirkstoffs. Die Konsequenzen solcher Art von Berichterstattung können tödlich sein. Klaus Heilmann hat in seinem Buch *Medikament und Risiko* (1994) zur Verdeutlichung eine einfache Rechnung aufgestellt: Angenommen, an einer Krankheit sterben von 100 000 Menschen unbehandelt 1 Prozent, das wären 1000 Todesopfer. Von 100 000 behandelten Patienten mit der gleichen Krankheit sterben 0,01 Prozent an den Nebenwirkungen des Medikaments (das wäre viel; es gibt wohl kaum ein Arzneimittel mit einem derart hohen Risiko), das wären zehn Todesopfer. Bei zehn Toten im Zusammenhang mit einem Arzneimittel würden die Medien ein Mordsspektakel veranstalten und auf ein Verbot dieses Teufelszeugs dringen. Hätten sie damit Erfolg, so wären sie in der Folge für den Tod von 990 Menschen pro 100000 Erkrankte verantwortlich zu machen. (1000 Tote bei Verzicht auf Medikation minus zehn Medikamententote). Nur der liebe Gott im Himmel weiß, wie viele Opfer *Stern* und *Spiegel* so bereits auf ihrem Konto haben.

Der *Stern* schreibt von sieben Todesfällen wie bei Linda, davon vier unter ärztlicher Aufsicht. In acht weiteren Fällen hätten die Kinder mit Leberschäden überlebt. Lindas Fall war offenbar nicht an das Bundesinstitut für Arzneimittel berichtet worden, heißt es weiter. Das mag daran liegen, daß eine Überdosierung und nicht eine unerwünschte Arzneimittelnebenwirkung vorlag, aber das Versäumnis ist doch tadelnswert. Tatsächlich ist Paracetamol *bei bestimmungsgemäßem Gebrauch* ein gut wirkendes Schmerzmittel. Aber schon ab einer vierfachen Überdosis kann es zu schweren Leber- und Nierenstörungen kommen. Die trauernden Eltern können als Motiv für ihren Gang an die Öffentlichkeit auch kaum mehr angeben als: »Der Fall soll andere davor warnen, Arzneimittel kritiklos zu nehmen, und ermutigen, Ärzte mit Fragen zu löchern.« Aber das war eigentlich auch schon vorher selbstverständlich.

Der *Stern* weiter: Aus Statistiken der Vergiftungszentralen lasse sich hochrechnen, daß bundesweit jährlich bei 2000 bis 8000 Menschen zumindest der Verdacht auf eine Paracetamol-Intoxikation besteht. Auch ohne systematische Sammlung seien dem Bundesinstitut für Arzneimittel zwischen 1989 und 1996 zwölf schwere Vergiftungen durch versehentliche Überdosierung gemeldet worden, neun bei Kindern und Jugendlichen, drei bei Erwachsenen. Gleichzeitig gibt das Magazin an, daß jährlich 15 Millionen Packungen Paracetamol, das nicht rezeptpflichtig ist, verkauft werden.

Aus diesen Zahlen läßt sich die Gefahr durch Paracetamol in etwa berechnen. Im schlechtesten Fall gibt es in Deutschland 8000 Verdachtsfälle auf 15 Millionen Packungen, das wäre ein Verhältnis von 1 : 1875. Ziehen wir nur die schweren Nebenwirkungen und die Todesfälle heran, so summieren sie sich auf 19 (12 schwere Nebenwirkungen und sieben Todesfälle) in acht Jahren. Wenn in acht Jahren niedrig gerechnet 80 Millionen Paracetamol-Packungen verkauft wurden, beträgt das Risiko 1 : 4,2 Millionen – 4,2 Millionen Packungen des segensreichen Schmerzmittels Paracetamol nehmen Menschen ihre Schmerzen, ohne daß es zu einem schlimmen oder tödlichen Zwischenfall kommt, der zudem in der Regel auf einer Überdosierung beruht und nicht auf den Eigenschaften des Medikaments. Was will man eigentlich noch mehr von einem Heilmittel verlangen?

Wirkungen und Nebenwirkungen hängen zusammen wie Tag und Nacht, das eine ist vom anderen nicht zu trennen. Arzneistoffe beeinflussen das hochkomplizierte Regelwerk des menschlichen Körpers. Dabei folgt die Natur leider nicht einfachen Ja-oder-nein-Gesetzen. Wer in diesem Regelwerk etwas verstellt, also zum Beispiel das Schmerzempfinden senkt, dreht auch meist anderswo an einer Schraube. Es wäre illusorisch zu erwarten, daß es je wirksame und dennoch völlig nebenwirkungsfreie Medikamente geben wird, obwohl die Pharmaindustrie ständig daran arbeitet, die Nebenwirkungsrate zu senken. Die Forderung nach nebenwirkungs*freien* Medikamenten ist die Forderung nach wirkungslosen oder kaum wirkenden Medikamenten (Homöopathie beispielsweise).

Generell gilt: Je schwerer die Krankheit, desto stärker das Mittel und desto gravierender mögliche Nebenwirkungen. Je schwerer und lebensbedrohlicher die Krankheit, desto schwerere Nebenwirkungen werden aber in der Regel und vernünftigerweise in Kauf genommen. Die Übelkeit, die die Kombinationspräparate zur Unterdrückung des Immunschwächevirus HIV hervorrufen, wird von den Betroffenen sorgsam gegen deren lebensverlängernde Wirkung abgewogen.

Chancen und Risiken eines Medikaments sind gegen die Chancen und Risiken des Nichtstuns aufzurechnen. Rigorose Medikamente gegen marternde Krankheiten einzunehmen ist nicht gänzlich risikofrei, aber wie hoch ist das Risiko der Nichtstuerei? Laut einer Befragung in amerikanischen Krankenhäusern sterben in den USA allein durch Nicht- oder Falschanwendung von Herz-Kreislaufmitteln jährlich etwa 125 000 Menschen. Übertragen auf Deutschland wären das etwa 30 000 »vorfristig Verstorbene«. Die Nichteinnahme geeigneter und wirksamer Medikamente ist also deutlich riskanter als die Einnahme.

Vor 100 Jahren noch war ein vereiterter Zahn eine unerträgliche Qual, eine Lungenentzündung oftmals und eine Blinddarmentzündung so gut wie immer tödlich. Gegen das Kindbettfieber und viele andere Krankheiten waren Ärzte machtlos, ja sie kannten nicht einmal die Ursache. Angesichts dieser Tatsache ist die Furcht so vieler Zeitgenossen vor Medikamenten verblüffend. Dank des hygienischen und medizinischen Fortschritts ist in den vergangenen 100 Jahren die Säuglingssterblichkeit dramatisch abgesunken und die allgemeine Lebenserwartung um Jahrzehnte angestiegen. Dazu haben auch Arzneien beigetragen. Welcher Diabetiker möchte heute auf Insulin verzichten? Wenn die Anwendung von Antibiotika als zu riskant unterbunden wird, denn sie könnten zur Evolution medizinresistenter Krankheitskeime führen, wer will dann den Tod der Menschen verantworten, die durch diese Antibiotika hätten gerettet werden können?

Man könnte das Arzneimittelrisiko umgehen, indem man konsequent auf jede medikamentöse Therapie verzichtet. Niemand müßte dann mehr wegen Nebenwirkungen oder Falschanwendungen ins Krankenhaus eingeliefert werden. Heilmann schreibt: »Statistisch betrachtet nähme die durchschnittliche Lebenserwartung zu, und zwar um etwa 37 Minuten.« Allerdings würden dann auch wieder Zehntausende an Infektionskrankheiten und nicht durchgeführten Operationen sterben oder an Schmerzen zugrunde gehen. Dadurch nähme die Lebenserwartung wieder ab, und zwar um 15 Jahre (Heilmann 1994). Im übrigen gelte: »Das Risiko, mit einem Rezept in der Tasche auf dem Weg zwischen Arzt und Apotheke zu verunglücken, ist um ein Vielfaches höher als an dem zu erkranken, was auf dem Rezept steht.«

Wer aus Angst vor Nebenwirkungen mit sich ringt, ob er das Medikament tatsächlich einnehmen soll oder nicht, sollte einmal versuchen, das Problem von der anderen Seite her zu betrachten: Gelegentlich, das heißt bei 1 bis 10 Prozent auftretende allergische Reaktion, bedeutet nichts anderes, als daß es in 90 bis 99 Prozent der Fälle zu *keiner* Allergie kommt. Mathematisch ist das exakt das gleiche Risiko – für die Emotionen aber ein großer Unterschied.

Trotzdem wird sich die Angst vor Nebenwirkungen so lange nicht merklich vermindern, wie es den Patienten an *vernünftigen* Informationen über ihr Medikament fehlt. Zwar wird der »mündige Patient« angestrebt oder vorausgesetzt, aber kaum ein Kunde einer Apotheke ist willens oder in der Lage, sein Nebenwirkungsrisiko algebraisch zu berechnen. Dagegen haben Befragungen gezeigt, daß die (vermeintliche) Bedrohung als geringer eingeschätzt wird, wenn jemand glaubt, Gegenmaßnahmen zur Verfügung zu haben, und diese Gegenmaßnahmen auch für geeignet hält, Schaden abzuwehren.

Genau daran mangelt es in Deutschland. Die Handlungsfähigkeit des Patienten wird durch Beipackzettel kaum erhöht. Die Formulierungen in Beipackzetteln, die eigentlich die Handlungskompetenz der Kunden erhöhen sollten, beschränken sich darauf, das Medikament abzusetzen und den Arzt oder einen Apotheker aufzusuchen. Das ist zu wenig, das reicht nicht aus, um sich bei vermuteten Nebenwirkungen angemessen zu verhalten. Die USA scheinen da weiter zu sein. Dort wird versucht, in den Beilagen Informationen an Fragen zu koppeln: Was soll der Patient machen, wenn *bestimmte* Nebenwirkungen auftreten? Je nach Schwere kann er aufgefordert werden, beim nächsten Besuch den Arzt zu informieren, das Mittel abzusetzen oder einen Notarzt zu rufen. Solche konkreten Handlungsanweisungen fehlen in Deutschland nach wie vor in den allermeisten Pakkungsbeilagen, und es deutet nichts darauf hin, daß sich das in den nächsten Jahren ändern wird.

Literatur

Zur Häufigkeit von Nebenwirkungen siehe *Arzneirisiken in der Praxis* von Dukos und Kimbel (München-Wien-Baltimore 1985), Ellen Weber: *Taschenbuch der unerwünschten Arzneiwirkungen* (Stuttgart – New York 1988), oder das von Helmut Kümmerle und Nico Goossen herausgegebene Buch *Klinik und Therapie der Nebenwirkungen* (Stuttgart/New York), mit über 1300 Seiten, beides sozusagen ins Gigantische aufgeblasene Beipackzettel, die einem das Vertrauen in die Segnungen moderner Medikamente vollends rauben können, genauso wie viele für ein breiteres Publikum verfaßte Publikationen wie *Achtung Nebenwirkung!* (Wemding 1983) von Ina May, *Krankheit auf Rezept* (München 1998) von Till Bastian oder *Bittere Pillen* von Langbein, Martin und Weiss (mehrere Auflagen, Köln 1983–1993).

Auf vernünftige Weise über das Thema informieren Willy

Schneidrzik: *Die Welt der Medikamente. Ein Führer für den Umgang mit Medikamenten* (Gustav Fischer Verlag, Stuttgart New York 1987) oder Klaus Heilmann: *Medikament und Risiko. Wie bitter sind die Pillen wirklich?* (Medpharm Scientific Publishers, Stuttgart 1994, 228 S.) und *Der Beipackzettel. Wie ich die Packungsbeilage richtig verstehe* (Medpharm Scientific Publishers, Stuttgart 1995, 80 S.). Mehr muß man eigentlich nicht wissen.

5. Kapitel

Risiko als Last und Lust

> *Eine Sturmbö bläst zwei Dachdecker von einem Wolkenkratzer.*
> *Im Fallen sagt der eine zum anderen: »Da bin ich aber froh, daß wir erst heute runterfallen.«*
> *»Wieso?«*
> *»Ab heute wird doch die neue Gefahrenzulage gezahlt.«*
>
> Der aktuelle Witz der Woche, unter http://www.baumarkt.de

Risiko ist ein Preis, den man bezahlt, um etwas anderes zu bekommen. Wir nehmen Medikamente ein, um gesund zu werden, und nehmen das Risiko von Nebenwirkungen in Kauf. Dieses Risiko ist eine Last, die übernommen wird, um bestimmte Ziele – in diesem Fall Gesundheit oder Linderung von Schmerzen – zu erreichen.

Eines der wichtigsten dieser Ziele ist seit jeher ein hohes Einkommen. Seit sich Kaufleute auf zerbrechlichen Schiffen in die Wellen schlagen, um ihre Waren in der Ferne mit Gewinn zu verkaufen, ja seit Menschen mit angespitzten Holzstäben auf die Jagd nach Tieren gehen, die größer und stärker sind als sie selbst, ist Risiko ein natürlicher Bestandteil unseres Erwerbsstrebens gewesen. Und dieses Risiko wurde durchaus nicht immer halleluja singend übernommen. Das allgemeinere ältere deutsche Wort für Risiko, auch im Wirtschaftsleben, ist vielmehr »Angst«. Risiko ist keine Quelle des Wohlbefindens, Risiko macht angst. Als der Erzbischof und die Stadt Köln im 14. Jahrhundert den Rhein oberhalb von Köln gemeinsam einzudämmen versuchten, vereinbarten sie auch, für »kost, anxt ind arbeyt« gemeinsam aufzukommen. Denn Dämme können brechen, von Ratten untergraben oder vom nächsten Hochwasser hinweggeschwemmt werden. Und für diese »anxt« kamen der Erzbischof und die Stadtväter gemeinsam auf.

Auch Geld wurde im Mittelalter auf »kost ind anxt« des Absenders verschickt; kam es nicht an, hatte der Absender halt Pech gehabt. »Sollen sie den Wein füren gen Marl uf ihre angst zwischen den herren vier mauern.« (Jacob Grimm, *Deutsches Wörterbuch*, Stichwort »Angst«). Wenn also früher von »des Kaufmanns angst« die Rede war, so ist das durchaus wörtlich zu verstehen: dieses Risiko war existenzgefährdend.

»Maiboom braucht 35000 Kurantmark« eröffnet Schwester Toni ihrem Bruder Thomas, dem Konsul, in den *Buddenbrooks*.

»Donnerwetter!«

»35000 Kurantmark, die binnen knapper zweier Wochen fällig sind. Das Messer steht ihm an der Kehle, und, um deutlich zu sein: er muß zusehen, schon jetzt, sofort, zu verkaufen.«

»Auf dem Halm? Oh, oh, der arme Kerl«, sagt Thomas, denn ein Grundbesitzer, der seine Ernte »auf dem Halm« verkauft, bekommt natürlich kaum etwas dafür.

Den Gewinn macht der Käufer, der verkauft die Ernte, nachdem sie eingebracht ist, zu regulären Preisen auf dem Markt. Es sei denn, aus der Ernte wird es nichts.

»Ich habe von solchen Geschäften hauptsächlich aus Hessen gehört«, sagt Thomas. »Wer weiß, in das Netz welches Halsabschneiders der arme Herr von Maiboom gerät.«

Niemand anders als Konsul Buddenbrook soll dieser Halsabschneider sein. Junker Maiboom hat Spielschulden, und als Käufer für seine Ernte auf dem Halm hat er sich den Konsul ausgesucht.

Aber der hat große Bedenken; dergleichen Geschäfte hat die Firma Buddenbrook noch nie gemacht.

»Aber so dumm ich bin«, drängt Schwester Toni, »das weiß ich, daß du ein ganz anderer Mensch bist als Vater und daß, als du die Geschäfte übernahmst, du einen ganz anderen Wind wehen ließest als er, daß du unterdessen manches getan hast, was er nicht getan haben würde. Dafür bist du jung und ein unternehmender Kopf... Wenn du jetzt nicht mehr mit so gutem Erfolge arbeitest wie früher, so liegt das daran, daß du dir aus lauter Vorsicht und ängstlicher Gewissenhaftigkeit die Gelegenheit zu guten Coups entschlüpfen läßt.«

Bekanntlich läßt sich Konsul Buddenbrook die Gelegenheit zu diesem guten Coup nicht entschlüpfen; er übernimmt das Risiko, kauft die Ernte auf dem Halm – und ein Hagelsturm walzt alles platt.

Im Normalfall gilt jedoch: Je größer die »anxt«, desto höher der Ertrag. Wer mehr riskiert, bekommt auch mehr. Nicht in jedem Einzelfall, denn das macht ja gerade das Wesen des Risikos aus, daß – wie im Fall des Konsuls Buddenbrook – auch Verluste möglich sind. Aber im langfristigen Durchschnitt lohnt es eben doch. Das gilt und galt für Unternehmer, für Kaufleute und Weltumsegler, aber auch für deren Angestellte. Schon auf den Schiffen des Kolumbus war die Heuer höher als auf Seglern, die entlang der Küste nur von Genua nach Barcelona fuhren, und diesen Extralohn für gefährliche Arbeiten beobachten wir auch heute. Auf Ölplattformen etwa ist das Risiko, bei der Arbeit umzukommen, rund 300mal höher als in der Bekleidungs- und Schuhindustrie – nur die Hochseefischerei ist noch gefährlicher. Unter anderem auch deshalb verdienen Arbeiter auf

Ölplattformen ein Vielfaches dessen, was ihre Kollegen in der Schuhfabrik bekommen.

Diese Einsicht geht schon auf den großen Adam Smith und sein epochales Werk vom *Wohlstand der Nationen (Wealth of Nations)* von 1776 zurück, worin er feststellt, daß sich an einem gegebenen Ort die Summen der Vor- und Nachteile der verschiedenen dort angebotenen Arbeitsplätze anzugleichen trachten. Ist die eine Beschäftigung mühsamer und gefährlicher als die andere, muß dieser Nachteil unter sonst gleichen Umständen durch etwas anderes wie kürzere Arbeitszeiten ausgeglichen werden.

Oder auch durch Geld. Wir zitieren aus den Allgemeinen Geschäftsbedingungen einer Agentur für Zeitarbeit:

»Die regelmäßige Arbeitszeit beträgt 36 Stunden pro Woche. Die Überstundenberechnung erfolgt auf der Basis der regelmäßigen täglichen Arbeitszeit. Für über diese Arbeitszeit hinaus geleistete Arbeit gelten folgende tägliche Zuschläge als vereinbart: Montag – Freitag für die ersten beiden Stunden 25%, ab der dritten Stunde 50%, samstags für die ersten beiden Stunden 25%, für alle weiteren Stunden 50%, Sonntagsarbeiten 70%, Feiertagsarbeiten 100%. Nachtarbeit 25%, Schichtarbeit 15%, Schmutz- und/oder Gefahrenzulage 10%.«

Ganz im Sinn von Adam Smith argumentiert auch die Gemeinschaft von Gewerkschaften und Verbänden des öffentlichen Dienstes (GGVÖD, heute DBB Tarifunion): »Am 15. Juli 1999 nahm die GGVÖD Tarifverhandlungen für die Angestellten des Kampfmittelbeseitigungsdienstes auf«, können wir auf ihrer Internet-Seite lesen. »Die GGVÖD forderte die Vertreter der Tarifgemeinschaft deutscher Länder auf, die Gefahrenzulage der Räumarbeiter anzuheben. Da sich die Tätigkeit eines Räumarbeiters nicht von der eines Hilfstruppführers unterscheidet,
 ist es nach Ansicht der GGVÖD auch nicht gerechtfertigt,

daß ein Räumarbeiter eine geringere Gefahrenzulage erhält. Des weiteren regte die GGVÖD eine generelle Erhöhung der Gefahrenzulage an. Auf diese Weise ist nach Ansicht der GGVÖD dem Umstand Rechnung zu tragen, daß die Munition im Laufe der Jahre in Folge chemischer Prozesse immer gefährlicher wird. Schließlich erhob die Verhandlungskommission der GGVÖD die Forderung, diejenigen Truppführer, die ständige Vertreter der technischen Einsatzleiter sind, in die Vergütungsgruppe IV a einzugruppieren. Diese Angestellten haben während der Vertretungszeit die Aufsicht über die Munitionszerlegebetriebe erhalten, aber eine geringere Vergütung als der Leiter eines solchen Munitionszerlegebetriebes. Dieser Widerspruch ist nach Ansicht der GGVÖD durch eine Höhergruppierung aufzulösen.«

Und so geschah es auch: Im August 2000 konnte die DBB-Tarifunion eine Erhöhung der Gefahrenzulage für Arbeiter um 30 Mark und zwei Jahre später nochmals um 30 Mark vermelden. Zusätzlich wurde »Die Sonderprämie für die Entschärfung einer Bombe mit Langzeitzünder … für alle Arbeitnehmer schrittweise um insgesamt 60 DM erhöht. Die neuen Beträge gelten ab dem 31. Dezember 2003.«

Zur absoluten Vollendung getrieben wird dieses Abwägen von Geld und Risiko in den modernen Börsensälen; für ihre Erklärung, wie das Risiko von Kapitalanlagen mit der mittleren Rendite dieser Anlagen zusammenhängt, haben die amerikanischen Professoren Harry M. Markowitz und William F. Sharpe im Jahr 1990 den Nobelpreis für Wirtschaftswissenschaften erhalten.

Die Grundidee ist einfach: Je riskanter eine Kapitalanlage, desto mehr will der Geldgeber für seine Anlage erhalten. Und desto mehr bekommt er auch. Nicht immer, aber – wie in der Bierwerbung – immer öfter. Wer absolut auf Nummer Sicher geht und sein Geld im Kopfkissen versteckt, bekommt gar nichts. Wer es auf einem Sparbuch deponiert, erhält zumindest einen Inflationsausgleich und vielleicht noch etwas mehr. Das ist nicht viel, aber dafür sind Spareinlagen gesetzlich garantiert. Die Banken und Sparkassen in ihrer Gesamtheit, und diese wiederum durch die Regierung unterstützt, haften für Kapital und Zinsen. Nur: Diese Zinsen sind recht mager, sie übersteigen kaum die Inflationsrate.

Auch noch sicher, aber nicht mehr gegen alles abgesichert sind Pfandbriefe, Kommunalobligationen oder Bundesschatzbriefe, also Anleihen, die der Staat bei seinen Bürgern aufnimmt und für die er auch geradesteht. Hier gibt es Schuldner wie die Bundesrepublik Deutschland, die ihre Schulden regelmäßig zurückzahlen, dafür aber auch weniger Zinsen gewähren, und Schuldner wie Brasilien oder Mexiko, die schon mal eine Staatsanleihe verfallen lassen, aber ihren Gläubigern auch mehr Zinsen zahlen müssen.

Aus Anlegersicht hat man das folgende Problem: Ich habe eine bestimmte Summe anzulegen, sagen wir 1000 DM, und weiß nicht, vom Sparbuch einmal ausgenommen, was ich dafür in einem Jahr zurückerhalte. Beim Sparbuch erhalte ich 1000 DM plus Zinsen, sagen wir 3 Prozent, also zusammen 1030 DM. Bei einer Anleihe bin ich aber nicht sicher, ob ich die 1000 Mark plus Zinsen wirklich sehe. Der Gläubiger könnte die Zinszahlungen verzögern, ganz einstellen oder gar völlig zahlungsunfähig werden, und je wahrscheinlicher das ist, desto höher lassen wir uns dieses Risiko bezahlen, desto mehr Zinsen muß der Gläubiger den Anlegern anbieten, und desto mehr Zinsen werden diese auch verlangen.

Derzeit verzinsen sich russische Staatsanleihen mit jährlich über 10 Prozent. Aber ganz sicher nicht, weil Staatspräsident Putin seine deutschen Gläubiger beglükken möchte. Sondern weil diese ihm ihr Geld für weniger nicht gäben.

Mathematisch gesehen ist die Auszahlung heute in einem Jahr keine feste Größe, sondern eine sogenannte Zufallsvariable. Mit einer gewissen Wahrscheinlichkeit erhalte ich meine 1000 DM plus Zinsen, mit einer gewissen Wahrscheinlichkeit erhalte ich nichts (wir beschränken uns hier auf die Extremfälle, in denen der Gläubiger alle Verpflichtungen entweder vollständig oder überhaupt nicht erfüllt). Je höher die zweite Wahrscheinlichkeit, desto höher auch die Zinsen.

Nochmals deutlicher ist diese Zufallsabhängigkeit der zukünftigen Werte einer Geldanlage bei Aktien. Anders als der Besitzer eines Bundesschatzbriefs oder einer Anleihe von DaimlerChrysler ist der Aktionär der Miteigentümer der Firma, deren Aktien er oder sie besitzt. Das scheinen viele, die sich in Zeiten fallender Kurse bei ihrem Vermögensberater beschweren, gerne zu vergessen. Damit ist er oder sie aber auch in vollem Umfang an allen Unwägbarkeiten des Wirtschaftslebens unmittelbar beteiligt, so daß die möglichen künftigen Werte einer Geldanlage hier noch weitaus stärker schwanken. Eine VW-Aktie, die heute 50 Euro kostet, wird in einem Jahr vielleicht mit 60 oder 80 Euro gehandelt. Vielleicht aber auch mit 30 oder 40. In einer vergleichsweise großen Spannweite, die auch die Null als Wert zuläßt, sind viele Zukunftskurse denkbar und mehr oder weniger wahrscheinlich.

Wie diese Kurse zustande kommen, soll hier nicht weiter interessieren. Auf jeden Fall fließt in deren Festsetzung mehr Vernunft und Überlegung ein, als viele, die in der Börse nur ein Spielkasino sehen, glauben. Worauf es hier ankommt, ist, daß diese Kurse von Informationen abhängen, die heute noch niemand kennt (wären sie heute schon bekannt, wären sie schon im aktuellen Kurs enthalten). Sie sind damit zufällig und nicht genau vorherzusagen.

Aus all diesen möglichen künftigen Werten und deren Wahrscheinlichkeiten errechnet man den sogenannten Erwartungswert des künftigen Aktienkurses. Dieser ist im wesentlichen ein Durchschnitt aller möglichen künftigen Kurse, wobei Zukunftskurse, die eine große Wahrscheinlichkeit besitzen, mehr Gewicht erhalten als Kurse, die eher unwahrscheinlich sind.

Angenommen, der Erwartungswert des VW-Kurses heute in einem Jahr ist 60 Euro. Dann hängt der aktuelle Kurs entscheidend davon ab, wie sehr die möglichen künftigen Kurse um diese 60 Euro schwanken. Wenn sie – rein hypothetisch – überhaupt nicht schwanken, zahlen wir heute für eine VW-Aktie rund 58 Euro. Das entspräche inklusive der Dividende in etwa der Verzinsung, die wir auch auf einem Sparbuch hätten. Natürlich würde jeder Anleger die Aktie auch für weniger erwerben, aber mit 58 Euro hätte man immer noch einen Ertrag, der den eines Sparbuchs um ein kleines bißchen übersteigt. Je weiter aber die möglichen künftigen Werte um diese 60 Euro streuen, desto weniger sind die meisten Anleger heute bereit, für diese Aktie zu zahlen. Liegen sie zwischen 55 und 65 Euro, zahle ich heute vielleicht 57 Euro. Liegen sie zwischen 50 und 70 Euro, zahle ich heute nur noch 56 usw. – mit wachsender Varianz des künftigen Vermögens nimmt die Wertschätzung des aktuellen Kontos ab.

Für diese Einsicht erhält man noch keinen Nobelpreis. Denn die meisten Geldanleger besitzen nicht nur Aktien einer Firma, sie haben ein Depot mit vielen Werten. In einem solchen Depot können sich gut und schlecht laufende Werte neutralisieren, und es ist allein von Interesse, wie sich der Wert des Depots als Ganzes im Zeitverlauf entwickelt. Insbesondere läßt sich jetzt durch kluges Umschichten erreichen, daß die Variabilität der künftigen Werte des Depots bei unverändertem erwarteten Ertrag abnimmt. Oder daß der erwartete Ertrag bei unveränderter Variabilität der künftigen Erträge zunimmt. Das hat Harry M. Markowitz gezeigt, und damit seinen Anteil am Nobelpreis verdient. Diese ganze Umschichterei bewirkt jedoch, daß die Risikobeiträge der einzelnen im Depot enthaltenen Papiere weniger in der Variabilität der jeweiligen Renditen als im Ausmaß des Gleichklangs dieser Renditen mit der Marktrendite (dem sogenannten Beta-Faktor) bestehen. Für diese auch unter dem Namen CAPM *(Capital asset pricing model)* bekannte Einsicht hat William F. Sharpe seinen Anteil am Nobelpreis erhalten.

Die vielen technischen Details in diesen Arbeiten sollten aber nicht die sehr einfache Grundeinsicht verschleiern: Wer mehr riskiert, bekommt auch mehr.

»Risiko« heißt in diesem Fall: das Ausmaß der Schwankung der ungewissen künftigen Erträge. Wenn ich 1000 DM einzahle, und erhalte todsicher wie beim Sparbuch DM 1030 zurück, ist das Risiko gleich null. Wenn ich 1000 DM einzahle, und erhalte mit jeweils 50prozentiger Wahrscheinlichkeit 1000 DM oder 1060 DM, ist das Risiko größer als null.

Der Erwartungswert der künftigen Erträge ist in beiden Fällen 1030 DM. Trotzdem ziehen die meisten Menschen hier die sicheren 1030 DM vor. Die Aussicht, DM 30 mehr zu haben, zählt weniger als die Gefahr, DM 30 zu verlieren. Solche Leute heißen im Börsenjargon auch »risikoavers« – risikovermeidend: Lieber einen Spatz in der Hand als eine Taube auf dem Dach.

Das Risiko ist um so größer, je stärker die möglichen Werte um den Erwartungswert herum schwanken. Sind die möglichen künftigen Werte nicht 1000 und 1060, sondern 930 und 1130, ist das Risiko gestiegen, und die Anleger sind noch unwilliger, auf eine solche Wette einzugehen. Anders ausgedrückt: Vor die Wahl gestellt, entweder 1000 oder 1060, oder aber 930 und 1130 zu kassieren, in beiden Fällen jeweils mit Wahrscheinlichkeit ½, ziehen die meisten Anleger die erste Variante vor.

Damit also eine unsichere Auszahlung genauso attraktiv wird wie eine sichere, muß der Erwartungswert der unsicheren Auszahlung steigen. Bei einer Kombination 1020/1080 jeweils mit Wahrscheinlichkeit ½, würden viele Investoren gerne ihre sicheren 1030 DM opfern, auch wenn sie mit Wahrscheinlichkeit ½ nur 1020 DM und damit weniger als bei der Spatz-in-der-Hand-Strategie bekämen. Dieser mögliche Verlust von 10 DM wird durch die dicke Taube auf dem Dach, den möglichen Gewinn von 50 DM, mehr als aufgewogen. Auch und gerade an der Börse sind Menschen also durchaus zu Risiken bereit; nur muß es dafür einen Ausgleich geben. Oder das ganze spiegelbildlich angesehen: Große Gewinne sind nur möglich, wenn man bereit ist, auch große Risiken zu tragen. Wer nicht wagt, der nicht gewinnt. Risiko ist eine Last, man nimmt sie auf sich in der Hoffnung, später dafür um so fürstlicher entlohnt zu werden.

Diese Einsicht ist leider nicht allgemein verbreitet, und nicht alle Lastenträger können die Früchte ihres Lastentragens ungestört genießen. Wer hilfesuchenden Menschen, die dringend Geld benötigen, dieses leiht und dafür eine faire Entlohnung fordert, kann z.B. in

Deutschland in große Schwierigkeiten kommen. In Paragraph 302a des Strafgesetzbuches, dem sogenannten Wucherparagraphen ist z. B. festgehalten:

»(1) Wer die Zwangslage, die Unerfahrenheit, den Mangel an Urteilsvermögen oder die erhebliche Willensschwäche eines anderen dadurch ausbeutet, daß er sich oder einem Dritten

1. für die Vermietung von Räumen zum Wohnen oder damit verbundene Nebenleistungen,

2. für die Gewährung eines Kredites,

3. für eine sonstige Leistung oder

4. für die Vermittlung einer der vorbezeichneten Leistungen Vermögensvorteile versprechen oder gewähren läßt, die in einem auffälligen Mißverhältnis zu der Leistung oder deren Vermittlung stehen, wird mit Freiheitsstrafe bis zu drei Jahren oder mit Geldstrafe bestraft. Wirken mehrere Personen als Leistende, Vermittler oder in anderer Weise mit, und ergibt sich daraus ein auffälliges Mißverhältnis zwischen sämtlichen Vermögensvorteilen und sämtlichen Gegenleistungen, so gilt Satz 1 für jeden, der die Zwangslage oder sonstige Schwäche des anderen für sich oder einen Dritten zur Erzielung eines übermäßigen Vermögensvorteils ausnutzt.«

Das Problem mit diesem Paragraphen ist die »Zwangslage«. Damit ist in aller Regel gemeint: Die Person bekommt von einer »normalen« Bank kein Geld. Aber Menschen, die von »normalen« Banken kein Geld bekommen, sind nicht ohne Grund in dieser Lage. Wenn aus Sicht der Bank eine handelsübliche Wahrscheinlichkeit der Rückzahlung eines Kredites bestünde, würde die Bank auch den Kredit gewähren. Unter anderem davon leben schließlich unsere Banken. Mit anderen Worten, wer sich an ein Pfandhaus oder an private Geldverleiher wendet, trägt einen unsichtbaren Zettel auf seiner Stirn: »Aus Sicht der Bank ist die Rückzahlung des Kredites recht unwahrscheinlich.« Und dieses Risiko läßt sich der Geldverleiher dann bezahlen.

Die Gerichte machen daraus dann ein »auffälliges Mißverhältnis« und einen »übermäßigen Vermögensvorteil«. Aber davon kann bei vielen dieser Kredite keine Rede sein – sie sind so teuer, weil sie so riskant sind, weil der Verleiher des Geldes sich das Risiko, es nie mehr wiederzusehen, bezahlen läßt.

Es gibt aber auch Risiken, die wir uns nicht bezahlen lassen. Wir zahlen sogar noch selbst dafür. Wer das nicht glaubt, braucht nur die Achterbahn auf einem Jahrmarkt oder ein modernes Spielkasino aufzusuchen. Oder ein Buch von Reinhold Messner oder Rüdiger Nehberg, dem deutschen Abenteurer-Papst, zu lesen: »Das sind enge Schluchten, die turmhoch zu beiden Ufern des Flusses aufragen«, schreibt Nehberg über sein erstes großes Abenteuer, die Fahrt auf dem Blauen Nil, »das sind Wasserfälle, die mit ungeheurer Wucht in die Tiefe stürzen, das sind tückische Strudel. Lebensraum ist er Fischen vieler Art, gewaltigen Krokodilen, Flußpferden, Schlangen. Anrainer sind mannigfaltige, bunte Vogelvölker, friedliches Wild, einsame Goldwäscher, unbekannte Eingeborenenstämme, Räuber aus der Tier-, Pflanzen- und Menschenwelt, Wegelagerer, Kleingetier, heilende und tötende Mikroben. Aber das sind auch glutheiße Tage und milde Nächte, in deren Mondlicht der Fluß silbern glänzt, das sind Landschaften, öde und romantisch, die jeden Maler in Entzücken versetzen; das sind Menschen, die du in der Einsamkeit triffst und die bereit sind, dich zu töten oder den letzten Bissen mit dir zu teilen.«

Immer mehr Menschen scheinen großen Spaß daran zu finden, sich ohne Not und mutwillig Gefahren auszusetzen. »Bruno Baumann ahnte schon am ersten Tag, daß seine Unternehmung in einer Katastrophe enden könnte«, schreibt der *Stern* über einen deutschen Völkerkundler, der es sich in den Kopf gesetzt hatte, als erster Mensch der Welt allein und ohne Funkgerät die Wüste Gobi zu durchqueren. »Unter den Füßen des 43jährigen Münchners brannte der Sand bei 60 Grad. Auf dem Rükken drückte ein 28 Kilo schwerer Rucksack. Vor ihm das Herzstück der Wüste Gobi, das er in zwei Wochen durchwandern wollte. Fünfhundert Kilometer Sand und nur vier Wasserstellen. Dafür aber Dünen, bis zu 400 Meter hoch.«

Warum hatte Baumann sich auf diese Dinge eingelassen? Warum springen Menschen, nur an dünne Gummiseile angebunden, von hohen Türmen in die Tiefe, riskieren in Spielkasinos ihr Vermögen, durchklettern ungesichert steile Felsen oder lassen sich, wie bei Halbstarken in New York eine Zeitlang als Nervenkitzel beliebt, auf U-Bahnwagen stehend oder liegend durch die Eingeweide großer Städte fahren?

Der Heidelberger Verhaltensbiologe Felix von Cube meint: Weil sie durch Unsicherheit zur Sicherheit gelangen wollen. »Merkwürdig: Der Mensch strebt nach Sicherheit und Geborgenheit, er strebt aber auch nach Abenteuer und Risiko«, so von Cube. »Dabei gilt: Je sicherer er sich fühlt, desto größere Risiken geht er ein.« Denn »der Mensch sucht das Risiko auf, um Sicherheit zu gewinnen! Worin liegt denn der Sinn des Erkundens neuer Länder? Er liegt im Kennenlernen dieser Länder, im Bekanntmachen des Unbekannten, im Gewinn an Sicherheit!«

Oder um mit dem Volksmund zu sprechen: Wenn es dem Esel zu wohl wird, geht er aufs Eis.

Nach von Cube wäre das Aufsuchen von Risiko vor allem der Ausfluß eines »Sicherheitstriebes«: Wir erforschen das Neue, um den Boden des Bekannten auszuweiten, um die Wege des Leben sicherer zu gehen.

Zu dieser Neugier treten aber noch mindestens zwei weitere und vermutlich wichtigere Motive hinzu. Das erste ist der Nervenkitzel, der mit der Auflösung einer Risikosituation verbunden ist. Nach einer Umfrage des Freizeit-Forschungsinstituts der Tabakfirma BAT haben 7 Prozent aller deutschen Jugendlichen schon Erfahrungen im sogenannten Bungee-Jumping. Dreimal soviele wollen diese Sache demnächst ausprobieren. Und jeder vierte deutsche Jugendliche will sich im Fallschirmspringen versuchen – Risiko als Lust.

Dieser Nervenkitzel kann sogar süchtig machen. Die Deutsche Hauptstelle gegen Suchtgefahren in Hamm schätzt, daß es in Deutschland über 100 000 Menschen gibt, die glücksspielsüchtig sind, die zwanghaft Risiken an Roulette- oder Kartentischen oder Automaten suchen. »Die wesentlichen Merkmale dieser Störung gleichen denen der Abhängigkeit von einer psychoaktiven Substanz,« schreibt der Suchtinformationsservice des Vereins Jugend hilft Jugend e. V.: »In beiden Fällen hat die Person, die abhängig ist, nur eine eingeschränkte Kontrolle über das Verhalten und setzt es trotz starker negativer Konsequenzen fort.«

»Als Kind hatte Manfred Sch. mit seinem Großvater in einer Kneipe vor einem Spielautomaten gesessen«, beginnt die typische Lebensgeschichte eines Spielsüchtigen, wie sie etwa auf den Internet-Seiten des Bundesverbandes der Betriebskrankenkassen nachzulesen ist. »Die bunten Lichter faszinierten ihn. Außerdem kam aus dem Gerät auch noch Geld.

Manfed Sch. arbeitet seit 20 Jahren unter Tage. Den Ausgleich zu seinem harten Job fand er am Wochenende beim Kartenspielen mit der Clique. Sieben bis acht Stunden lang saß er mit seinen Freunden in einer Gaststätte und spielte Poker, Black Jack oder Baccara. Zuerst ging es nur um Pfennige, später wurden die Beträge immer höher, teilweise waren auch schon mal 500 DM im Pott. Geld bedeutet Freiheit, da kannst du dir etwas leisten, so dachte er. – Seine erste Freundin verließ ihn wegen seiner Zockerei. Die Lust aufs Spielen ließ nach, doch irgendwann war ihm langweilig, so setzte er sich immer häufiger an die Spielautomaten in einer Spielhalle. Das war wie Fieber. Sechs bis sieben Stunden verbrachte Manfred Sch. in der Spielhalle. Verspielte fast die Hälfte seines Lohnes und verlor völlig die Kontrolle. Es wurde immer schlimmer, er verspielte monatlich 2000 bis 3000 DM. Heute sitzt er auf 40 000 DM Schulden, seine Ehe ist zerbrochen und sein Freundeskreis existiert nicht mehr.«

Das zweite Motiv liegt jenseits dieser »gewöhnlichen« Sucht, obwohl man es durchaus auch als Sucht bezeichnen könnte. Denn auch Menschen, die sich sehr wohl unter Kontrolle haben, wie Nehberg, Baumann oder Messner, suchen das Risiko und bezahlen auch noch Geld dafür. Jedes Jahr kommen 20 bis 40 Alpinisten am Mont Blanc zu Tode, über 100 verletzen sich schwer. Trotzdem opfern immer wieder Menschen einen großen Teil der Urlaubskasse, um diesen höchsten Berg Europas zu besteigen; von den Besessenen, die jedes Jahr zu Hunderten die 8000er des Himalaja berennen und zu Dutzenden dabei umkommen, ganz zu schweigen. »Immer wieder war er angerannt gegen diesen Berg, viermal schon«, schreibt der *Stern* über einen deutschen Everest-Besteiger. »Immer wieder hatte der ihn zurückgewiesen, kurz vor dem ersehnten Ziel … Am 8. Mai aber sollte alles gutgehen. Es mußte gutgehen. ›Erst wenn ich den Everest bestiegen habe, kann ich wieder etwas anderes tun‹, hatte Peter Kowalzik seinem ehemaligen Arbeitgeber, dem Heidelberger Bergführer Hans Eitel, gesagt. Peter Kowalzik wurde zuletzt auf 8300 Meter Höhe gesehen. Er ging allein. Das Wetter war schlecht. Seither fehlt jede Spur von ihm.«

Was treibt Menschen wie Kowalzik allein in Eis und Schnee? Oder einen Hamburger Bäckermeister (ursprünglich war Nehberg Bäckermeister) an den Blauen Nil? Oder einen Münchner Völkerkundler in die Wüste Gobi? Ganz offensichtlich ist es nicht nur die Neugier, denn um die zu befriedigen, könnte man auch ins Kino gehen. Und der kurzfristige Nervenkitzel, der schwache Charaktere an die Spielautomaten treibt, kann es ebenfalls nicht sein. Denn Leute wie Baumann, Nehberg, Messner und Kowalzik sind keine schwachen Charaktere.

Der wahre Grund für die Liebe zum Risiko ist nur zu offensichtlich das Risiko an sich. Es muß die Möglichkeit des Scheiterns geben. Und diese Möglichkeit muß Folgen haben, so wie für den Infanterieleutnant Dolochow in der bekannten Szene aus Tolstois *Krieg und Frieden,* der wettet, freihändig im Fenster sitzend und das Straßenpflaster tief zu Füßen ohne abzusetzen eine Flasche Rum zu trinken. »›Wenn mich noch einmal jemand stört‹, sagte er, wobei er die Worte einzeln durch den zusammengepreßten feinen Mund hinausblies, ›werfe ich ihn sofort hinunter. Nun!‹

Als er ›Nun‹ gesagt hatte, drehte er sich noch einmal um, machte die Arme wieder frei, griff nach der Flasche, führte sie zum Munde und legte den Kopf zurück. Um das Gleichgewicht zu behalten, hob er die freie Hand empor. Ein Lakai, der die Scherben der Fensterscheibe aufsammelte, verharrte starr in seiner gebückten Haltung; seine Augen hingen an Dolochows Rücken. Anatol stand kerzengerade aufgerichtet und mit weitgeöffneten Augen da. Der Engländer hatte die Lippen gespitzt und blickte zur Seite. Derjenige, der einzugreifen versucht hatte, ging in die Ecke des Zimmers, wo er sich aufs Sofa legte, das Gesicht der Wand zuwendend. Pierre bedeckte sein Gesicht mit den Händen und fühlte ein schwaches Lächeln, das Furcht und Entsetzen ausdrückte. Alle schwiegen. Er nahm die Hände von den Augen: Dolochow saß noch immer oben in derselben Stellung, nur sein Kopf war weiter zurückgebogen, so daß sein krauses Haar den Nacken berührte und auf den Hemdkragen fiel, während die Flasche mit der Hand zitternd und angestrengt immer höher und höher ging. Dieses Zittern genügte schon, um den Körper, der auf dem Fensterbrett schwebte, in Bewegung zu bringen. Er zitterte mehr und mehr, was ihn sehr anstrengte. Den einen Arm hob er in die Höhe, um das Fensterbrett zu erfassen, ließ ihn aber wieder heruntersinken. Pierre schloß wieder die Augen und dachte bei sich, daß er nie wieder sehen werde. Plötzlich war ihm, als ob alles um ihn in Bewegung geriete. Er öffnete die Augen und sah Dolochow auf dem Fensterbrett stehend! Sein Gesicht war blaß, aber vergnügt.«

Hätte Dolochow im ersten statt im vierten Stock gesessen, wäre die Gesellschaft vielleicht weniger gebannt gewesen.

Dolochow hatte seine Wette gewonnen. Kowalzik hatte seine Wette verloren. Beide hatten das Schicksal herausgefordert, den Göttern getrotzt, und das ist nur von gleich zu gleich, also ohne Netz und Sicherheiten, möglich – ein Aufstieg zum Mount Everest mit dem Hubschrauber, den man vielleicht auch noch im Otto-Katalog bestellt, ist für diese Zwecke ungeeignet.

»Wenn's gelingt, hast du einen Hormonausstoß, das fasziniert dich. Ist es möglich oder Wahnsinn? Gehe ich hops, oder geht es gut?« (ein deutscher Extrembergsteiger im *Stern*).

Man kann darüber spekulieren, ob wir ohne solche Zeitgenossen, die es auf das »Hopsgehen« ankommen lassen, heute noch in Höhlen leben würden. Für unsere Zwecke wichtig ist allein die Feststellung, daß in den Genen der Spezies Homo sapiens ganz offensichtlich ein Mechanismus schlummert, der ausgewählte Exemplare dieser Gattung immer wieder aus den sicheren und ausgetretenen Pfaden ihres Alltags auszubrechen antreibt, ein Trieb, der, wie wir von Sigmund Freud gelernt haben, wie jeder Trieb mit Lustgewinn lockt.

Gefahr und Risiko werden also gesucht, um aus dem Alltag auszubrechen. Auf der anderen Seite werden sie paradoxerweise aber auch erzeugt, um Alltag herzustellen.

Die meisten Menschen haben ihren persönlichen Risikopegel, den sie als normal, vielleicht sogar als angenehm empfinden. Auf jeden Fall sind sie daran gewöhnt. Ob aus Not oder freier Entscheidung, sei hier einmal dahingestellt. Durch welche Mechanismen auch immer erzeugt: ein bestimmtes Hintergrundrisiko scheint für viele Menschen ein fester Bestandteil ihrer Existenz zu sein. Und wenn jemand von außen diese Risikoschraube herunterdreht, drehen wir sie von innen wieder hinauf.

Aus einem »Letter to the *Times*« von 1908:

> Bevor Ihre Leser vielleicht auf den Gedanken kommen, so wie vom Sekretär des Automobilklubs vorgeschlagen, ihre Hecken kurzzuschneiden, sollten sie vielleicht die Erfahrungen bedenken, die ich damit gemacht habe.
>
> Vor vier Jahren habe ich meine 30 Yards lange, vor einer gefährlichen Kreuzung gelegene Hecke auf 4 Fuß heruntergeschnitten. Als Folge war im nächsten Sommer mein ganzer Garten voll von dem von den Autos aufgewirbelten Staub, und die Autos fuhren

beträchtlich schneller. Wenn die Polizei die Raser anhielt, sagten diese, man könne hier problemlos etwas schneller fahren, da die Kreuzung so übersichtlich sei. Das war mir eine Lehre. Jetzt lasse ich die Hecke wieder wachsen…

Hochachtungsvoll, Willoughby Werner.

Wenn die Straßen übersichtlicher und breiter werden, fahren Autofahrer schneller. Und wenn die Autos selber sicherer werden, durch Aufprallkissen (Airbag), Sicherheitsgurte, Spikesreifen oder ABS-System, gleichen Autofahrer diese Vorteile durch eine riskantere Fahrweise wieder aus. In den USA z. B. hat man, wie schon in Kapitel 1 erwähnt, den ursprünglichen Bonus für Pkws mit ABS inzwischen wieder abgeschafft: ABS-bestückte Autos verursachen nicht weniger Unfälle als Autos ohne ABS, sondern mehr.

Seit Adam und Eva haben Menschen die Gewohnheit, ihr Verhalten an die äußeren Gegebenheiten anzupassen, das Verhalten abzuändern, wenn die Umstände sich ändern. Genauso wie wir ein rohes Ei anders anfassen als ein hart gekochtes, fahren wir in einem Daimler Benz mit ABS und Aufprallkissen anders als in einem 2 CV (und zwar weit riskanter); je sicherer wir uns fühlen, desto unsicherer wird das Verhalten, die Risiken, die wir freien Willens übernehmen, steigen mit einem wachsenden Gefühl der Sicherheit – »Sicherheit verlockt zum Risiko« (Felix von Cube).

Wenn für Arzeimittelflaschen oder Haushaltsreiniger kindersichere Verschlüsse vorgeschrieben werden, lassen Eltern diese Flaschen achtloser in Reichweite der Kinder stehen. Nach einer Untersuchung aus den USA haben die Fälle von durch Kinder verschluckten giftigen Substanzen seit Einführung der Sicherheitsverschlüsse zugenommen. Wenn wir, um unseren Obstbaum abzuernten, eine teure Sicherheitsleiter kaufen, steigen wir höher hinauf und fallen häufiger herunter; und wenn wir im Urlaub einen überwachten Badestrand entdecken, schwimmen wir weiter hinaus und ertrinken in etwa mit der gleichen Wahrscheinlichkeit wie an einem unbewachten Strand.

Für viele Alltagsrisiken haben wir einen in unser Verhalten eingebauten Thermostaten, der dafür sorgt, daß das Gesamtrisiko im »normalen« Rahmen bleibt. Und wenn wir selbst nicht daran drehen, dann dreht der Gesetzgeber daran: In Deutschland ist für Autobusse, die nicht mit Sicherheitsgurten für die Fahrgäste ausgestattet sind, eine Höchstgeschwindigkeit von 80 km/h erlaubt. Busse mit Sicherheitsgurten dagegen dürfen 100 km/h schnell fahren. Damit gleicht der Gesetzgeber das Risiko, bei einem Unfall umzukommen, für die Passagiere wieder an. Er belohnt Omnibusunternehmen und Passagiere mit einer höheren Reisegeschwindigkeit.

In aller Regel übernehmen die Verkehrsteilnehmer diesen Ausgleich aber selbst. Je größer und »sicherer« etwa ein Fahrzeug, desto häufiger wird es in Unfälle verwikkelt; nach amerikanischen Statistiken verursachen Fahrer von Luxuslimousinen (1800 kg) rund 50 Prozent mehr Unfälle als Fahrer von Kleinwagen (900 kg). In Schweden hat man festgestellt, daß Fahrzeuge mit Spikesreifen erheblich schneller durch riskante Kurven fahren als Autos ohne Spikes, und selbst die vielgelobten Sicherheitsgurte sind lange nicht so sicher, wie die Zwangsbeglücker in unseren Verkehrsbehörden gerne glauben: Nach verschiedenen Erhebungen sind die in den siebziger Jahren in vielen Ländern zurückgegangenen tödlichen Verkehrsunfälle vor allem eine Folge der Ölkrise und einer sparsameren Fahrweise der Automobilisten, nicht der vielerorts eingeführten Sicherheitsgurte.

 Diese hätten für sich allein gesehen die Sicherheit sogar

netto reduziert (vor allem für die Radfahrer und Fußgänger, die seit der Einführung der Sicherheitsgurte immer häufiger zu Opfern schneller Autos werden).

Damit wir uns nicht mißverstehen: Wer mit einem Auto gegen eine Mauer fährt, ist ohne Gurt wahrscheinlich tot. Mit Sicherheitsgurt dagegen (oder noch besser: mit Aufprallkissen) könnte er oder sie den Unfall überleben. In diesem Sinn sind Gurte sicher Lebensretter. Aber darüber darf man nicht die Wahrscheinlichkeit, überhaupt gegen eine Mauer zu fahren, vergessen, und die wird mit Gurt in aller Regel größer. Wenn wir also die Wahrscheinlichkeit, bei einem Autounfall umzukommen, aufspalten in die bedingte Wahrscheinlichkeit zu sterben, gegeben Unfall, und die Wahrscheinlichkeit für Unfall überhaupt:

$$W(\text{Tod}) = W(\text{Tod} \mid \text{Unfall}) \times W(\text{Unfall}),$$

so nimmt die erste Wahrscheinlichkeit durch Aufprallkissen, ABS und Gurte ab, die zweite aber zu, wobei der Nettoeffekt zunächst offenbleibt. Auszuschließen ist es aber nicht, daß eine auf den ersten Blick sicherheitserhöhende Verkehrsmaßnahme netto die Sicherheit reduziert.

Und spiegelbildlich ist es ebensowenig auszuschließen, daß eine auf den ersten Blick sicherheitsreduzierende Maßnahme netto die Sicherheit erhöht. In den USA z. B. hatten verschiedene Bundesstaaten Anfang der siebziger Jahre die Helmpflicht für Motorradfahrer abgeschafft. Ergebnis: die Unfallzahlen nahmen *ab*. Und wenn man dem amerikanische Wirtschaftsprofessor Armen Alchian von der Universität von Kalifornien glauben darf, sollte man statt Aufprallkissen lieber spitze Speere in die Lenkkonsolen unserer Autos einbauen, die dem Fahrer bei einem Aufprall sofort das Herz durchbohren. Nach Alchians Rechnung würde so die Zahl der Verkehrsunfälle und Verkehrstoten in den USA ganz drastisch sinken ...

In der psychologischen Fachliteratur firmiert dieses Phänomen unter »Risikohomöostasie«. Wir nennen das einmal die »Thermostattheorie« des Risikos: Jeder Mensch hätte demnach seinen eigenen, mittelfristig fest eingestellten Pegel der persönlichen Risikoakzeptanz. Dieser Pegel ist von Person zu Person verschieden, aber für eine gegebene Person auf kurze und mittlere Sicht konstant. Wie er zustande kommt, ob durch Vererbung, Umwelt oder durch Erziehung, soll anderen zu klären vorbehalten bleiben. Wir halten hier nur fest, daß zumindest bestimmte Gefahren einen Schrecken haben, den wir durch unser Alltagsverhalten als normalen Bestandteil eben dieses Alltags anerkennen.

Literatur

Zur Geschichte von Angst und Risiko im deutschen Kaufmannsstand siehe Bruno Kuske: »Die Begriffe Angst und Abenteuer in der deutschen Wirtschaft des Mittelalters«, *Zeitschrift für handelswissenschaftliche Forschung* 1, 1949, S. 547–550. Über den Zusammenhang zwischen Risiko und Ertrag informiert jedes Standardlehrbuch der Finanzwirtschaft, etwa Franke/Hax: *Finanzwirtschaft des Unternehmens und Kapitalmarkt,* 4. Auflage, Berlin 1999 (Springer); zum Thema Zinswucher siehe W. Krämer: Gutachten zur Zuverlässigkeit und Aussagekraft der von der deutschen Bundesbank publizierten Zinskonditionen für Ratenkredite, unveröffentlichtes Manuskript für die Staatsanwaltschaft Mannheim, 1980.

Zum Thema »Risiko als Erzeuger von Sicherheit« siehe Felix von Cube: *Gefährliche Sicherheit,* München 1990; zu den Nebenwirkungen von sicherheitserhöhenden Verkehrsmaßnahmen siehe Sam Peltzmann: »The effect of automobile safety regulation«, *The Journal of Political Economy* 83, 1975, S. 677–725; G. Wilde: »The theory of risk homeostasis: implications for safety and health«, *Risk Analysis* 2, 1983, S. 209–225; A. Harvey und J. Durbin: »The effects of seat belt legislation on british road casualties«, *Journal of the Royal Statistical Society A* 149, 1986, S. 187–227; Steven E. Landsburg: *The armchair economist,* New York 1993

(Free Press) (besonders Kapitel 1: How seatbelts kill) und ganz besonders John Adams: *Risk*, London 1995. Dieses Buch ist eines der lesenswertesten zum Thema Gefahr und Risiko, das es derzeit im Buchhandel zu kaufen gibt.

6. Kapitel

Unsere tägliche Katastrophe gib uns heute – Risiken als Medienfutter

> *Aber natürlich müssen wir manipulieren.*
>
> Fernsehmoderator und Umweltschützer Franz Alt
>
> *Die Auflage ist auch für den Umweltjournalismus das Maß aller Dinge.*
>
> Dirk Maxeiner, ehemaliger Chefredakteur des Umweltmagazins *Natur*

Von Asteroiden, Aids, Amalgam und Asbest über Bakterien und Viren bis hin zu sogenannten Zytostatika, deren giftige Rückstände über die Abwässer der Krankenhäuser in unser Trinkwasser gelangen sollen: Tag für Tag werden Zeitungsleser, Radiohörer und Fernsehzuschauer mit Meldungen über Gefahren und Risiken konfrontiert, von denen unsere Großeltern noch keine Ahnung hatten. Gruselige Sensationsgeschichten wollten die Journal-Abonnenten früherer Jahrhunderte zwar auch schon lesen, aber erst seit wenigen Jahrzehnten unterhalten die weltweit elektronisch vernetzten Medien einen kaum versiegenden Nachrichtenstrom des Bedrohlichen und Demoralisierenden. Zum globalen Waldsterben oder der Vernichtung der Tropenwälder kommen Erdbeben, Kriege, Massaker, Amokläufe, Massenselbstmorde, Kinderschändung, Prostitution, Menschenhandel und Korruption hinzu. Und durch das Fernsehen geschieht das praktisch alles direkt in unserem Wohnzimmer.

Das waren noch Zeiten, als die Londoner *Times* in einer legendären Schlagzeile meldete: »Small earthquake in Chili. Not many people dead.« Heute vergehen keine sieben Tage ohne vermeintliche oder tatsächliche, auf jeden Fall aber medienvermittelte Katastrophe, ohne ihre »Angst der Woche«: Klimaanlagen machen krank, Luftverschmutzung tötet Zehntausende, Händeschütteln ist ungesund, Rot-Grün nimmt das Abschmelzen der Polkappe als Alarmsignal, Gesundheitsgefahr durch Kondome, zuviel Blei im Trinkwasser, Krebsgift in Pistazieneis, Gefahr durch farbige Kontaktlinsen, unfruchtbar durch Hormone, unfruchtbar durch Chemie, Sorge um Chemie im Fan-Trikot, giftige Dämpfe aus dem Backofen, Knochenschwund durch Cola-Trinken, Kopfschmerz durch Elektrosmog, Magengeschwüre durch Fliegenkot, Fledermäuse übertragen Tollwut, Kunst macht krank, Abluft aus Hühnerställen macht krank, wie gefährlich ist das Gift an langstieligen Rosen? Pilzgift auch in Babybrei, zuviel Fernsehen erzeugt Alzheimer, Lakritz senkt Libido, gefährliche Plüschtiere, Chlor gefährdet Kinderlungen, Antibiotikum in Naturhonig, verstecktes Gift im Schlafanzug, Giftwolken in Urlauber-Jets, Gift in Stoffbilderbüchern, Blutdrucksenker unter Krebsverdacht, Polizeischutzwesten verursachen Hodenkrebs, Krebsgefahr in Lederkleidung, Krebsgefahr durch Sonnenstudios, Krebsalarm in Alliiertenwohnungen, krebserregende Kinderschuhe, hohe Krebsgefahr durch alte Dieselmotoren, in jedem Tropenflieger sitzt ein Hepatitiskranker, Sex kann zu Gedächtnislücken führen usw.

Das sind ausgewählte Schlagzeilen oder Radio- und Fernsehmeldungen der letzten Jahre: Alles macht krank, alles ist immer gefährlich.

Wenn wir also heute von Risiken sprechen, meinen wir vornehmlich solche medienvermittelten Gefahren. Die Risikowahrnehmung der Laien ist in erster Linie durch die Zeitungen, durch Nachrichtenmagazine, durch den

Rundfunk, vor allem aber durch das Fernsehen gesteuert, abgesehen von den Fällen, in denen Verwandte, Bekannte oder Arbeitskollegen Informationen und Meinungen beisteuern, die ihr Wissen (oder ihre Vorurteile) meist wiederum selbst aus der Presse oder aus dem Fernsehen bezogen haben. In dem, was uns nicht selbst begegnet, und das ist ziemlich viel, haben Massenmedien in Auswahl und Darstellung eine Art Realitätsmonopol: »Die Massenmedien vermitteln mit ihrer Berichterstattung nicht nur die Vorstellung davon, was wichtig und richtig ist, ob Waldsterben oder Tempo 100 auf den Autobahnen, ob Ozonloch oder Verbot von Treibgasen u.v.m. Sie beeinflussen ebenso die Ansichten darüber, was die Mehrheit denkt und meint, fordert und verurteilt«, meint der Kommunikationsforscher Hans Mathias Kepplinger von der Universität Mainz.

Wenn sich Bürger über das Ozonloch oder über Silikon-Brustimplantate erregen, sind Medien ihre erste Informationsquelle. Die Medien bestimmen, was die Menschen über Agrar- und Biotechnologie, über Lebensmittelsicherheit, über Krebsgefahr und Kerntechnik wissen, und was sie davon zu halten haben. Und kaum ein Medienwissenschaftler hängt heute noch dem Glauben an, die Massenmedien würden auf diese Weise den gut informierten und vernünftig handelnden Bürger hervorbringen, auch wenn die Meinungen zum Ausmaß der Beeinflussung der Menschen durch die Medien auseinandergehen. Es gibt nicht nur *ein* Publikum, sondern mehrere einschließlich des passiven und indifferenten Publikums, des besorgten und des aktiven. Wer betroffen ist, nimmt Informationen anders auf als jener, dem ein Thema ein abstraktes Problem ist und bleibt. Es ginge also zu weit, eine direkte Manipulationsmöglichkeit der Medien anzunehmen; die Manipulation der öffentlichen Meinung geschieht vielmehr auf Umwegen und indirekt.

1970 kam die These von der »Agenda setting«-Funktion der Medien auf, wonach Massenmedien immerhin die »Tagesordnung« der öffentlich debattierten Themen vorgeben; sie legen uns nahe, was wir gemeinsam diskutieren wollen, weil sie die Macht haben, ein Thema nach oben zu drücken und ein anderes aus dem öffentlichen Bewußtsein verschwinden zu lassen. Dabei können sie kaum je gezielt lenken (selbst wenn sie es immer wieder versuchen), aber sie haben einen entscheidenden Anteil an der Angstproduktion und daran, wenn Laien falsch oder unangemessen über Gefahren informiert werden. Medien berichten meist über die Risikoempfindung uninformierter Laien und Betroffener, weniger über die Risikobewertung der Experten. Und wenn Medien über die Risikobewertung der Experten schreiben, können sie diese nicht gut einordnen. Die Medien als wichtigste Informationsverbreiter tragen damit dazu bei, die Menschen über die tatsächlichen Gefahren im unklaren zu lassen – was gesund ist und was krank macht, scheint in Deutschland weniger die Wissenschaft, als vielmehr die veröffentlichte Meinung zu bestimmen.

Nach dreizehn Jahren Faschismus, nach Goebbels und dem *Stürmer*, hatte die deutsche Publizistik 1949 den Auftrag erhalten, nicht nur zu unterhalten und die Zeit zu vertreiben, sondern zu informieren und zu bilden, politisch aufzuklären und gesellschaftlich zu integrieren. Die Informationsfreiheit des Artikels 5 des Grundgesetzes sollte sicherstellen, daß der mündige Bürger alle Informationen erhält, die ihn befähigen, an der *res publica*, der öffentlichen Sache, verantwortlich teilzunehmen. Daraus ist nun ein billiger und strukturell unzulänglich informierender Sensationsjournalismus geworden.

Besonders betroffen ist das Fernsehen. »Mit dem sinkenden Niveau der Fernsehprogramme, das inzwischen auch die Nachrichtensendungen erfaßt hat, regiert Stil über Substanz und Show über Leistung«, meint der langjährige ZDF-Korrespondent Klaus Harpprecht. Einer der mächtigen Männer der amerikanischen Fernsehgesellschaft ABC soll, so Harpprecht, die Frage nach dem Geheimnis seiner wachsenden Einschaltquoten mit dem Geständnis beantwortet haben: Nein, nicht die dramatischen Serien, nicht die aufwendigen Dokumentationen, erst recht nicht die brandaktuellen Berichte aus den Hauptstädten und von den Kriegsschauplätzen dieser Erde seien der Grund für die Erfolge. Man habe nur bei ABC den Intelligenzanspruch des Durchschnittsprogramms vom Niveau eines Elfjährigen auf das Niveau eines Neunjährigen gesenkt.

Seit mit dem Privatfernsehen die Konkurrenz der Programmanbieter auch über Deutschland gekommen ist, sind unsere Medienmacher notorischem Konkurrenzdruck ausgesetzt. Das von der CDU/CSU gewollte duale System von öffentlich-rechtlichen und privaten Sendern (angeblich geschaffen, um das »Meinungsmonopol« der öffentlich-rechtlichen Sender zu brechen) brachte keine Steigerung der Qualität mit sich, vielmehr ein Übermaß an leichter Kost. Seither ist das Klima der Berichterstattung von einer aggressiven Nervosität des Konkurrenzgerangels geprägt. Der unabweisbare kommerzielle Druck hat inzwischen auch die öffentlich-rechtlichen Rundfunkanstalten und die Nachrichtenagenturen erreicht. Er verführt dazu, immer aufdringlicher, immer unbarmherziger zu schreiben, und gleichzeitig immer oberflächlicher, immer trivialer, immer schlampiger. Gerade bei zugespitzten Krisen wird die Berichterstattung durch kommerzielle, medieninterne Überlegungen zu Einschaltquoten und Auflagenziffern überlagert; bei einem Skandal ist kaum noch zu unterscheiden, ob es sich um eine reale Krise oder um eine Krise des Journalismus handelt.

Die Konkurrenz des Marktes, der Kampf um die Werbeeinnahmen, hat verschiedene Konsequenzen. Die eine ist der Drang, spannende Unterhaltung auch dort zu liefern, wo sie nicht hingehört. Die zweite ist der Zwang zur Kürze, weil der Zuschauer und der Leser sonst angeblich anfängt, sich zu langweilen. Damit wird eines der alten Kriterien des guten Journalismus geopfert: die Vollständigkeit, das heißt die Verbreitung *aller* Informationen, die für eine vernünftige Einschätzung einer Tatsache nötig sind. Die dritte ist die Personalisierung des Themas. Untersuchungen zeigen, daß Geschichten besser behalten werden, wenn sie mit einer konkreten Person beginnen. Die modernen Medien schreiben deshalb gerne »opferorientiert«, das heißt, ein konkreter Toter im Zusammenhang mit der Einnahme eines Medikaments ist eine Meldung wert, die Anzahl der durch dieses Medikament geretteten anonymen Menschenleben aber nicht.

Das Wort von der Bewußtseinsindustrie, das die kritische Frankfurter Schule für die Medien erfand, scheint heute fast schon antiquiert. Eher hat man den Eindruck, die Medien in ihrer geballten Präsenz hätten es darauf abgesehen, das Bewußtsein bei den Konsumenten auszuschalten. Immer mehr Signale tragen immer weniger Bedeutung. Interessiert es wirklich noch, was Fakten, was Fiktionen sind? Medien sündigen zunehmend gegen ihr ehemals ehernes Gesetz, wonach Fakten von Meinungen zu trennen sind. Die selektive Auswahl von Fakten macht Meinung. Wer stets einen Kick mehr bieten will als die Konkurrenz, wird bald nicht mehr darum herumkommen, diesen Kick zu erfinden. Gefälschte TV-Enthüllungsreportagen sind logische Konsequenz des Strebens nach »Infotainment«. Der Glaube an die Sorgfalt, an die Aufrichtigkeit der Journalisten beim Umgang mit ihrem Material, wird zunehmend erschüttert.

Wahrheit braucht Zeit. Wer sich im Wettlauf um die Kunden Zeit nimmt, wird diesen Wettlauf verlieren. »Die Geschwindigkeit ist der Feind der Tatsachen und des Tatsächlichen«, so der österreichische Schriftsteller und Dramatiker Peter Turrini. »Wie kann man begreifen, was eine Wiese ist, wenn man mit hundertfünfzig Stundenkilometern an ihr vorbeifährt? (...) Welche Wahrheit sollte sich im Durchblättern erschließen, welche Meinung sich im halben Hinschauen, was die moderne Form des Wegsehens ist, bilden? Das Weltgeschehen wird täglich vollständig veröffentlicht, und man begreift nichts. Das einzige, was bleibt, ist das Gefühl, daß alles und alle verdächtig sind. Das einzige, was man empfindet, ist Angst.«

Neben fehlendem Fachwissen offenbart die moderne Art der Berichterstattung einen bestürzenden Mangel an Wissen über das Menschliche. Unvermeidliche Fehler einer großen Behörde werden zu Skandalen, nie ganz herstellbare Eindeutigkeit der Kommunikation zu Kontroversen und Streitereien, noch nicht veröffentlichte Überlegungen zu »Geheimpapieren«, Verschleierungsversuchen, gar Verschwörungen. In Erwartung einer Gemeinheit, eines Fehlers, einer Unfähigkeit, einer vorsätzlichen Täuschung nehmen viele Journalisten ihre Gesprächspartner gar nicht mehr wahr, sondern können nur noch verdächtigen. »Der Journalismus ist die meistverbreitete und bestorganisierte Form der Verdächtigung. Wer vom Verdacht aufgefressen wird, wird verdaut und ausgeschieden und hat keinen Anspruch auf

Bedeutung« (Peter Turrini), auch nicht darauf, als Mensch behandelt zu werden. Der Verdächtige ist immer ohnmächtig, denn die Ausräumung des Verdachts, geschweige denn die Entschuldigung für einen falschen Verdacht, gehört nicht in das Repertoire des Journalismus (und der Politik auch nicht). Nur noch für eine Handvoll Zeitungen gilt der Satz, daß sich ihr publizistischer Vorsprung nicht aus der Schnelligkeit, sondern aus der Sorgfalt im Umgang mit den Tatsachen ergibt.

Der homogene Brei aus Werbung und seichter Unterhaltung steht nicht im Widerspruch zu der Manie von Journalisten, an anderer Stelle und bei anderer Gelegenheit immer gnadenloser zuzuschlagen. Medien produzieren Zyniker, die den Politikern, Wissenschaftlern und Industriefachleuten jede Gemeinheit um der Macht und des Profits willen zutrauen. Der Verdächtigungsjournalismus ist die Reaktion auf das Wissen um die Käuflichkeit des eigenen Berufsstandes, die unhaltbare Anschuldigung ist die Kompensation des schlechten Gewissens. Mit Schmuddel- und Schmutzgeschichten wird versucht, den Verlust der Unabhängigkeit zu kaschieren. Die pointierte Meinung ist erlaubt, aber sie sollte auf Fakten beruhen. Statt dessen wird Meinung gemacht und die Macht der vierten Gewalt ausprobiert. Gelingt es uns, einen Minister mit einer Geschichte wie aus einer Seifenoper zum Rücktritt zu zwingen? Klappt es nicht, macht das auch nichts, es ist nur ein Spiel. Es wird mit dem Feuer gespielt, und manchmal brennt etwas ab.

Das Ende dieser Entwicklung ist keineswegs erreicht. Es läßt für die Zukunft einiges ahnen. Großbritannien und die USA führen vor, auf welches Niveau Massenkommunikation herabsinken kann. In Großbritannien versucht die Murdoch-Presse, das Königshaus zu demontieren; in den USA arbeiteten die elektronischen Medien daran, Präsident Clinton mit einer privaten

Affäre aus dem Amt zu jagen; ernsthafte Probleme des Landes wie die Gesundheitsreform blieben liegen. Unter dem Zeichen von Moral und Recht werden Demokratie, Anstand und Menschlichkeit begraben. Die Herrschaft des Fernsehens hat Politik wie Journalismus gleichermaßen enthemmt; Journalisten beginnen, sich für Schiedsrichter zu halten.

Denn der Begriff der Kritik hat sich gewandelt. Bis in die Mitte der sechziger Jahre galt ein Journalist als kritisch, der eine Meldung nicht veröffentlichte, bevor er nicht ihre Richtigkeit geprüft hatte. Das verhinderte die Publikation haltloser Verdächtigungen und fadenscheiniger Vorwürfe. Heute gilt ein Journalist als kritisch, der selbst kritisiert oder ungeprüft über die Kritik anderer berichtet. Der Akzent hat sich von Beobachtung auf Beteiligung verschoben. Das Prinzip der Trennung von Nachricht und Kommentar, das frühere Journalistengenerationen noch weitgehend beherzigt hatten, macht zusehends einem Unterstellungs- und Meinungsjournalismus Platz. Medien werden als Angriffsinstrument zur Ausschaltung des Gegners benutzt, private Torheiten zu öffentlichen Ärgernissen umgemünzt. Persönliches Verhalten tritt an die Stelle politischer Debatten. Gestiegen ist nicht die Fähigkeit von Journalisten, Skandale aufzudecken. Gestiegen ist vielmehr die Bereitschaft, bekannte Mißstände oder allfällige Mißhelligkeiten als Skandale darzustellen, Nebensächlichkeiten zu Staatsaffären aufzublasen.

Es wäre ein Wunder, wenn der Wissenschaftsjournalismus, zu dessen Themenspektrum Risiken aus Gesellschaft, Umwelt und Medizin gehören, von dieser Entwicklung verschont geblieben wäre. Eine ständig schärfer werdende Konkurrenz auf dem Medienmarkt, neue Techniken und der wachsende wirtschaftliche Druck führen zu einer zunehmenden Vereinfachung in der Berichterstattung, nicht nur in der Politik, auch bei so komplexen Themen wie Wissenschaft und Forschung. Die Gefährlichkeit eines Forschungsreaktors soll im Rundfunk in einer Minute 30 Sekunden abgehandelt werden, die Krebsentstehung in drei Minuten, die Überschreitung von Pestizidgrenzwerten in Babynahrung in 50 Zeilen. Die Kürze als fast schon wichtigstes Kriterium der Sendefähigkeit eines Beitrages bedeutet speziell für die Wissenschaft, daß Erklärungen, Einordnungen oder Abwägungen nur schwer vermittelt werden können. Komplizierte Themen wie Agrar- oder Medizin-Gentechnik werden unvermittelbar, der Mediennutzer droht den Anschluß an die technische und wissenschaftliche Entwicklung zu verlieren. Das Leichte im Programm ersetzt das Schwierige, Lego-Journalismus (»spitzt sich zu«, »gibt Entwarnung«) und seichte Nachrichten (»Bundeskanzler kann nicht tanzen«) verdrängen die Ansprüche auf Informationen.

Die Entwicklung des Wissenschaftsjournalismus hat aber auch einige erfreuliche Seiten. Anders als in Rundfunk und Fernsehen wird der Wissenschaft in Zeitungen und Zeitschriften heute etwas mehr Platz als früher eingeräumt; im Vergleich zu 1980 ist in den Zeitungen der alten Bundesländer der Anteil der Wissenschaftsberichterstattung am Gesamtumfang von 2,0 auf 2,4 Prozent gestiegen. Wurden vor einigen Jahren noch Meldungen aus Forschung und Wissenschaft auf speziellen Kultur- und Wissenschaftsseiten plaziert, haben Wissenschaftsmeldungen heute einen festen Platz auf vermischten Seiten erobert. Das ist grundsätzlich zu begrüßen. Die vorderen Seiten werden aufmerksamer gelesen als die Fachseiten weiter hinten.

Immer häufiger gelingt wissenschaftlichen Themen auch der Sprung auf die Seite eins, beispielsweise als im Jahr 2000 die beiden ersten menschlichen Chromosomen vollständig beschrieben und eine erste Arbeitsfassung des menschlichen Genoms veröffentlicht wurde. Neben Themen aus der Medizin genießen Berichte aus Astronomie und Raumfahrt, gefolgt von der Paläontologie (Knochenfunde vom »ersten Menschen«) hohe Aufmerksamkeit. Viele Zeitungen und Sender sind dazu übergegangen, regelmäßig Informationen aus Medizin, Gesundheit, Natur und Umwelt – oftmals in Form von Ratgeberseiten – anzubieten.

Leider kommt es dabei immer wieder vor, daß Themen, die wissenschaftliche Grundkenntnisse erfordern, von fachfremden Journalisten aufgegriffen werden oder daß der kommerzielle Druck die Berichterstattung verbiegt. So erregte in den achtziger Jahren eine *Monitor*-Fernsehreportage erhebliches Aufsehen, in der das Auftreten einer sehr seltenen Gehirnfehlbildung, die sogenannte Holoprosenzephalie, mit Dioxin in Zusammenhang gebracht wurde. Angeblich hatte ein Arzt im Verlauf mehrerer Jahre acht Fälle dieser seltenen Fehlbildung im Hamburger Raum beobachtet. Es wurden Dioxinemissionen aus einer Fabrikanlage oder aus der Hamburger Müllverbrennung als Ursache angenommen. Der Autor dieser Sendung zeigte Bilder, vergaß aber anzugeben, dass es sich um Abbildungen aus einem älteren Lehrbuch handelte. Die Affäre verlief dann im Sand, genauso wie die meisten der folgenden von Journalisten erfundenen oder aufgebauschten Scheinskandale:

August 1985: Das Regierungspräsidium Stuttgart warnt vor dem Verzehr von Birkel-Nudeln, diese seien mikrobiell verseucht. Diese Mitteilung ruft eine Flut von reißerischen Presseberichten und Rundfunksendungen auf den Plan, in denen die Warnung ungeprüft übernommen wurde. Die Folge war der zeitweise Zusammenbruch des Absatzes von Birkel-Nudeln. Die Firma Birkel hatte von Anfang an bestritten, mikrobiell verseuchtes Flüssigei verarbeitet zu haben, aber diese Tatsache ging in der allgemeinen Empörung unter.

Oktober 1985: *Monitor* warnt vor Fluoriden zur Kariesvorbeugung. Der Handel mit Fluoridtabletten bricht zusammen, der Schaden durch daraus resultierenden Kariesschäden ist kaum abzuschätzen. Noch schlimmer aber war, daß viele Eltern auch die damit kombinierte Vitamin-D-Prophylaxe gegen Rachitis einstellten.

Juli 1987: Der berühmte *Monitor*-Fischreport. Ein einziger Fernsehbericht über Nematoden-Würmer im Fisch reicht aus, um eine ganze Branche in den Abgrund zu reißen. Nematoden wurden in *einer* Fischprobe gefunden. Dennoch brach der Fischkonsum aufgrund einer ästhetisch abstoßenden Darstellung im Fernsehen zusammen. Die Würmer sind eklig, aber harmlos. Vor allem sind sie sofort zu sehen, so daß eine gesundheitliche Gefahr niemals bestand.

Sommer 1988: Verschiedene Medien berichten über verbotene Hormongaben an Kälber. Nach sensationellen Berichten werden in Nordrhein-Westfalen etwa 4200 Kälber geschlachtet. Es hätte gereicht, wenige Tage zu warten, dann wären die künstlich zugeführten Hormone abgebaut gewesen. Im übrigen enthält das Fleisch von allen Säugetieren natürliche Hormone, und zwar mehr, als künstlich zugeführt wurden.

Oktober 1993: Verschiedene Zeitungen melden Aids-Infektionen durch Blutprodukte. Daraufhin wird der Präsident des Bundesgesundheitsamtes (BGA) von Bundesgesundheitsminister Horst Seehofer (CSU) gefeuert, das BGA wird in drei eigenständige Institute aufgeteilt. Tatsächlich liegt die HIV-»Durchseuchung« der Bevölkerung in der Bundesrepublik auch dank des BGA weit unter der vergleichbarer Länder. Die allgemeine Berichterstattung der Medien zu diesem sogenannten Skandal war tatsächlich ein »Medien-Gau«.

April 1994: Ein von den ARD-*Tagesthemen* ausgelöster Fehlalarm zum Überschreiten von Grenzwerten für Pestizide in Babykost. Die Sensation entpuppte sich als Rache eines tadellos arbeitenden Herstellers an einer Großhandelskette, die dessen Produkt abbestellt und durch billigere Importe ersetzt hatte (siehe auch Kapitel 3 »Die Null-Prozent-Illusion«). Es dauerte einige Tage, bis durchsickerte, daß die zulässigen Pestizidgrenzwerte für Marktgemüse und -obst weit oberhalb der extrem niedrigen Grenzwerte von Babykost liegen und Mütter ihren Kindern nicht unbedingt Gutes tun, wenn sie diesen statt Fertignahrung »gesundes Frischgemüse« geben.

Juni 1994: *Monitor* zitiert eine Mammographiestudie, wonach jeder zweite Brustkrebs von Ärzten übersehen werde. Die zitierte Studie der Krankenkassen und des Bundesforschungsministeriums hatte aber die Rate der Fehldiagnosen gar nicht untersucht. Vielmehr ging es darum herauszufinden, wie sinnvoll es sei, *allen* Frauen eine Brustkrebs-Prophylaxe anzubieten. Kurz zuvor hatte *Monitor* auch mit einem Sensationsbericht über die Häufung von Fehlbildungen bei Kindern danebengegriffen, die auf Gift in der Nordsee zurückgeführt wurde. Man hatte vergessen, die Mütter nach ihrem Aufenthalt ab dem Beginn der Schwangerschaft zu fragen, die Aussage erwies sich als wert- und haltlos.

Mai 1996: *Kennzeichen D* schlägt falschen Alarm wegen Amalgam. Die aus einer falsch zitierten Studie hochgerechneten Quecksilberbelastungen entpuppen sich schon bald als unzulässig. »Wieder mal viel Lärm um nichts« *(Ärzte-Zeitung)*.

Dezember 1996: Die *Süddeutsche Zeitung* verbreitet ungeprüft die Anschuldigung eines SPD-Politikers, das

Bundesinstitut für gesundheitlichen Verbraucherschutz und Veterinärmedizin (BgVV) Berlin habe ein EU-weit verbotenes Tierarzneimittel (Chloramphenicol) in Deutschland nicht rechtzeitig vom Markt genommen. Tatsächlich galt das Verbot unmittelbar auch für Deutschland, lediglich der Widerruf der Zulassung hatte sich etwas verzögert.

Januar 2000: Das ARD-Wirtschaftsmagazin *Plusminus* schockiert mit der Meldung, die giftige Substanz Tributylzinn (TBT) verseuche Sportlerhemden. Der Hersteller Nike wurde in der Sendung mit Namen genannt. Kaufhäuser nehmen die mit dem Antipilzmittel TBT behandelten Wäschestücke aus den Regalen. In Wahrheit lag das als Antipilzmittel benutzte TBT in 2 millionstel Gramm pro Kilogramm Stoff vor; es lag damit knapp über der Nachweisgrenze und war für die Gesundheit völlig ungefährlich.

April 2000: Wieder *Plusminus:* Einige Mineralwässer seien verseuchter als die Abwässer von Uran-Wiederaufarbeitungsanlagen, sie seien belastet mit Radium-226. Tatsächlich enthielten 5 von 19 geprüften Mineralwässern ein wenig radioaktive Strahlung. Mediziner betonten, andere Lebensmittel strahlten viel stärker, Erdnüsse zum Beispiel. Die zusätzliche Strahlenbelastung sei im Vergleich zur übrigen natürlichen Strahlenbelastung zu vernachlässigen.

September 2000: *Plusminus* zum dritten: Es wird »Krebs aus dem Trinkwasser« gemeldet. In einigen älteren Wasserleitungen waren polyzyklische Aromate (PAK) gefunden worden. Der Beitrag wurde von Ingenieuren des Wasserfachs als »zutiefst unseriös« abgetan. Das Problem sei seit Jahren bekannt, und die Rohre würden Zug um Zug ausgewechselt. Nur in einzelnen Leitungen und keineswegs flächendeckend kämen erhöhte Werte vor.

Die Liste der Beispiele ließe sich beträchtlich erweitern: *Stern*-TV und Chlor im Badewasser, die Rolle von Pflanzenschutzmitteln für die Lebensmittelproduktion (»Nahrung von verseuchten Feldern«), die Lieferung von kernwaffenfähigem Material nach Libyen und Pakistan durch die Firmen Nukem und Transnuklear, weiße Spatzen in der Umgebung des Kernkraftwerkes Isar in Bayern, radioaktiv verstrahltes Milchpulver, Giftbeutel am Nordseestrand, die Risikodiskussion um den Audi 5000 in den USA, Schering-Antibabypille »Diane 35«, Leukämiefälle um Krümmel, Rinderwahnsinn BSE und, und, und – immer schafft es ein Großteil der Medien, mehr oder weniger weit an den Fakten vorbeizuschreiben.

Neun von zehn Enthüllungsgeschichten zerplatzen beim Nachrecherchieren wie Seifenblasen. Eilige und unachtsam formulierte Schnellschüsse aus den Bereichen Medizin, Ernährung und Umwelt können Menschen verunsichern und den Ruf des Journalismus ruinieren. »Jede andere Branche, die so konstant gegen die einfachsten Regeln ihres Handwerks verstoßen würde, wäre einer kreischenden Medienkampagne ausgesetzt«, meinte der Journalist Cordt Schnibben. Journalismus sei der einzige Berufszweig, der unbehelligt von Qualitätsstandards auf dem Verkaufsargument beharren darf: Hauptsache, die Auflage stimmt! Man stelle sich vor, Fischverkäufer, Nudelproduzenten oder Babykostanbieter verhielten sich wie diese Journalisten.

Sensationsgeschichten machen meist eine ganz spezielle Medienkarriere, sagt Walter Hömberg, Professor für Journalistik in Eichstätt und Vorsitzender der Deutschen Gesellschaft für Publizistikwissenschaft: »Zunächst taucht die sensationelle Neuigkeit auf, meist werden die

Beobachtungen von einem bestimmten Ort präsentiert. Dann kommt die Folgeberichterstattung in anderen Regionen. Es wird also versucht, das zu konkretisieren und dem Nachrichtenwert ›Nähe‹ hinzuzufügen. Die dritte Phase ist ein Abklingen, da werden häufig Experten gefragt, und dann kommt heraus: Nichts Neues, die Krankheit ist seit Jahren bekannt.« Der letzte Punkt, die Aufklärung, fehlt aber häufig oder findet nur noch in kleinen Meldungen auf hinteren Seiten statt. Der Kommunikationspsychologe Paul Watzlawick nennt das die »Stabilisierung der Desinformation«.

Zu den vielen Kriterien, nach denen Journalisten ihre Themen auswählen und schreiben, gehört auch das der Ausgewogenheit. Wenn Ausgewogenheit aber heißt, daß die Pro- und Contrameinung gleichermaßen und gleichgewichtig Platz bekommt, so kann daraus ein Ungleichgewicht entstehen, wenn nämlich die beiden Meinungen nicht gleichwertig sind. Bei Berichten über Arbeitskämpfe ist das kein Problem, weil sich Arbeitgeber und Gewerkschaften auf Augenhöhe gegenüberstehen. Aber journalistische Fairneß kann nicht darin bestehen, den Vertretern des Evolutionismus und des Kreationismus (die glauben, daß Gott die Welt in sieben Tagen erschaffen hat) gleichen Platz einzuräumen. Bei der Frage der Gefährlichkeit von Atomkraftwerken können sich die Grünen und die IPPNW, die Ärzte zur Verhütung eines Atomkrieges, nur auf ein halbes Dutzend Wissenschaftler stützen. Ihnen gegenüber steht ein Heer von Tausenden von Radiologen und Strahlenexperten, die sich europa- und weltweit in Fachverbänden organisiert haben und von multinationalen Organisationen wie der Weltgesundheitsorganisation WHO zu Rate gezogen werden. Und wessen »Expertenmeinung« können wir dann fast ausschließlich in der Zeitung lesen? Die von Alfred Körblein vom Umweltinstitut

München oder von Edmund Lengfelder von der Ludwig-Maximilians-Universität München und drei, vier anderen, die immer gerne und bereitwillig ihr Zeugnis für die Gefahren der friedlichen Nutzung der Kernenergie verkünden.

Allerdings tragen auch viele Wissenschaftler selbst zu dieser »Unausgewogenheit durch Ausgewogenheit« nicht unerheblich bei. Sie versuchen, die Medien als Werkzeug zu benutzen, um schneller mit einem Ergebnis auf den Markt zu kommen, um Eitelkeiten zu befriedigen oder um mit öffentlicher Aufmerksamkeit die Chancen auf Forschungsgelder zu erhöhen. Und diese Forschungsgelder erhält man in der Regel am leichtesten, indem man Panik verbreitet, wie von der internationalen Klimaschutz-Gemeinde erfolgreich vorgeführt. Mehr und mehr Forscher wenden sich direkt an die populären Medien, und sie werden zunehmend darin geschult, sich verständlich und glaubwürdig vor den Medien zu äußern. Massenmedien und Politiker fordern zunehmend eine »Bringschuld« der Forscher, damit das Publikum erfährt, wohin Steuergelder fließen. Druck und Zug gibt es auf beiden Seiten.

Deshalb müssen es auch nicht immer Negativberichte sein, die danebenliegen. Auch positive Nachrichten bekommen im Zeitalter konkurrierender Medien eine bedenkliche Wendung. Am 9. Mai 1994 machte z. B. der *Spiegel* mit der Schlagzeile »Die Genspritze – Hoffnung für Krebskranke« auf, und am 16. Mai zog *Focus* nach: »Die neuen Krebspioniere – Aufbruch in der deutschen Gen-Medizin«. Nichts an diesen Schlagzeilen stimmt, und tatsächlich werden auch die Aufreißer im Innenteil durch korrigierende Informationen wieder zurückgenommen. Weder kann man sich auf die Überschrift noch auf den Text verlassen, beide relativieren
 sich gegenseitig. Erst Hoffnung, dann Fehlalarm; oder

umgekehrt: Erst Alarm, dann »Panik ist unangebracht«. Das Resultat ist Verärgerung und Verwirrung.

Unangenehm fällt auch die unangemessene Gewichtung von durchaus richtigen Fakten auf. Beispiele hierfür sind die Häufung von Meldungen über Störfälle in deutschen Kernkraftwerken nach dem Reaktorunglück in Tschernobyl sowie eine vermehrte Berichterstattung über tödliche Verkehrsunfälle nach dem Tanklastunfall von Herborn. »Dadurch wurde, obwohl sachlich keine Häufung von Störfällen und Unfällen vorlag, der irreführende Eindruck erweckt, als habe sich ihre Zahl erhöht«, stellte Hans Mathias Kepplinger, Sozialwissenschaftler der Universität Mainz, fest.

Die Hoechst AG hat einmal in einer Broschüre »Kommunikation in der Krise« ihre Erfahrungen im Umgang mit der Öffentlichkeit zusammengefaßt. Im Frühjahr 1993 hatten sich in den Werken des Chemiekonzerns drei überdurchschnittlich schwere Unfälle ereignet. Hoechst hatte es sich zur Aufgabe gemacht, auch bei kleineren Störfällen die Medien zu informieren und schon fünf Stunden nach dem ersten Unfall eine Pressekonferenz organisiert. Sprecher des Werkes bezeichneten den ausgetretenen Stoff als »minder giftig«, aber die Nachrichtenagenturen fanden einen einzelnen Professor – einen solchen Professor findet man immer –, der auf die »krebserregende Wirkung« der Chemikalie abhob. Wie üblich wurde nicht mitgeteilt, bei welchen Dosen im Mäuseversuch dieser Stoff (ortho-Nitroanisol) welchen Krebs hervorruft. Der damalige hessische Umweltminister Joschka Fischer rügte die »mangelnde Informationspolitik« von Hoechst. Damit war der Konzern der Buhmann, obwohl sich ein solcher Unfall in der 130jährigen Geschichte des Unternehmens noch nie ereignet hatte und die Zahl der Betriebsunfälle auf 10 pro 1000 Mitarbeiter und Jahr weiter verringert werden konnte. Die

Medien hatten Hoechst im Visier und stilisierten in der zeitlichen Folge auch kleinste Ereignisse zu einer unternehmensspezifischen »Störfallserie« hoch. Tatsächlich handelte es sich um eine zufällige statistische Häufung vor dem Hintergrund einer objektiv immer sicherer werdenden chemischen Produktion.

Zwischen den sechziger und achtziger Jahren hat die westdeutsche Bevölkerung erheblich an Vertrauen in die Technik verloren. So das Ergebnis mehrerer bundesdeutscher Studien. Die Technikakzeptanz war 1982/83 am schwächsten ausgeprägt und stieg danach wieder leicht an, ohne jedoch an die optimistische Sicht in den sechziger Jahren heranzureichen, ermittelte das Institut für Demoskopie Allensbach. Von Wasserexperten werde die insgesamt verbesserte Trinkwasserqualität bestätigt, die Bevölkerung ist sich dieser Verbesserung aber nicht bewußt. Um 1990 konstatierte die Bevölkerung eine wachsende Luftverschmutzung, fast jeder meinte, sie sei stärker als zehn Jahre davor, obwohl das Gegenteil zutrifft. 1987 werteten die Befragten die ihnen vertraute Gegend als »im großen und ganzen in Ordnung«, hielten aber die Umwelt im allgemeinen für »ziemlich zerstört«.

Dieses Mißverhältnis zwischen subjektiver Wahrnehmung und objektiver Wirklichkeit ist das Ergebnis einer gigantischen Meinungsbildungskampagne unserer Medien. Hans Mathias Kepplinger und das Institut für Publizistik der Universität Mainz haben die führenden meinungsbildenden Tageszeitungen und Magazine in der Bundesrepublik in ihrer Berichterstattung über Technik zwischen 1965 und 1986 verfolgt. Es handelt sich um die ausgefeilteste und größte derartige Untersuchung, die jemals in Deutschland stattfand. Sie wurde 1989 unter dem Titel *Künstliche Horizonte* veröffentlicht (Campus Verlag, Frankfurt/Main). Kepplingers Grundfrage lautete: Woher kommt die negative Haltung gegenüber Technik in der deutschen Bevölkerung? Die einen meinen, die Medien nähmen nur das geschärfte Problembewußtsein der Leser auf, aber Kepplinger betont: Die Ängste rühren von der Art der Berichterstattung her. Wie eine Inhaltsanalyse zeigte, wurde ab Mitte der siebziger Jahre immer intensiver und immer kritischer über Technik und ihre Folgen in den Medien berichtet. Dies gelte insbesondere für den politischen Teil, der von der Bevölkerung aufmerksamer gelesen wird als die speziellen Technik- und Wissenschaftsseiten (die Kepplinger nicht auswertete).

»Als ich im Frühjahr 1988 von unbeschwerten Ferien in Portugal zurückgekommen war, nahm ich mir die *Frankfurter Rundschau* vor, um zu erfahren, was sich in der Heimat inzwischen ereignet hatte,« schildert ein Zeitgenosse seine Erfahrung mit deutschen und internationalen Medien betreffend Katastrophen und Gefahren. »Auf der ersten Seite las ich: *Nach dem Absturz eines Kampfflugzeugs am Gründonnerstag unweit der Atomkraftwerke Phillipsburg I und II sowie der Kernforschungsanlage Karlsruhe … ist eine heftige Debatte über Tiefflüge und die Sicherheit von Atomkraftwerken bei Flugzeugabstürzen entbrannt*. Auf der anderen Seite derselben Ausgabe wurde berichtet, daß in der Bundesrepublik erstmals auch das Reinigungsmittel Trichlorethylen in kalt gepreßtem Olivenöl entdeckt worden ist. Diese Chemikalie soll krebserregend sein. Eine dritte Meldung erschien mit der Überschrift *Risikofaktor Mensch*. Eine Untersuchung der Bundesanstalt für Straßenwesen hatte ergeben, daß Fahrfehler die häufigste Unfallursache bei gefährlichen Karambolagen mit Tanklastwagen sind.« (Kursiv im Original).

Der sensible Mensch fährt mit der Bemerkung fort, daß er solche Meldungen in Portugal und auch in Frankreich kaum zu sehen bekäme.

Solche und ähnliche Aussagen der Medien über die Risiken der Technik und den Zustand der Umwelt verglich Kepplinger mit den Daten des Umweltbundesamtes und der Internationalen Kommission zum Schutz des Rheins. Danach wurde, als die Belastung des Rheins am stärksten war, nur wenig über die Verunreinigung des Gewässers berichtet. Je mehr die Belastung reduziert wurde, desto häufiger erschienen Artikel über die Wasserverschmutzung. Ähnliches gilt für die Luftverschmutzung. Als sie am stärksten war, tauchte das Thema kaum in den Medien auf, je geringer die Belastung wurde, desto häufiger wurde berichtet.

Alle untersuchten Blätter stellten die Technik in ihrem politischen Teil wesentlich negativer dar als im Wirtschaftsteil. Im politischen Teil kamen vor allem Journalisten und Politiker zu Wort, im Wirtschaftsteil Unternehmer. Die Einstellung von Journalisten zur Technik – das geht aus der Untersuchung der Kommentare hervor – hat sich drastisch geändert. Im Verlauf der Untersuchung wich ihre eindeutig positive Haltung einer eindeutig negativen Einstellung. Expertenmeinungen wurden herangezogen, um den eigenen Standpunkt oder den der Redaktion zu untermauern. Kepplinger nennt das »die instrumentelle Aktualisierung von Experten«. Alle Blätter mit Ausnahme der *Welt* zitierten überwiegend negative Expertenaussagen.

Besonders negativ war die Darstellung der Energie- und der Chemietechniken, weniger ausgeprägt war die Ablehnung der Informations- und Militärtechniken. Mit der Nato-Nachrüstungsdebatte ließ sich auch bei letztgenannter ein negativer Trend erkennen. Eine genauere Betrachtung der Energieberichterstattung zeigte, daß Energietechniken in der Gunst schwankten. 1973 wurde die Kernenergie, die bereits einen eindeutig negativen Trend aufwies, im Zuge der Ölkrise als Alternative noch einmal positiv bewertet. Im Zusammenhang mit dem Waldsterben wurde die Kohle- und Ölenergie negativ dargestellt, doch 1986 (Tschernobyl) wendete sich das Blatt zu Lasten der Kernenergie. Infolge der anschließenden Diskussion um den Treibhauseffekt konnte die Kernenergie wieder einige Pluspunkte gewinnen.

Parallel dazu, so die Meinungsforscherin Elisabeth Noelle-Neumann, reagierte die Bevölkerung immer skeptischer, wenn man sie auf den technischen Fortschritt ansprach. Noelle-Neumann glaubt, daß es nicht die Medien waren, welche die wachsende Kritik der Menschen wiedergaben, sondern daß die Menschen von den Medien zu Skeptikern erzogen wurden, daß der kritische Tenor der Medien auf die Bevölkerung übersprang. Der unbedingte Fortschrittsglaube sank zwischen 1970 und 1985 von 41 auf 17 Prozent, während der Anteil jener von 49 auf 70 Prozent stieg, die meinten, man sollte die Sache mit der Technikentwicklung und -anwendung nicht übertreiben.

Dafür ist auch nach Kepplinger vor allem eine veränderte Sichtweise der Journalisten verantwortlich zu machen. Die Zahl der kritischen Berichte verdoppelte sich in Deutschland, die Rolle des Journalisten wandelte sich vom Berichterstatter zum Kritiker, die Journalisten zitierten überwiegend »kritische« Experten. Hinzu kommt eine mangelhafte Ausbildung der Journalisten in Naturwissenschaft und Technik; sie verstehen einfach zuwenig von dem, worüber sie schreiben. Immer häufiger verfolgen Journalisten auch interne Auswahlkriterien, die eine angeblich unbedarfte Leserschaft berücksichtigten und orientieren sich daran, was die anderen schreiben (»Kollegenorientierung«). Ein negativer Anfangstrend zieht einen negativen Folgetrend nach sich und verstärkt ihn. Ausgehend von einem Unglück (Freisetzung von Dioxin in Seveso 1976) wird ein nachfolgendes Ereignis (Suche nach Dioxinfässern 1983 und 1984 in der Bundesrepublik) ähnlich dargestellt, selbst wenn es sich um völlig verschiedene Sachverhalte handelt. Die Darstellung 1983/84 war sogar noch etwas negativer, obwohl weder Mensch noch Tier, noch Pflanze auch nur annähernd in gleicher Weise betroffen waren wie 1976 in Italien. Eine weitere Erfahrung Kepplingers lautet deshalb: »Aus der Dimension der Berichterstattung kann man nicht auf die Dimension der Schäden schließen.«

Die »Kollegenorientierung« erzeugt eine eigene Medienwirklichkeit, die mit der realen Welt nicht notwendig übereinstimmt. Kollegenorientierung heißt, daß Journalisten die Qualität ihrer Arbeiten daran messen, ob und wie sie von anderen Journalisten wahrgenommen werden. Sie bewirkt, daß am Leser vorbeigeschrieben wird. Die Folge ist eine relative Gleichförmigkeit im Abwiegeln oder Dramatisieren von Ereignissen; es entsteht der Eindruck gleichartiger Fehlurteile auch in Blättern mit unterschiedlichen redaktionellen Linien. Risikojournalismus entfaltet eine bedrohliche Eigendynamik, in der Fehler und Fehleinschätzungen unvermeidlich werden. Der Faktor »Kollegenorientierung« kann auch erklären, warum das Defizit wissenschaftlicher Kompetenz bei Journalisten von den Wissenschaftlern, nicht aber von den Journalisten selbst wahrgenommen wird. Journalisten handeln im Rahmen ihrer Redaktion und ihres Mediums; ihr Entscheidungsspielraum ist oft eingeschränkt. Das redaktionelle Umfeld erzwingt gleichsam Fehler, auch gegen den Willen des Journalisten. Kepplinger spricht von »strukturellem Irrationalismus der Berichterstattung«. Anders gesagt: Die Welt ist immer etwas besser, als es in der Zeitung steht.

Kepplingers Untersuchung ist vielfach kritisiert worden. Der Publizistiktheoretiker Georg Ruhrmann (Universität Münster) beispielsweise stellt die Annahme in Frage, Medien müßten gesellschaftliche Wirklichkeiten widerspiegeln. Kepplinger habe nicht in Rechnung gestellt, daß Medien *auch* in Richtung herrschender Normen und Vorurteile verzerren. Ferner überschätze Kepplinger die Wirkung von Medien; Leser und Zuschauer würden Informationen nach Gusto filtern, und wer könne schon wissen, was dabei an Anschauung herauskomme. Was wiederum bedeutet, daß bei Medienberichterstattung und Technikskepsis Ursache und Wirkung kaum auseinandergehalten werden könnten. Es sei nicht Aufgabe von Journalisten, Daten zu überprüfen, vielmehr konstruieren und vermitteln sie Neuigkeiten nicht nach Kriterien sozialer Wirklichkeit, sondern nach berufsinternen Mustern. Es entsteht bei Ruhrmann das Bild verantwortungs- und einflußloser Journalisten, die beliebiges Material unters Volk schleudern, das sich davon nicht im mindesten beeindrucken läßt. Kepplingers Kern, der fahrlässige und kritikwürdige Umgang von Medien mit technischen Risiken, gerät so völlig aus dem Blick.

Ganz gleich, ob Ruhrmann oder Kepplinger in diesem Streit das letzte Wort behält, fest steht: Die Bewertung dessen, was gefährlich ist und was krank macht, unterscheidet sich bei Fachleuten und Journalisten. Sie haben verschiedene Lebensgeschichten, unterschiedliche Ausbildungen und abweichende Interessen, sie sprechen zwei Risikosprachen. Wissenschaftler suchen allgemeine Gesetze, haben einen gefühlsmäßigen Abstand zu ihrem Thema, sie denken langfristig und vernunftgelenkt, sie versuchen Aussagen so präzise wie möglich abzufassen, haben ihre allgemein anerkannten Methoden und forschen manchmal nur um der Erkenntnis willen. Sie halten ein gewisses Ausmaß von Risiko für akzeptabel, gerade weil sie das eine Risiko mit einem anderen vergleichen. Sie können Ungewißheit aushalten, weil sie die Grenzen ihres Berufes kennen, sie denken in Durchschnittswerten, und ein Tod ist für sie eben ein Tod, eine Erkrankung eine Erkrankung, ein Unfall ein Unfall.

Journalisten denken anders. Journalisten sind auf Neuigkeiten und Abnormitäten aus, sie suchen die emotionale Nähe und Betroffenheit, sie verknüpfen Themen mit Einzelschicksalen, sie denken aus ihrem Alltagsverstand heraus, haben nur ungefähre Vorstellungen und wollen den Nutzwert einer Erkenntnis wissen. Sie gehen mit Gefühl an die Dinge heran, wollen nicht differenzieren, sondern klare Antworten (»ja oder nein?«), sie verlangen Sicherheit, fragen nach persönlichen Konsequenzen und unterscheiden durchaus danach, welchen Tod einer stirbt und welche Krankheit einer bekommt.

Journalisten kennen oft nicht den Unterschied zwischen Möglichkeit und Wahrscheinlichkeit. Sie vergessen leicht, daß es die Dosis macht, ob ein Stoff ein Gift ist, das heißt, sie haben keinen guten Überblick über Größenordnungen und Wirkungszusammenhänge. Bei krebsanregenden oder krebserzeugenden Stoffen wird von Medien so gut wie nie die Dosis angegeben, die einen Stoff (meist im Labor- und Tiertest) zum Giftstoff macht. Viele Journalisten begreifen nur schwer, daß das Vorhandensein eines Stoffes noch nicht Krankheit und noch nicht einmal Gefährdung bedeuten muß. Sie sehen nicht, daß die Wörter »Risiko« und »Gefahr« nur eine mathematisch berechnete Wahrscheinlichkeit für den Eintritt eines Schadens ausdrückt, nicht eine tatsächliche Krankheit oder einen tatsächlichen Schaden. Sie kennen nicht immer die Unterschiede zwischen Korrelation und Kausalität, zwischen Zufall und System, sie wollen nicht wahrhaben, daß es kein Nullrisiko gibt, sie haben wenig Ahnung von Statistik, und sie können schlecht mit relativen und absoluten Risiken umgehen.

Gemessen am wissenschaftlichen Anspruch sind viele Berichte gerade über Krisen deshalb wenig objektiv, vielmehr unfair, verzerrend, übertreibend, ungenau, unsachlich und inkompetent. Die Kluft zwischen »richtigen« Qualitätskriterien der Forschung und den »falschen« Auswahlkriterien des Journalismus scheint kaum überbrückbar.

Trotzdem sind wir mit Kepplinger der Meinung, daß die Massenmedien zumindest versuchen sollten, der Realität einigermaßen gerecht zu werden und nicht völlig an ihr vorbeizuschreiben. Wissenschaftliche Messungen über die Luft- und Wassergüte oder die Strahlungsbelastung von Gemüse erfassen zwar nur einen Ausschnitt der Realität und können zudem mit Meßfehlern behaftet sein. Trotzdem informieren sie über die Realität differenzierter und zuverlässiger als subjektive Eindrücke und Betroffenheitskasperei. Leser, Hörer und Zuschauer haben ein Recht darauf, so gut wie möglich informiert zu werden. Wenn wir uns im Rahmen jeweiliger Möglichkeiten vor Katastrophen und Schadensfällen schützen wollen, brauchen wir möglichst genaue Kenntnisse über Eintrittswahrscheinlichkeiten und mutmaßliche Schäden.

Natürlich irren auch Experten. Aber sie irren in der Regel weniger folgenschwer und seltener als Laien. Sie sind deshalb die besseren Quellen. In diesem Zusammenhang wird immer wieder darauf hingewiesen, daß Experten zuweilen unterschiedliche Auffassungen vertreten. Das ist richtig. Daraus folgt jedoch nicht, daß dann Laien an die Stelle von Experten treten müssen, sondern daß man Kriterien suchen muß, mit denen man gute von schlechten Experten unterscheidet. Die Messungen von Radioaktivität, der Luftverschmutzung, der Waldschäden und der Lebenserwartung repräsentieren zwar nicht »die Realität« als solche. Sie sind jedoch die beste Näherung an eine in ihrer Gesamtheit letztlich nicht erkennbare Realität.

Es ist einfach gefährlich und tollkühn, wenn der Normalbürger nicht Bescheid weiß über die globale Erwärmung, die Abnahme der Ozonschicht, die Luftverschmutzung, über Giftmüll- und radioaktive Abfälle, sauren Regen, Bodenerosion, die Vernichtung der tropischen Regenwälder und über die Bevölkerungsexplosion. Die demokratische Gesellschaft braucht aufgeklärte Bürger. Deren Sachkenntnis ist zwar keine Garantie, wohl aber eine Voraussetzung für vernunftgeleitete Entscheidungen. Seit der Einführung der systematischen Beobachtung weiß die Menschheit immer mehr, und immer weniger muß einem Gott zugemutet werden, um die Lücken zu schließen. Man kann für Cholera- und Pestopfer beten oder ihnen alle zwölf Stunden eine Dosis Tetracyclin verabreichen. Man kann Schizophreniepatienten einer nahezu nutzlosen psychoanalytischen Therapie unterziehen oder ihnen täglich ein wirksames Medikament geben. Man kann Krebspatienten durch psychologische Gespräche psychisch stabilisieren oder ihnen die Schuld an ihrer Krankheit geben. Man kann an die Existenz von Marsmenschen glauben, die gigantische Kanäle gegraben haben, oder eine Raumsonde dorthin schicken und Bilder von der Marsoberfläche zur Erde funken. Die wissenschaftlichen Methoden sind hundert- oder tausendmal effektiver als die Alternative des Aberglaubens. Wissenschaft aufgeben heißt viel mehr aufgeben als Klimaanlagen, CD-Spieler, Haartrockner und schnelle Autos. Das kostbare Angebot der Wissenschaft an die Menschheit ist nichts Geringeres als das Geschenk des modernen und sicheren Lebens. »All unsere Wissenschaft«, so sagte einmal Albert Einstein, »ist, gemessen an der Wirklichkeit, primitiv und kindlich – und doch ist sie unser kostbarstes Gut.«

Literatur

Die Medienberichterstattung über alltägliche und außerordentliche Risiken ist inzwischen breit erforscht. Einen schönen Überblick, auch über Kepplingers und Noelle-Neumanns Forschung, bietet *Risikokommunikation* (edition sigma, Berlin 1991), herausgegeben von Jens Krüger und Stephan Ruß-Mohl vom Institut für Publizistik und Kommunikationswissenschaft der Freien Universität Berlin. Über die (begrenzte) Macht der Medien und ihren keineswegs immer steuerbaren Einfluß auf das Publikum informieren knapp und instruktiv die kanadischen Wissenschaftler Douglas Powell und William Leiss in *Mad Cows and Mothers Milk. The Perils of Poor Risk Communication* (Montreal 1997, S. 227–236). Und über die Praktiken der Medien bei der Verschleierung der Wahrheit informieren Burkhard Müller-Ullrich: *Medienmärchen: Gesinnungstäter im Journalismus,* München 1998 (Goldmann Taschenbuch), und Udo Ulfkokotte: *So lügen Journalisten; Der Kampf um Quoten und Auflagen,* Güterloh 2001 (Bertelsmann). Ein leidenschaftliches Plädoyer für wissenschaftliches Denken ist das Buch *Der Drache in meiner Garage. Die Kunst der Wissenschaft, Unsinn zu entlarven,* München 1997 (Droemer Knaur) des 1996 verstorbenen Carl Sagan, New Yorker Professor für Astronomie und Weltraumwissenschaft.

7. Kapitel

Auf dem Weg zur hysterischen Gesellschaft?

> *Eine ungebremste und unkontrollierte Flut von Umweltnachrichten, die keine Chance zur Unterscheidung zwischen richtig und falsch, ausgewogen und verzerrt läßt, erzeugt zwangsläufig Massenängste bis hin zur kollektiven Hysterie.*
>
> Hans Hoffmeister, früherer Direktor des Instituts für Sozialmedizin des aufgelösten Bundesgesundheitsamtes

Im Dezember 2000 zeigt der *Spiegel* auf seinem Titelbild das Gesicht einer jungen Frau mit weit aufgerissenen Augen, den Mund von einem Entsetzensschrei verzerrt. Quer darüber prangt in dicken Lettern: »Die hysterische Republik«: Ist das Essen vergiftet, haben Neonazis einen kleinen Jungen ertränkt, übernehmen Rechtsradikale die Macht auf der Straße, werden wir durch BSE eines grausamen Todes sterben? Das wird heute vielfach nicht gefragt, das wird nur noch festgestellt. Ob ein vermeintlicher Lynchmord unter freiem Himmel, Fahndung nach einem Sexualverbrecher, Bedrohung durch Rechtsradikale und Kampfhunde, ob Christoph Daums Eiertanz um seinen Kokainkonsum oder Lkw-Demonstrationen aus »Benzin-Wut«: Mit heftigen Gefühlen, meint der *Spiegel,* reagieren Menschen und Medien auf sensationelle Meldungen; der Verstand sei weniger gefragt.

Der *Spiegel* will daraus einen speziell deutschen Hang zur Erregtheit konstruieren. Viel hat das Magazin für diese These nicht anzubieten. Das Schlüsselwort der

Nachkriegszeit habe »Sicherheit« geheißen, aber jetzt »ist nichts mehr sicher«. Die *Spiegel*-Journalisten verquirlten in atemlosen Ein-Wort-Sätzen die Globalisierung und die Klimaveränderung mit der Sorge um Lebensmittel auf dem Teller und die Sicherheit der Kinder: »Die Mehrheit der Bundesbürger fühlt sich allein gelassen. Hilflos. Bedroht. Die Richtung ist nicht erkennbar.« Im Taumel der Hysterie gingen die Maßstäbe verloren, vor allem bei den Politikern, die dem Geschehen hinterherhechelten.

In seiner eigenen, unnachahmlichen Weise hatte der *Spiegel* die Stimmung wieder einmal auf den Punkt gebracht. Doch hat er recht? Entgegen der Behauptung war »die Politik« durchaus handlungsfähig. Sachsens Ministerpräsident Kurt Biedenkopf flog sofort nach Sebnitz, und der Kanzler hatte Zeit für ein Gespräch mit der Familie. Die Regierung bereitete ein NPD-Verbot vor, sie verbot per Gesetz besonders aggressive Hunderassen und sie verbot das Verfüttern von Tiermehl, um BSE einzudämmen. Derartige Handlungsfähigkeit ist dem *Spiegel* nun aber auch wieder nicht recht: »Hastig ließ die Koalition ein ›Eilgesetz‹ erarbeiten, das ... durch das Parlament und ... den Bundestag gepeitscht wurde.« Die eine Aussage wird im nächsten Satz von der anderen Aussage widerlegt. Der *Spiegel*-Leser fühlt sich allein gelassen. Hilflos. Bedroht. Die Richtung ist nicht erkennbar.

Ist »die Mehrheit der Bevölkerung« wirklich so orientierungslos, wie der *Spiegel* sie machen möchte? Wo beginnt die Hysterie, wohin führt sie, und wer sind ihre Verursacher? Geben die Medien die Unsicherheit und die Aufregung der Bürger nur wieder? Oder lösen sie sie aus? Laut *Spiegel* sind »immer die Medien der Auslöser, aber nichts können sie auslösen, was nicht auf Aufnahmebereitschaft trifft«. *Focus*-Chefredakteur Helmut Markwort glaubt, »wir Journalisten spiegeln doch bloß die Realität.« Medien rechtfertigen ihre hysterische Berichterstattung mit dem Willen des Lesers, in dieser Art und Weise informiert und angespitzt zu werden.

In der Regel versuchen Journalisten, einen Sachverhalt einigermaßen korrekt wiederzugeben (sofern ihnen nicht, wie im letzten Kapitel dargelegt, die Zwänge und Verführungen ihres Berufsstandes in die Quere kommen). Gleichzeitig sind sie aber bemüht, diesem Sachverhalt »eine interessante Note« zu geben, um sich von der Konkurrenz abzuheben. Das wünscht der Chefredakteur und angeblich auch das Publikum. Der Journalist als bloßer Spiegel des Lebens ist eine etwas weltfremde Vorstellung. Journalisten können »die Realität« schon allein aus dem Grunde auf keinen Fall getreulich widerspiegeln, weil diese auf noch so vielen Zeitungsseiten oder in noch so vielen Fernsehminuten niemals vollständig darstellbar ist. Journalisten kommen also nicht darum herum, berichtenswerte Gegebenheiten auszuwählen und aufzubereiten, mit den vielfältigsten Möglichkeiten des Drehens und Verdrehens von Sachverhalten, der Manipulation, des Irrtums und des Inszenierens von Aktualität, die mit diesem Aufbereiten notwendig verbunden sind.

Immer öfter klafft dabei eine Lücke zwischen dem, was der Journalist über »seine Leser« zu wissen glaubt, und dem, was den Leser mutmaßlich wirklich interessiert. Nicht alle sind aufgeregt, wenn sich Babs und Boris scheiden lassen, und viele sind eher neutral und abwartend als hysterisch bei dem Thema BSE. Die Medien glauben, mit aufgeregten, übertriebenen Geschichten die Bedürfnisse der Leser zu befriedigen, tatsächlich aber ködern sie die Leser nur. Das ist ein Unterschied. Es ist der Unterschied zwischen einer Berichterstattung nach den Kriterien der Aufklärung, des Abwägens und des neutralen Informierens und denen eines Quotenjournalismus, der mit Absicht künstliche Aufgeregtheit und Empörung erzeugt.

Der Berliner *Tagesspiegel* machte kürzlich darauf aufmerksam, daß auch die Medien in anderen Ländern auf scheinbare Skandalgeschichten reingefallen sind. Es gibt gewisse länderübergreifende, aber medienspezifische Automatismen bei den Geschichten über Organraub bei Kindern in Südamerika, den Ertrinkungstod eines siebenjährigen marokkanischen Mädchens »vor aller Augen« bei Rotterdam, das Ertrinken einer Mutter und ihrer Tochter an der französischen Atlantikküste mit einer vermeintlich gaffenden Menge am Strand und über das Mädchen aus Halle, das sich 1994 ein Hakenkreuz in die Wange schnitt und behauptete, »Skinheads« wären es gewesen. Der *Spiegel* sieht hier nur »die Politik in Verunsicherung und Orientierungslosigkeit« versinken, dabei stecken die Medien bis zum Hals im gleichen Sumpf, der *Spiegel* mitten drin. Der *Spiegel* hat ja nicht im Ansatz eine Vorstellung, wie »die Politik« es besser machen könnte. Die Medien sind die letzten, die hier mit dem Finger auf irgend jemanden zeigen dürften. Es ist eine Tragik der Presse, daß sie dabei selten einen anderen Weg als den der Übertreibung findet.

»Hysterie« ist eine medizinisch-fachsprachliche Neubildung aus dem ausgehenden 18. Jahrhundert. Was dieser Begriff genau bedeutet, ist nicht so rasch zu sagen. Sein Inhalt verändert sich ständig, wie sich auch die Ausprägungen der Hysterie im Verständnis der Wissenschaft mehrfach gewandelt haben. Es gibt kein genau umschriebenes Krankheitsbild, doch gehen abnorme seelische Verhaltensweisen wie nervöse Aufgeregtheit, Erregtheit und Überspanntheit mit vielfachen geistigen und körperlichen Symptomen vermutlich auf starke Gemütserregungen zurück.

Hysterien als klinisches Krankheitsbild hatten ihre größte Verbreitung vor einhundert Jahren, um die Pariser Krankenstadt Salpêtrière und den berühmten Arzt Jean Martin Charcot herum. Mit Charcots Tod brach die Hysterie als Massenerscheinung in sich zusammen; seitdem wird von Fachleuten behauptet, es gebe sie kaum noch, jedenfalls nicht mehr mit den um 1900 üblichen dramatischen körperlichen und seelischen Zuständen. Wie aber die amerikanische Kulturwissenschaftlerin Eliane Showalter ausführt, trägt die Hysterie seitdem nur neue Namen wie »Chronisches Müdigkeitssyndrom«, »Golfkriegssyndrom«, »wiedergewonnene Erinnerung«, »multiple Persönlichkeit«, »Multiple Chemical Sensitivity (MCS)«, »Minimale Cerebrale Dysfunktion (MCD)«, »Aufmerksamkeitsdefizitsyndrom« oder »Sick Building Syndrom«. Unter diesen »modernen« Krankheiten wird eine Vielfalt von unklaren Beschwerden abgehandelt, die sich in Augenreizung, Atemnot, Übelkeit, Kopfschmerzen, Schwächegefühl, Taubheitsgefühl und Muskelschmerzen äußern, und die von den Betroffenen in aller Regel auf Strahlen oder Umweltgifte zurückgeführt werden.

Aber: Die Symptome erscheinen auch in Abwesenheit von meßbaren chemischen Substanzen, sie sind nicht oder kaum dosisabhängig, sie sind unspezifisch gegenüber der »auslösenden« Substanz und sie sind anstekkend. Beschwerden, die den Nerv der Zeit treffen, verbreiten sich schlagartig. Für Toxikologen ist das ein Rätsel, das zu vielfältigen Spekulationen Anlaß gibt.

Nicht nur in Deutschland tritt in den Arztpraxen ein

neuer Patiententypus auf, der eingebildete Umweltkranke. Sie klagen über chronische Müdigkeit, Kopfschmerzen und Depressionen und führen das auf ein vermutetes Umweltgift zurück. Manchmal gelingt es umweltmedizinischen Beratungsstellen, einen giftigen Einfluß wie Lösungsmittel oder Benzol auszumachen. Immer häufiger aber leidet der Patient an Umweltangst, an einer »Chemophobie« und anderen übertriebenen Reaktionen. Überzogene Presseberichte über tatsächliche oder vermeintliche Umweltskandale erzeugen oftmals erst die Leiden, über die dann die nächste Sendung berichtet. Die Ursache der Störung liegt im Patienten selbst, nicht in der Umwelt, der Störfall ereignet sich nur allzu oft allein im Kopf.

Doch die eigene Psyche als Ursache der modernen hysterischen Epidemien wird von den Betroffenen nicht anerkannt. Die Behinderung durch eine schwere und rätselhafte Krankheit wird dagegen dankbar hingenommen. Die Symptome sind vollkommen real, und auch die oftmals verheerenden Folgen für die Erkrankten sind real. Für das Selbstwertgefühl der Betroffenen ist es aber wichtig, die psychische Natur der Krankheit abzustreiten. Diese Menschen sind durch ihr kulturelles Umfeld und ihr Ich-Ideal gezwungen, die psychische oder soziale Ursache ihrer Symptome zu verleugnen und statt dessen auf die Biologie oder Chemie zurückzugreifen. Denn dann liegt die Störung nicht in ihrer Macht, nur auf diese Weise sind sie als Kranke gesellschaftsfähig.

Stellen die Labore keine meßbaren Veränderungen fest, beginnen die Patienten eine jahrelange Odyssee von einem Arzt zum nächsten auf der Suche nach jenem Mediziner, der ihre Krankheit biomedizinisch beglaubigt. Viele Patienten suchen den Beweis, daß sie »wirklich krank« und nicht etwa depressiv sind oder an einer »generalisierten Angststörung« leiden.

An einer Beseitigung der Symptome und ihrer Ursachen haben die Betroffenen nicht unbedingt ein Interesse. Als Opfer einer Vergiftung oder einer rätselhaften Krankheit erntet man Mitleid, Rücksicht und Freistellung von lästigen Pflichten. Der Kranke und der Ängstliche ist immer auch der Mächtigste in der Familie und dem Freundeskreis, selbst wenn er bei anhaltendem Leiden von der Rolle des Bemitleideten in die der Nervensäge wechselt. Lieber ein Problem haben als gar keinen Gesprächsstoff. Die restlose Beseitigung der auslösenden Chemikalie (Holzschutzmittel, Amalgam) oder Strahlung (Elektrosmog), die er fordert, widerspricht im tiefsten Innern seinem eigentlichen Interesse, im Mittelpunkt der Aufmerksamkeit zu stehen und einen Lebenssinn im Kampf gegen die vermeintliche Gefahr gefunden zu haben. Es wäre gänzlich sinnlos, Amalgam oder Elektrosmog zu minimieren; viele Betroffene sehen sich dann nach anderen Auslösern und anderen Symptomen um oder schrauben ihre Forderungen ins Gigantische, insgeheim wissend, daß diese nicht erfüllt werden können. Sie verbleiben in der Rolle des Opfers, des Mahners und des Anklägers und sind als Mitglieder einer Symptomgemeinschaft zumindest einer Binnenanerkennung ihrer Beschwerden sicher.

Hysteriker lügen nicht bewußt. Sie glauben an die Wahrheit ihrer Erfindungen. Je länger eine hysterische Epidemie dauert, desto stärker sind die Betroffenen davon überzeugt, daß sie jene von außen kommende Ursache hat, die sie von Anfang an behaupteten: Viren, Außerirdische, sexuell mißbrauchende Väter, Giftgas oder Umweltgifte. Die Patienten und die sie unkritisch unterstützenden Ärzte, Psychologen und Experten geben Eindrücke als Tatsachen aus, undifferenzierte und unbeweisbare Äußerungen werden wie medizinische Fakten behandelt, umfangreiche Untersuchungen werden als Beleg genommen, »daß wohl was dran sein muß«.

Die modernen Hysterien sind zunächst amerikanische Phänomene; sie treten in anderen Ländern nur dort auf, wo amerikanische Experten referieren. In den USA verbinden sie sich mit einem historisch gewachsenen, paranoiden Mißtrauen in die Politik sowie einer puritanischen Prüderie. Die Ufo-Entführungsgeschichten sind subtil erotisch, da berichtet wird, daß Frauen und Männer an den Genitalien besonders ausgiebig untersucht werden. Forciert wird der ganze Komplex durch ein aus dem Ruder laufendes Haftungsrecht, das Entschädigungssummen in unvorstellbarer Höhe zuläßt. Die Betroffenen haben ein starkes materielles Interesse daran, Verantwortliche außerhalb ihrer selbst dingfest zu machen. Sie gehen davon aus, daß die Regierung sich verschworen hat, um ihnen die fälligen Entschädigungen und Behindertenrenten vorzuenthalten.

Verschwörungstheorien dienen Amerikanern als willkommene Erklärung für alles, was man nicht sofort versteht. Der amerikanische Psychologe Robert Jay Lifton beschreibt in seinem Buch *Terror für die Unsterblichkeit – Erlösungssekten proben den Weltuntergang* (Hanser Verlag, München 2000) treffend den Seelenzustand eines Teils der amerikanischen Bevölkerung und die unter ihr grassierende Weltuntergangshysterie. Sein Buch erhielt Bestätigung durch den Giftgasanschlag der Aum-Sekte in Tokio, die Massenmorde und Selbstmorde der Davidianer-Sekte in Texas im April 1993 und durch die bis dato schlimmste einzelne Terrortat in der Geschichte der Vereinigten Staaten, die Sprengung eines Hochhauses in Oklahoma City 1995. Bei den Tätern mischten sich politischer mit religiösem Fanatismus, sie waren getrieben von diffusen Rachegelüsten gegen die Bundesbehörden. Sie glaubten an die Notwendigkeit eines massiven und bewaffneten Widerstands gegen die »von Juden unterwanderte Regierung« und ihre Organe. Sie verdächtigten die Bundesregierung, mit Hilfe chinesischer und russischer Truppen die Waffen loyaler Bürger konfiszieren zu wollen, und befürchteten eine Machtübernahme der »Weltregierung« der Vereinten Nationen. Lifton meint, in jeder Gesellschaft existiere eine verborgene apokalyptische Kultur, die durch Katastrophenbeobachtung, -erfahrung und -angst aktiviert und von Sekten kanalisiert werden könne. Wenn sie Zugang zu Waffen erhalten, könnten sie selbst zu einem unkalkulierbaren Risiko werden – aus einem falsch verarbeiteten Risiko entstehe eine neue, viel größere Gefahr.

Bisher blieb der amerikanische Terrorist Theodore Kaczynski ein Einzelfall, der, ausgehend von einem mystischen Naturverständnis, die USA in eine angeblich natürliche und heile Jäger- und Sammlergesellschaft zurückzubomben suchte. Über achtzehn Jahre hinweg verschickte oder plazierte der Phantommensch seine Bomben: 29 Opfer kamen mit Verletzungen davon, drei wurden getötet. Dem ehemaligen Mathematikdozenten galten die Wissenschaftler und Geschäftsleute als Repräsentanten der technischen Welt. »Die Wissenschaft marschiert blind voran«, beklagt er in einem Manifest, »ohne das wirkliche Wohlergehen der Menschheit im Sinn zu haben.« Der im FBI-Computer unter dem Stichwort »Unabomb« – für »Universities and Airline Bombings« – geführte Unabomber lebte für das Ideal der »wilden Natur«, in der jeder seine Rolle kennt: »Der primitive Mensch wußte, wo er eßbare Wurzeln finden konnte und wie er sie zubereiten mußte, er wußte, wie er Tiere jagen und mit handgefertigten Waffen erlegen sollte.«

Kaczynskis rückwärtsgewandte Vision beruht – man braucht es kaum zu sagen – auf einer über alle Maßen törichten Vorstellung von Natur. Die Natur ohne alle Hilfsmittel bewältigen zu müssen ist für die meisten tödlich. Die künstliche Welt, die sich der Mensch durch Technik geschaffen hat, ist dem menschlichen Leben deutlich günstiger als die natürliche Umwelt. Wissenschaft jedenfalls hat »das wirkliche Wohlergehen« der Menschen weitaus mehr im Blick als die Natur. Besser gesagt, die Natur hat für das Wohlergehen der Menschen nicht das geringste übrig. Der Maßstab, den der Terrorist anlegt, ist völlig absurd, für ihn aber nötig, um seine mörderischen Absichten vor sich selbst und anderen zu rechtfertigen.

Just jene Technik und Naturferne, die er aufs blutigste bekämpfte, hat dem Unabomber zu einer großen Anhängerschaft verholfen. Nicht nur nahm er völlig selbstverständlich Briefmarken, die hochautomatisierte Postverteilung, den Sprengstoff, die Zündkabel und all die anderen Errungenschaften der Zivilisation in Anspruch – der Time-Warner-Konzern verschaffte dem Terroristen Zugang zum modernsten aller Medien und publizierte den gesamten Text des Manifests im Internet. Viele Leser stimmten dem Manifest zu. Sie teilten Kaczynskis Nostalgie und seinen tiefen Zukunftspessimismus. In den gemeingefährlichen Anschlägen auf den Eisenbahnverkehr aus Protest gegen den Transport von radioaktiven Abfällen aus Kernkraftwerken haben wir in Deutschland einen Abklatsch jener Angst und Erlösungssehnsucht, von der man nicht weiß, bis zu welchem Grad des Terrorismus er sich steigern wird.

Wenn wir einen Ökochonder sehen, der seine Wohnung mit Aluminiumfolie auskleidet, weil er auf sämtliche Stoffe allergisch reagiert, oder einen Kernkraftgegner, der bereit ist, Eisenbahnunglücke herbeizuführen, um Castor-Transporte zu verhindern, so gilt auch in diesen Fällen die Grundannahme der psychologischen Risikoforschung, daß jedes Individuum ein in sich stimmiges System von relativ stabilen Einstellungen hat. Meinungsbildung geschieht in der Weise, daß neue Meinungen nach Möglichkeit in dieses System widerspruchsfrei eingereiht werden. Auch das Irrationale beruht auf einem Abwägungsprozeß, ist also grundsätzlich verstehbar und nachvollziehbar, auch wenn man das Ergebnis nicht teilt. Auf was beruht der Entscheidungsprozeß? Auf Erfahrung und Information. Beide können falsch sein.

Ein in sich stimmiges Weltbild ist eine ziemlich baufällige Konstruktion, wenngleich den meisten das nicht bewußt sein dürfte. Viele Menschen orientieren sich weniger an wissenschaftlich gewonnenen Einsichten, mehr an Gefühlen und »Privatlogik«. Sie pochen auf ihre Intuition und ihr Gefühl nach dem Motto: Ich habe zwar keine Ahnung, aber auf mein Angstsignal kann ich mich verlassen. Der bodenlose Skeptiker Günther Anders forderte allen Ernstes dazu auf, »zu der erforderlichen Angst zu erziehen«: »Ängstige deinen Nachbarn wie dich selbst.« Angst gilt als glaubwürdig, gar als existentiell. Der Psychoanalytiker Sigmund Freud erkannte schon um die Jahrhundertwende, daß der Intellekt, auf den sich die Menschen so viel einbilden, nur ein »Handlanger« des Gefühls ist: »Ist ihm (dem Menschen) etwas nicht recht, so kann er sich sehr scharfsinnig dagegen wehren und sehr kritisch erscheinen; paßt ihm aber etwas in seinen Kram, so kann er sich dagegen sehr leichtgläubig zeigen.«

Glaubenssysteme werden leicht immun gegen von außen kommende Argumente. Regelmäßig wird von den schwarzen Reitern des Pessimismus behauptet, Behörden oder Regierungen verschwiegen mögliche Gefahren, bis sich herausstellt, daß sie in Wahrheit umfangreiche Nachforschungen betrieben und deren Ergebnis schon vor Jahren veröffentlicht haben. Gewohnheitsmäßig wird geäußert, »die Wissenschaft« habe kein Interesse an der Aufdeckung. In Wahrheit ist die Neugier der Forscher selbst an den abseitigsten Themen ungebremst. Gerade die abstrusen Behauptungen der Zukunftsängstlichen sind immer wieder Anlaß, den Stand der eigenen Wissenschaft zu überprüfen; kein Forscher will es riskieren, etwas übersehen zu haben.

Perfide, weil schwer zu kontern, ist die Sprache der Gemeinschaftspanik, wenn sie betont, eine Gefährdung durch Umweltgifte sei »nicht auszuschließen«. Was soll man darauf antworten? Wer könnte je irgend etwas ausschließen? Können Journalisten garantieren, daß sie mit ihrer Berichterstattung wirklich niemandem schaden? Sind alle Argumente aufgebraucht, wird ein letzter Trumpf aus dem Hut gezaubert, der Hinweis darauf, daß »über die gegenseitige Beeinflussung von Substanzen im menschlichen Körper noch viel zu wenig bekannt« sei. Das stimmt und stimmt auch wieder nicht. Die Wirkung eines Einflusses läßt sich nun mal am besten belegen, wenn der Einfluß von anderen isoliert wird, im übrigen wird auch an der Kombination von Schadstoffeinflüssen emsig geforscht.

Schließlich wird das »Profit«-Argument aus dem Hut gezaubert: Kernkraftwerke beispielsweise würden doch nur um des Profits willen betrieben. Die sowjetischen Kernkraftwerke und die norwegischen Wasserkraftwerke und die deutschen Windkraftwerke werden also aus purer Menschenliebe als reine Zuschußunternehmen unterhalten? Nichts ist absurder als dieser Profit-Vorwurf. Gewinn ist das Einkommen der Konzerne; er schafft Arbeitsplätze und preiswerten Strom. Der Zirkel halbgarer ethischer Überzeugungen, dieses Geflecht aus Denkfaulheit und Unlogik, läßt sich nicht aufbrechen, nur abschreiten und beschreiben.

Seltsamerweise waren es gerade Psychologen wie Heiner Keupp oder Horst Petri, die zwar die latente Angst großer Teile der Bevölkerung vor einem Atomkrieg und der Großindustrie sensibel erkannten und beschrieben, diese jedoch nie auf ihre Stichhaltigkeit hin überprüften, ihr vielmehr beredt Ausdruck gaben und nach Erklärungen dafür suchten. Keupp sieht die »reale Möglichkeit der eigenen Auslöschung, ja der ganzen Gattung« durch einen Atomkrieg, doch würden die Menschen darauf mit »psychischer Empfindungslosigkeit«, mit Demoralisierung reagieren, weil die Bedrohung ihre Vorstellungskraft übersteigt und sie sich resigniert eingestehen müssen, daß sie nichts an der Situation ändern können. Ständige Alarmstimmung führt zur Abstumpfung, vor allem, wenn die Feuerwehr nicht zu kommen braucht. Horst-Eberhard Richter, Deutschlands bekanntester Psychoanalytiker, sah allerdings auch, daß die Menschen nicht nach dem Prinzip der Angstmaximierung im Stil von Günther Anders leben können: »Aber man hat keine Lust mehr, mit dem heiklen Thema ewig weiter geplagt zu werden. ... Die uns eingeborene Verdrängungsbereitschaft mag psychohygienisch nützlich sein. Es ist gut für unseren Schlaf und unseren Appetit, wenn die Raketen, Tschernobyl, Sandoz, das Waldsterben usw. nicht zu einem psychischen Dauerstreß werden.«

Dauerstreß kann objektiv eine Anzahl physiologischer Veränderungen und Symptome hervorrufen, selbst die Schwächung des Immunsystems wird heute nicht mehr ausgeschlossen. Oft ist Streß nicht zu umgehen, wie in innerfamiliären oder beruflichen Konflikten oder in Kriegszeiten. Streß und daraus folgende Krankheit hat nicht unbedingt mit »Einbildung« zu tun. Soziale Konfliktlagen, die hysterische Beschwerden verursachen, sind real. Das Syndrom ist vollkommen real, und auch die verheerenden Folgen für die Erkrankten sind wirklich. Hysterie ist nicht Schwäche oder moralischer Mangel, sondern ein kulturell geformtes Streß- und Angstsymptom. Hysterie zu Charcots und Freuds Zeiten war eine Körpersprache des weiblichen Aufbegehrens gegen die patriarchalische Unterdrückung. Großbürgerliche oder adelige Konventionen mit rigiden Rollenbildern und einer skrupellosen sexuellen Ausbeutung der Frau standen in nicht lösbarem Konflikt mit der inneren Unabhängigkeit und überdurchschnittlichen Intelligenz eben dieser Frauen. Sie befanden sich in psychischen Ausnahmesituationen, aus der sie in eine partielle Verantwortungslosigkeit in Form von bizarren Symptomen flohen.

Heute könnten die gemeinsamen Erdichtungen von »chemischen Vergiftungen« nötig sein, um sich eine Identität zu schaffen, um Wut zu verarbeiten oder um auf sozialen und kulturellen Druck zu reagieren. Die Patienten sind so gut wie immer im Recht, wenn es um die Symptome, aber unter Umständen völlig im Unrecht, wenn es um die Ursachen geht. Einsamkeit, Überforderung, Furcht, Schrecken und Angst sind Krankheitserreger, nach denen gesucht werden muß, wenn chemische Auslöser oder erhöhte Strahlung als Gründe nicht in Frage kommen. Psychische Akte rufen körperliche Symptome hervor, die der Betroffene, der genauso reale Schmerzen wie bei einer körperlichen Störung verspürt, für eine echte organische Krankheit hält. Doch was ihn wirklich krank macht, liegt unter der Bewußtseinsschwelle.

Die Psychologie spricht hier von einem »posttraumatischen Belastungssyndrom«. Die Symptome werden durch besonders starke Unglücke hervorgerufen, beispielsweise durch Erdbeben oder Kriegserlebnisse, die weit über eine normale Streßerfahrung hinausgehen und zu extremer Angst führen. Unterhalb der deutlich sichtbaren Ebene von Unglücken existiert ein privates Elend, das nur das geschulte Auge erkennt, das aber um nichts weniger dramatisch und belastend sein kann als ein körperlicher Schmerz. Es sind die ungelösten oder unlösbaren Konflikte, sowohl zwischen den Menschen als auch innerhalb des eigenen Bewußtseins. Der Mensch muß mit dieser Erfahrung umgehen. Unsere Gesellschaft bietet ihm dafür einen bunten Strauß von hysterischen Symptomen an, aus denen er das ihm passende wählen kann. Hysterie in ihrer modernen Ausformung ist eine psychisch-physische Reaktion auf nicht lösbare große und kleine Konflikte und Belastungen.

Um dies richtig zu begreifen, ist die Kenntnis von Halluzinationen, Autosuggestionen und von Ärzten induzierten Suggestionen nötig. Die Literatur ist voll von Berichten über toxikologisch unerklärliche Massenvergiftungen. Ihre Auslöser sind eine stinkende Toilette, ein seltsamer Geruch, die Messung einer unbedeutenden Chemikalie, die »schlechte Luft« in klimatisierten Räumen. Schulklassen oder ganze Schulen, die Mitarbeiter von Büros, Soldaten oder Anwohner einer Fabrik fühlen sich plötzlich nicht wohl und glauben sich vergiftet. Gründlichste Untersuchungen fördern meist keinen Stoff zutage, der auch nur im entferntesten die Symptome hätte auslösen können. Analysen von Urin, Blut oder Haaren bringen keinen Befund. In Kanada wurde in vier Bürohäusern die Frischluftzufuhr erhöht, ohne daß die klagenden Angestellten informiert wurden. Ihre Beschwerden nahmen nicht ab, die meisten Häuser blieben trotz Sanierung weiter »krank«.

Solcherart Sensible sind auch keine Allergiker. Ihnen fehlen die typischen allergischen Reaktionen und die charakteristische Erhöhung des Immunglobulin-E-Wertes im Blut. Wegen des immer noch diskriminierenden Beigeschmacks der Diagnose »Hysterie« ist es ungemein schwer, die Gefühle der Betroffenen nicht zu verletzen und ihnen gleichzeitig zu helfen, sich aus ihren Vergiftungsvorstellungen, die bis in die Psychose hineinreichen können, zu befreien. Sie machen Ursachen dingfest, die sich mit dem heutigen Stand der Meßtechnik nicht belegen lassen, oder sie haben Angst vor Gefahren, die als vernachlässigbar anzusehen sind. Die von diesen Krankheiten befallenen Menschen suchen die Ursachen ihrer psychischen Probleme in äußeren Quellen: in einem Virus, in sexueller Belästigung, chemischer Kriegführung, in teuflischen Verschwörungen oder außerirdischer Beeinflussung. Die große Mehrheit der Bürger besteht darauf, Opfer einer organischen Krankheit zu sein. Sie meiden Psychotherapeuten und suchen Rat bei Allgemeinärzten oder gehen in die für ihr defektes Körperteil zuständige Krankenhausabteilung. Gegen Überweisungen in die Hände von Psychotherapeuten sperren sie sich. Die meisten Psychofälle sind ohne Rast und Ruh hinter Medikamenten und Operationen her. Der Streit über Ursachen und Hilfen bei Umweltkrankheiten wird zunehmend zum Grabenkrieg zwischen moderner, anerkannter Medizin und »Alternativärzten«.

Die Fixierung der Ökochonder auf die Biologie macht sie unzugänglich für psychologische Erklärungen. Psychologische Erklärungen bagatellisieren in den Augen der Betroffenen die Krankheit. In der Regel lehnen sie die Schulmedizin ab, der sie vorwerfen, »hilflos« gegenüber ihrem Leiden (Neurodermitis, Allergien, Rückenschmerzen, Müdigkeit, Depression) zu sein. Nur zu gern werfen sie die gesamte Wissenschaft als angstmachenden Ballast ab und suchen Unterschlupf in den beruhigenden Armen von Astrologen, Geistheilern und Homöopathen.

Die moderne Schulmedizin kann mit diesen Patienten wenig anfangen, weil sie die psychosoziale Botschaft als eine chemische mißversteht. Ärzte sind aufgrund mangelnder psychologischer Schulung hilflos und werden gleichzeitig von der unerfüllbaren Erwartung der Patienten her in die Rolle des Scheiternden gedrängt. Die Wissenschaft kann niemals die Nichtexistenz einer Vergiftung beweisen. Eine einseitig auf die Biologie fixierte Medizin ist kaum in der Lage, die psychosozialen Verknüpfungen zu erkennen und angemessen darauf zu reagieren. Die Patienten stehen unter starkem Leidensdruck und die akademischen Ärzte sehen sich im Dilemma zwischen der offensichtlichen Not der Patienten und dem aktuellen Stand der Wissenschaft, der da lautet: Es ist nichts zu finden.

Am ehesten könnten noch Psychologen zur Aufklärung beitragen. Aber leider nehmen viele Psychologen das, was die Patienten sagen, für bare Münze. Arzt und Psychologe haben beide Mühe, chemische von psychosomatischen Störungen zu unterscheiden. Einerseits ist eine saubere Diagnose wirklich schwierig, andererseits übersehen beide Seiten geflissentlich die Erkenntnisse der jeweils anderen, trotz der bis zum Überdruß wiederholten Forderung, psychische und soziale Faktoren in der Medizin stärker zu berücksichtigen. So ordnen sie die Symptome mehr aus Verlegenheit denn aus Überzeugung in komplizierte Krankheitsbilder mit amerikanischen Namen ein, von denen unklar ist, ob es sich nicht doch nur um Modediagnosen handelt, die nach einiger Zeit so wie die klassische Hysterie, die Neurasthenie und das Kriegszittern verschwinden werden.

Wie in jeder Gesellschaft irren zwischen diesen Kranken Kriminelle, Vollidioten, Mythentümler und Ignoranten herum, die versuchen, in der plappernden Gesellschaft und den Medien Gehör zu finden. Diese Menschen wollen in gewissem Sinne nicht erwachsen werden. Wir erzählen unseren Kindern vom Weihnachtsmann, vom Osterhasen und von der guten Fee, weil wir dies gefühlsmäßig für richtig halten, aber dann klären wir sie über diese Mythen und Märchen auf, bevor sie erwachsen sind. Denn ihr Wohlbefinden als Erwachsene hängt davon ab, ob sie die Welt so kennen, wie sie wirklich ist. Wir machen uns aus gutem Grund Sorgen um Erwachsene, die noch immer an den Weihnachtsmann glauben. Wenn ganze Staaten und Gesellschaften die Fähigkeit zum kritischen Denken einbüßen und sich dem Aberglauben und der Hysterie ergeben, kann das katastrophale Folgen haben.

Literatur

Zur Kulturgeschichte der Hysterie siehe Eliane Showalter: *Hystorien. Hysterische Epidemien im Zeitalter der Medien*, Berlin 1997. Der Toxikologe Ernst Habermann faßte die Chemophobie in einem kurzen Aufsatz hervorragend zusammen: »Vergiftet ohne Gift. Glauben und Angst in der Toxikologie«, *Skeptiker*, 3/1995. Typische Alarmbücher und Hysterie-Erzeuger sind *Die Strahlenschutz-Fibel* von Aigner, Melzer und Seißler (München 1986) oder *Verstrahlt und verschoben* von Herbert Schäfer (Bergisch Gladbach 1987).

8. Kapitel

Der Mythos von der Krebsgefahr

> *Häufige Leukämie-Erkrankungen in der Nähe von Radio Vatikan.*
>
> Schlagzeile in der Frankfurter Allgemeinen Zeitung, 23. 3. 2001

Zu Zeiten Kaiser Wilhelms starb einer von 20 Deutschen an Krebs. Heute ist es jeder Vierte. Bei Männern schlägt dabei der Lungenkrebs, bei Frauen der Brustkrebs besonders häufig zu. Es folgen der Darmkrebs und – je nach Geschlecht und Bundesland – der Magenkrebs, der Lungenkrebs (bei Frauen) oder der Prostatakrebs (bei Männern in den alten Bundesländern). Danach kommen für Männer im Westen die Tumore der Bauchspeicheldrüse, für Männer im Osten die Tumore der Harnblase, für Frauen, besonders im Osten, die Tumore der Eierstöcke sowie die Tumore der Mundhöhle, der Speiseröhre, des Kehlkopfs, der Gallenblase, der Leber, der Nieren, der Knochen sowie Hautkrebs, Blutkrebs oder Hodenkrebs. Insgesamt unterscheidet die Onkologie, die Lehre von den Krebserkrankungen, 36 verschiedene Organtumore, die uns nach dem Leben trachten.

Und zwar immer erfolgreicher nach dem Leben trachten. In absoluten Zahlen haben die Krebstoten in den alten Bundesländern von rund 20000 zu Zeiten Kaiser Wilhelms über 88000 im Jahr 1952 auf über 200000 heute zugenommen. Und sie nehmen weiter zu. Während diese Zeilen geschrieben werden, sind insgesamt über eine Million Bundesbürger in den alten und neuen Bundesländern an Krebs erkrankt, und eher mehr denn weniger als 200 000 davon – die Einwohnerzahl von Lübeck, Rostock, Kassel oder Mainz – werden in den nächsten zwölf Monaten an Krebs versterben.

Kein Wunder, daß mit Krebs so trefflich Panik zu erzeugen ist: »Denn Krebs, darüber gibt es kaum noch Zweifel«, schreibt die *Zeit*, »... das ist die Luft, die wir atmen, das Wasser, das wir trinken, da sind die Chemikalien, mit denen wir hantieren, die Pillen, die wir schlukken. Krebs ist um uns und in uns. Krebs ist unser Tribut an die Industrialisierung, die Folge eines ungezügelten Wirtschaftswachstums, das auf die Qualität der Umwelt keine Rücksicht nahm.«

Krebs ist überall, Krebs ist »in uns und um uns«. Krebs – so die Mehrheitsmeinung vor allem deutscher Medienmacher – sei die größte vermeidbare Bedrohung unseres Lebens, die es derzeit in entwickelten Industrienationen gibt.

Wahr ist: Ionenstrahlen, Pestizide, Asbeststaub oder Dieselabgase können Krebs erzeugen. Genauso wie Rotwein, Kaffee oder Erdnußbutter (letztere enthält das hochgiftige und krebserzeugende Aflatoxin). In Tierversuchen sind inzwischen über 1000 chemische Verbindungen als krebserregend nachgewiesen. Und auch viele der übrigen, noch nicht getesteten Substanzen erzeugen vermutlich in Tierversuchen Krebs – man hat sie nur noch nicht geprüft. Aber hinter den wirklich wichtigen Krebserregern treten diese chemischen und physikalischen Gefahren weit zurück.

Die mit Abstand größten Krebsgefahren, die jeweils rund 30 Prozent aller Krebserkrankungen und Krebstodesfälle verursachen, sind das Rauchen und das Essen. Schätzungsweise 90 Prozent aller Lungenkrebsfälle sind auf aktives oder passives Rauchen zurückzuführen. Auch über 50 Prozent der Tumore der Mundhöhle, der Speiseröhre und des Kehlkopfes entstehen durch die Rauchgewohnheiten der Erkrankten. Weniger im Rampenlicht der Medien, aber an Bedeutung vielleicht sogar noch größer, sind die Tumore, die durch unvernünftiges Essen entstehen – Magenkrebs und Darmkrebs vorzugsweise. Dabei meint »unvernünftiges Essen« nicht die möglichen Schadstoffe und Pestizide, die wir vielleicht mit der Nahrung zu uns nehmen, sondern diejenigen Gefahren der Ernährung, denen auch die Kunden von Biobauern unterliegen: zu vieles und zu fettes Essen. Eine epidemiologische Untersuchung nach der anderen bestätigt: Sobald die Menschen üppiger, vor allem fleisch- und fettreich essen, nehmen Krebskrankheiten insgesamt zu, und zwar völlig unabhängig davon, ob die Butter oder das Schnitzel ökologisch korrekt oder unter Einsatz chemischer und biologischer Hilfsmittel entstanden sind. So weiß man heute, daß allein das Erhitzen im Fleisch erbgutverändernde und krebserzeugende Substanzen freisetzt, vor allem beim starken Anbraten und Grillen, aber auch beim Räuchern oder Pökeln.

Besonders deutlich ist der Zusammenhang zwischen Fleischkonsum und Dickdarmkrebs. Den weltweit höchsten Fleischverzehr mit 320 Gramm pro Kopf und Tag mißt man in Neuseeland. Zugleich beklagt man dort auch mit 40 Toten pro 100 000 Einwohnern die höchste Sterblichkeit an Dickdarmkrebs. Es folgen die USA (300 Gramm Fleisch pro Tag, 35 Tote durch Dickdarmkrebs), Kanada (250 Gramm Fleisch pro Tag, 30 Tote durch Dickdarmkrebs), irgendwo in der Mitte dann Deutschland (170 Gramm Fleisch pro Tag, 15 Tote durch Dickdarmkrebs), bis hinunter zu Japan: 50 Gramm Fleisch pro Tag, 7 Tote durch Dickdarmkrebs. Auch wenn man aus solchen fast schon zu perfekten Korrelationen nicht automatisch auf Kausalitäten schließen darf: die Indizien sind überwältigend.

Der drittwichtigste Krebserzeuger und die Ursache für rund 7 Prozent aller Krebserkrankungen in der Bundesrepublik, von dem aber niemand gerne spricht, ist unser Sexualverhalten. Häufiger Partnerwechsel erhöht bei der Frau das Risiko eines – insgesamt seltenen – Zervixkarzinoms, und auch viele Krebsarten, die durch Viren ausgelöst werden, wie etwa der Gebärmutterhalskrebs, in der dritten Welt eine der häufigsten Todesursachen, ließen sich durch Kondome oder mehr Umsicht bei der Partnerwahl vermeiden.

Weitere vermeidbare Krebserzeuger sind der Alkohol (3 % aller Todesfälle, vor allem durch Tumore der Speiseröhre und der Leber) und das Sonnenlicht: die meisten der über 7000 Bundesbürger, die jedes Jahr an Hautkrebs erkranken, haben sich dieses Schicksal im wesentlichen selber zuzuschreiben.

Nicht vermeidbar, zumindest aktuell noch nicht vermeidbar, aber auch nicht auf die Industrie und auf den Fortschritt abzuwälzen, sind genetische Faktoren, die weitere 5 bis 10 Prozent aller Krebserkrankungen verursachen. Besonders betroffen sind hier die oft durch sogenannte Onkogene erzeugten bösartigen Geschwulste des Auges, des Darmes, der Brust und der Eierstöcke. Onkogene sind eigentlich lebenswichtige Bestandteile unserer Körperzellen – für diese Entdeckung bekamen Michael Bishop und Harold Varmus 1989 den Nobelpreis für Medizin –, die bei der Kontrolle des Zellwachstums helfen, zuweilen aber auch selbst außer Kontrolle geraten können. Die genetische Veranlagung für Dickdarmkrebs etwa sitzt auf Chromosom 2, die genetische Veranlagung für Hautkrebs auf Chromosom 9, das Gen (Rb) für das

Retinoblastom – eine Krebsform der Augennetzhaut – ist in Chromosom 13, die für den Brustkrebs zuständigen Gene (BRCA1 und BRCA2) auf dem Chromosom 17 zu finden. Auch diese Krebsvorbereiter haben mit Chemie oder Strahlen nichts zu tun.

Damit entstehen über 90 Prozent aller Krebserkrankungen in Deutschland aus anderen Faktoren als Ionenstrahlen, Umweltgiften oder Arbeitsplatzgefahren. Insbesondere trägt die Strahlenbelastung weit weniger zum Krebsgeschehen bei, als viele glauben: die natürliche Strahlenbelastung durch Radon und Flugzeugreisen zu 1,5 Prozent, die medizinische Strahlenbelastung durch Röntgenuntersuchungen zu 0,5 Prozent, und die durch Kernkraftwerke im Normalbetrieb erzeugte Strahlung zu weniger als ein Tausendstel Prozent.

Trotzdem erregen gerade Kernkraftwerke als vermeintliche Krebserreger immer wieder großes Interesse. 1991 wurden erstmals Vermutungen laut, das Kernkraftwerk Krümmel in Geestacht elbaufwärts bei Hamburg sei für eine Häufung von Leukämieerkrankungen bei Kindern und Jugendlichen in der Gemeinde Elbmarsch auf der anderen Seite der Elbe verantwortlich zu machen. Tatsächlich erkrankten in der Elbmarsch von Dezember 1989 bis Mai 1991 insgesamt sieben Kinder und junge Erwachsene an Leukämie. 1995 erkrankte ein weiteres Kind, ein Jahr später noch eines. Mit dieser Häufung übertrifft die Elbmarsch mit ihrem Kernkraftwerk deutlich den Durchschnitt für das insgesamt äußerst seltene Auftreten von Leukämie bei Kindern.

Daraus darf aber nicht geschlossen werden, das eine wäre die Ursache des anderen. Die bei Kindern in der Elbmarsch festgestellten Chromosomenabweichungen, die gerne als Indikator für Krebsgefahren angesehen werden, unterscheiden sich nicht von denen bei Kindern an vielen anderen Orten – wie etwa im reaktorfernen Plön. Frauen aus der Elbmarsch, die sich mit örtlich angebautem Obst und Gemüse ernähren, haben sogar eine *geringere* Zahl an Chromosomenanomalien als jene, die Obst und Gemüse aus dem Supermarkt beziehen. Am wichtigsten aber: Die statistische Häufung von Blutkrebsfällen tritt auch weitab von Kernkraftwerken überall in Deutschland und in anderen Ländern auf. Eine bis zu 80fache Erhöhung ist z.B. in ländlichen Gebieten der USA gefunden worden, in denen weit und breit kein Kernkraftwerk zu finden ist. Diese Häufungen sind wie die in der Elbmarsch rein zufällig. Eine Untersuchung von 20 deutschen Kernkraftwerksstandorten ergab sogar, daß zwischen 1980 und 1990 um diese Kraftwerke herum die Zahl krebskranker Kinder unter 15 Jahren etwas niedriger lag als im Bundesdurchschnitt. Dagegen war die Leukämiehäufigkeit in der Nähe von geplanten, aber nicht gebauten Kernkraftwerken dreimal höher. Daß der von den Krümmel-Gegnern behauptete Zusammenhang zwischen Kraftwerk und Blutkrebs nicht existiert, ist so deutlich wissenschaftlich nachgewiesen, wie irgend etwas wissenschaftlich nachzuweisen ist.

Eine weitere Untersuchung aller Leukämiefälle in Sachsen von 1970 bis 1989 zeigte ein erhöhtes Vorkommen vor allem in der Nähe von Rinder-Massentierhaltung, jedoch nicht in der Nähe des – heute stillgelegten – Kernforschungszentrums Rossendorf. Eine erhöhte Häufigkeit in Regionen mit besonders hoher Bodenradioaktivität konnte ebenfalls nicht aufgefunden werden, genausowenig wie in ehemaligen Uranabbaugebieten.

Um diesen wissenschaftlichen Argumenten auszuweichen, schlagen die Atomkritiker viele Haken. So behaupteten der schon im Zusammenhang mit Tschernobyl einschlägig aufgefallene Münchner Strahlenbiologe Edmund Lengfelder und die Bremer Medizinphysikerin Inge Schmitz-Feuerhake anhand der radiologischen Messung von Baumscheiben, es habe in Krümmel zwischen 1986 und 1989 außergewöhnlich hohe, aber vertuschte Strahlenbelastungen gegeben. Diese Messungen konnten jedoch von anderen Experten, etwa vom Isotopenlabor der Universität Göttingen, nicht bestätigt werden. Dann wieder hört man die Krümmel-Gegner argumentieren, Schäden könnten durch niedrigste Dosen ausgelöst werden, einen Schwellenwert gebe es nicht. Die Dosis-Risiko-Beziehung sei nicht linear, vielmehr müsse man davon ausgehen, daß niedrige und niedrigste Dosen sogar gefährlicher seien als eine etwas höhere, die hohen Dosen aber natürlich hochgefährlich blieben. Die Kernkraftkritiker haben damit das nicht aus der Welt zu schaffende Problem, beweisen zu müssen, daß eine zusätzliche künstliche Strahlung zwischen 0,1 und 20 Millisievert gefährlicher ist als eine Dosis, die zwischen der natürlichen Strahlung um 2,4 Millisievert und der Schwellendosis von 50 Millisievert für beruflich belastete Personen liegt. Logisch ist das nicht.

Daß die Stellungnahme der »Fachkommission Leukämie« des Landes Schleswig-Holstein allerdings ganz anders ausfällt, darf angesichts der Kernkraftfeindlichkeit der Auftraggeber nicht verwundern. Die Kommission stellte fest: »Erstens, die radioaktiven Emissionen aus dem Kernkraftwerk Krümmel haben mit großer Wahrscheinlichkeit das vermehrte Auftreten von Leukämien ausgelöst. Zweitens, ein nennenswerter Beitrag durch andere denkbare Verursacher ist unwahrscheinlich.« Sämtliche der weiter oben angeführten Argumente wurden von der Mehrheit der Fachkommission ignoriert. Kein Wunder, denn die Kommissionsmehrheit bestand aus Lengfelder, Schmitz-Feuerhake und dem als notorischen Atomkraftgegner bekannten Münchner Biochemiker Roland Scholz.

Es ist erstaunlich, wie diese kleine Gruppe von Wissenschaftlern die Berichterstattung der Medien fast nach Belieben dominiert. Mit nur allzu leicht zu durchschauenden Scheinargumenten hält sie über Jahre die Politik sowie die gesamte deutsche Strahlenbiologie und Radiologie in Atem, die die geballte Macht der wissenschaftlichen Welt, sämtliche mit ionisierenden Strahlen beschäftigten Fachgesellschaften und die Ergebnisse aus weltweiter jahrzehntelanger Forschung hinter sich weiß, aber hilflos zusehen muß, wie Medien Panik machen. Oder wie es der Berliner Professor Werner Schüttmann in einem Leserbrief im *Tagesspiegel* formuliert: »Die von einer ideologisch fixierten Denkrichtung her in Abständen immer wieder aufs neue wiederholten fehlerhaften Risikokalkulationen führen naturgemäß regelmäßig zur Beunruhigung der betroffenen Bevölkerung und zur Schädigung des Ansehens der Region. Derartige Rechenkunststücke dienen allein dem Vorteil ihrer Autoren, die sich mit diesen in die Schlagzeilen der Medien katapultieren.«

Eine Kopie dieser Krümmel-Hysterie ist die Aufregung um die Uranmunition. Anfang 2001 bemerken einige Presseorgane und die politische Opposition, sie könnten die rot-grüne Bundesregierung mit der Tatsache in Bedrängnis bringen, daß im Golfkrieg und bei den Kampfeinsätzen in Bosnien und im Kosovo von den Nato-Truppen urangehärtete Granaten abgefeuert wurden, die Panzerstahl durchschlagen. Die Anklage lautete: Uranmunition macht Krebs – nicht bei den Angegriffenen, sondern bei den Soldaten, die diese Munition verwenden! Unter Kosovo-Soldaten sei wegen der Uranmunition die Leukämierate erhöht.

Auch diese Anschuldigung entbehrt jeder Grundlage. Selbst wenn ein Nato-Soldat einen getroffenen Panzer reinigt, ist er nach WHO-Schätzung einer Strahlenbelastung von höchstens 10 Millisievert ausgesetzt. Aus jahrzehntelangen Beobachtungen im Uranbergbau ist bekannt, daß der radioaktive Staub das Risiko für Leukämien (im Gegensatz zu Lungenkrebs) nicht meßbar erhöht. Bei den Bergleuten der Wismut AG in Sachsen, die über Jahrzehnte einer 300 000fach höheren Uranbelastung als die Normalbürger ausgesetzt waren, traten Tausende Fälle von Lungenkrebs auf, aber so gut wie keine zusätzlichen Leukämien. Aber selbst bei einer nachweisbaren Beziehung kommt der Kosovo-Einsatz von 1999 als Ursache für Leukämien bei Soldaten nicht in Frage, da strahlenbedingte Krebsarten nach gegenwärtigem Wissen frühestens nach zwei bis fünf Jahren auftreten.

Es ist seit einem Jahrhundert bekannt, daß Leukämie in seltsamen Häufungen auftritt, und zwar insbesondere in ländlichen Gemeinden, die einen relativ starken Zuzug und andere moderne Veränderungen erleben. Bundeswehrsoldaten, die aus Gemeinden mit weniger als 500 Einwohnern stammen, weisen eine mehr als dreifach höhere Leukämierate als die übrigen Wehrpflichtigen auf. Insgesamt ist in Deutschland laut Krebsatlas des Deutschen Krebsforschungszentrums bei *jungen* Männern mit zwei bis drei Fällen pro 100 000 und Jahr zu rechnen. Nun müßte man wissen, wie viele Soldaten bei Kfor und Sfor gedient haben. Aus Deutschland machten 60 000 Soldaten Dienst, so daß mit zwei Erkrankungen zu rechnen wäre. Eine doppelte oder dreifache Zahl wäre aber auch nicht überraschend, da solch kleine Zahlen relativ stark schwanken. Wie auch immer: Die Leukämieerkrankungen von Bundeswehrsoldaten, ob im Kosovo gewesen oder nicht, sind alles andere als ungewöhnlich.

Das alles ist seit Jahrzehnten ausführlich erforscht, bekannt und breitest publiziert. Was immer europaweit bei einem Dutzend Ex-Soldaten der Kfor und der Bosnien-Friedenstruppe Sfor Leukämie ausgelöst hat, abgereichertes Uran war es wohl nicht. Als ob es keine Wissenschaft und keine Datenbanken gäbe und das Internet noch nicht erfunden wäre, wo man das alles bequem vom Schreibtisch aus rasch recherchieren kann, taten die Medien mächtig erstaunt. »Die Forschung steht ganz am Anfang«, schrieb der politische Kommentator des *Tagesspiegel* Berlin, der aus dem Mustopf kam und seinen Wissenschaftsredakteur nicht gefragt hatte. Viele Medienleute gingen bedenkenlos von einer *Zunahme* der Leukämiefälle aus, aber gerade dieser Punkt war *nicht* geklärt.

Sie geißelten die »gefährlichen Waffen« nicht wegen ihrer tödlichen Spreng- und Feuerwirkung, sondern wegen der leichten Radioaktivität, die sie anschließend verbreiten. Jede Uranübungsgranate, die je auf einem deutschen Truppenübungsplatz verschossen wurde, schien nun ein tiefes militärisches Geheimnis zu enthüllen. Die tollsten Gerüchte blühten: Die Uranmunition werde zu 10000 Krebstoten im Kosovo führen, der Kosovo wäre geheimes Testfeld für Uranmunition usw.

Was die Medien auch nicht wußten: Die UN-Umweltorganisation Unep war schon hingefahren und hatte Messungen an 100 Einschlagorten vorgenommen. Das Ergebnis: In unmittelbarer Nähe war die Radioaktivität leicht erhöht, von »vergifteten Landstrichen« war aber keine Rede. Die amerikanischen Atomkritiker Steve Fetter und Frank von Hippel kommen zu dem Schluß,

»es ist unwahrscheinlich, daß Kontaminationen durch abgereichertes Uran irgendeinen meßbaren Einfluß auf die Volksgesundheit im Irak oder Jugoslawien haben werden«.

Es ist also ziemlich unerheblich, ob die europäischen Soldaten im Kosovo nun speziell auf uranhaltige Munition hingewiesen wurden oder nicht. Sie sind Dutzenden von Gefahren ausgesetzt und müssen Hunderte von Vorschriften zu ihrer Sicherheit beachten. Da stehen Panzer, die von Urangeschossen zerstört wurden, recht weit unten auf der Liste. Es war deshalb nicht weiter erstaunlich, daß Bundesverteidigungsminister Rudolf Scharping sich so wortkarg gab. Was sollte er zu einem so winzigen Risiko wie Uranmunition schon groß sagen?

Es ist, gelinde gesagt, unangemessen, bei der tödlichen Feuerkraft von Uranmunition die geringe Gefahr einer Inhalation radioaktiver Stoffe überhaupt zum Thema zu machen. Selbst wer beim Einschlag unmittelbar neben dem Panzer steht, wird am wenigsten Angst vor der leichten Radioaktivität haben müssen, die die Munition verbreitet. Um Uranpulver in nierenschädlichen Dosen einzuatmen, muß man wohl schon in einem Panzerpulk übernachten, der von einem Geschoßhagel eingedeckt wird – ein eher unwahrscheinliches Szenario. »Angesichts der Gesundheitsgefahren im ehemaligen Kriegsgebiet – von den Minen über Explosivmunition bis hin zu verbrannten Chemiefabriken und zur zusammengebrochenen Infrastruktur – ist es von ausgemachter Dreistigkeit, das vergleichsweise winzige Uranrisiko großzuschreiben. Und zynisch obendrein, denn es wird mit der Angst der beteiligten Soldaten gespielt«, so Gero von Randow in der *Zeit*.

Mit der Angst der Bevölkerung gespielt wird auch beim Thema Castor-Transporte. Greenpeace und die Anwohner von Kernkraftwerken und Brennstäbelagern behaupten, Castoren zum Transport von abgebrannten Brennstäben seien gesundheitsgefährlich. Die Strahlung, die von einem Castor ausgeht, war immer wieder Gegenstand von Auseinandersetzungen. Die Grenzwerte hierfür gelten international: Ein Castor vom Typ V/19 beispielsweise darf direkt an der Oberfläche nicht mehr als 2 Millisievert pro Stunde und in zwei Meter Abstand 0,1 Millisievert pro Stunde als Dosisleistung aufweisen. Die wahren Werte liegen nach Angaben des Informationskreises Kernenergie zwischen 0,10 und 0,12 Millisievert am Behälter und 0,02 und 0,03 Millisievert pro Stunde in zwei Meter Abstand. Der Stundenwert bei einer Flugreise in 10000 Meter Höhe liegt bei 0,005 Millisievert. Ein vierstündiger Ferienflug entspricht in etwa einem einstündigen Aufenthalt am Castor. Dem zulässigen Grenzwert für die Zusatzdosis aus künstlicher Strahlung von 1,0 Millisievert pro Jahr nähert sich eine Person dann, wenn sie sich mehr als 30 Stunden lang zwei Meter entfernt vom Castor aufhält.

»Es besteht also keinerlei Grund für Strahlenangst vor diesen Behältern, weder in der Begleitmannschaft, noch in der Bevölkerung«, betonte Heinz-Jörg Haury vom GSF-Forschungszentrum (Neuherberg bei München) nach einer Messung an Bahnpolizisten und Bundesgrenzschutzbeamten. Alle Werte lagen unterhalb der Nachweisgrenze von 0,03 Millisievert. Für die Bevölkerung ergibt sich eine effektive Dosis von 0,000025 Millisievert, wenn der Transport in zehn Meter Abstand mit 20 Stundenkilometern an ihnen vorbeirollt. Die gleiche Dosis erhält man jede Viertelstunde allein durch äußere natürliche Strahlung.

Selbst die von den Medien so aufgebauschte La

Hague- und Sellafield-Affäre entpuppt sich bei näherer Betrachtung als ein Sturm im Wasserglas. Im Mai 1998 stoppt die damalige Umweltministerin Angela Merkel sämtliche Atommülltransporte. Jahrelang hatten die Kernkraftbetreiber verschwiegen, daß eine kleinere Anzahl von Behältern mit Brennstäben bei ihrer Ankunft in den atomaren Wiederaufarbeitungsfabriken in La Hague (Frankreich) und Sellafield (Großbritannien) radioaktiv verseucht waren – teilweise 3000mal stärker als erlaubt. Das war ein technisches Wunder und ein politischer Skandal. Von 14,8 und 22 Becquerel war die Rede, von einem Spitzenwert von 13 400 Becquerel, statt der erlaubten 4. Erst wenn ein Mittelwert von weniger als 4 Becquerel pro Quadratzentimeter (das entspricht 40 000 Becquerel pro Quadratmeter) erreicht wird, darf der Transport das Kraftwerk verlassen. Das schreibt das Internationale Abkommen zum Transport gefährlicher Güter auf der Eisenbahn (RID) und das Europäische Abkommen über die Beförderung gefährlicher Güter auf der Straße (ADR) vor. Bei Ankunft im Ausland waren es dann wesentlich mehr.

Castoren, die für den innerdeutschen Transport verwendet werden, waren nicht betroffen. Sie waren immer sauber. Die deutschen Atomkraftwerksbetreiber hatten vielmehr die TN-Behälter und die NTL-Behälter der Nuklearen Transportleistung GmbH für Transporte ins Ausland verwendet. Die Grenzwertüberschreitungen waren seit zehn Jahren bekannt, aber nicht an die Länder- und Bundesbehörden weitergegeben worden. Die Medien schrieben, Umweltministerin Merkel sei hinters Licht geführt worden, während es gleichzeitig hieß, die Transporteure hätten die Überschreitung laut Gesetz gar nicht mitteilen müssen.

Nach Ansicht von Eberhard Wild, Vorstand der Bayernwerke, handelt es sich um »nicht mehr als Fliegenschiß«. Das wurde ihm als arrogant ausgelegt. »Das ist, als wenn ein Auto aus der Waschanlage kommt, und da hängen noch ein paar Tropfen dran«, meinte Wilfried Steuer, Präsident des deutschen Atomforums.

Und sie haben recht. Die direkte Strahlung von 13 400 Becquerel bewirkt nach Angaben der Strahlenschutzkommission in einem Meter Entfernung eine Strahlenexposition von 0,000 007 Millisievert pro Stunde. Zum Vergleich: Die natürliche Strahlenumgebung für Bundesbürger beträgt durchschnittlich 0,000 070 Millisievert pro Stunde, liegt also zehnfach höher. Hätte ein Arbeiter die gesamten 13 000 Becquerel eingeatmet, hätte er eine Dosis bekommen, die etwa 0,9 Millisievert oder ein Zwanzigstel der zulässigen Jahresdosis für beruflich exponierte Personen beträgt. Für Polizisten gilt allerdings der Grenzwert für die Normalbevölkerung, der 1996 nach EU-Empfehlung von 1,5 auf 1,0 Millisievert pro Jahr für eine zusätzliche künstliche Radioaktivitätsdosis herabgesetzt wurde. Aber selbst dieser Grenzwert wird noch im schlimmsten aller anzunehmenden Fälle nicht erreicht.

Halten wir also fest: Der ganz überwiegende Teil des modernen Krebsrisikos beruht nicht auf Umweltschäden oder Chemieprodukten, erst recht nicht auf Krümmel, Castor und Ionenstrahlung. Denn Krebs, darüber gibt es kaum noch Zweifel, auch wenn *Zeit* und *Spiegel, Stern* und *Woche* noch so oft das Gegenteil behaupten, das ist *nicht* die Luft, die wir atmen, *nicht* das Wasser, das wir trinken, da sind *nicht* die Chemikalien, mit denen wir hantieren, *nicht* die Pillen, die wir schlucken. Krebs ist vielmehr unvermeidlich, er überfällt uns auch ohne alle Strahlen, ohne alle Pillen und ohne alle Chemikalien.

Der Mensch besteht aus etwa zehn Billionen Zellen, die sich unterschiedlich häufig teilen: Die Zellen der Darminnenwand sind so teilungsfreudig, daß sich binnen vier Tagen die gesamte Innenwand erneuert. Die Zellen des Gehirns dagegen erneuern und teilen sich fast gar nicht. Zellteilung bedeutet unter anderem, daß sich die im Zellkern gespeicherte genetische Information je zur Hälfte auf die alte und die neue Zelle verteilt, wo sie anschließend komplettiert werden muß. Bei diesem Kopieren und Ergänzen kann die DNS-Information fehlerhaft übertragen werden, was ungefähr zehnmal am Tag passiert. In der Regel setzt dann ein Zellreparaturmechanismus ein, der mehrere Stufen kennt und dem es egal ist, ob die Mutation spontan, das heißt natürlich, auftritt oder von künstlicher Strahlung oder einer Chemikalie herrührt. Funktioniert er nicht, kann die Zelle immer noch Selbstmord begehen (die sogenannte Apoptose), oder aber Wächterzellen aus dem Immunsystem greifen ein und verhindern die weitere Vermehrung. Nur bei Versagen *sämtlicher* Reparatur- und Abwehrmechanismen kommt es zu einer weiteren und möglicherweise unkontrollierten Vermehrung. Aber das ist zumindest in jungen Jahren äußerst unwahrscheinlich. Eine Zelle, die sich wild teilt, muß das fast Unmögliche geschafft und sich an allen Kontrollmechanismen vorbeigemogelt haben.

Je älter der Körper, desto leichter hat es aber der Zufall, dieses fast Unmögliche zu schaffen. Damit wird es mit zunehmendem Alter immer wahrscheinlicher, daß es zu unkontrolliertem Wachstum kommt. Die Hunderttausende von Jahren, die der Homo sapiens als Jäger und Sammler in der Savanne gelebt hat, haben ihn nicht darauf vorbereitet, das unwahrscheinliche individuelle Alter von 70 oder 80 Jahren zu erreichen. Je länger ein Mensch lebt, desto mehr Zeit haben teilungsfähige Zellen, sich falsch zu teilen, und desto länger wirken natürliche und künstliche Strahlung, Gifte, Infektionen oder Parasiten auf den Körper ein. Zwar können wir bei gewissen Ernährungs- und Lebensgewohnheiten den Krebspatienten eine Mitverantwortung aufbürden, aber der grundlegende Mechanismus der Zellteilung mitsamt seinen Gefahren läßt sich nicht vermeiden. Mit anderen Worten, wer lange genug lebt, stirbt irgendwann auf jeden Fall an Krebs.

Die Frage ist nur, wann. Und damit kommen wir zu einer weiteren von den Medien gerne verleugneten Tatsache: Die Wahrscheinlichkeit, an Krebs zu sterben, nimmt in fast allen Altersgruppen ab. Im Jahr 1970 sind noch 84 von 100000 Frauen im Alter zwischen 40 und 44 (alte Bundesländer) an Krebs gestorben, im Jahr 1995 nur noch 66. In der Altersgruppe 45 bis 59 ist die Zahl von 144 auf 110, in der Altersgruppe 50 bis 54 von 219 auf 182 gesunken. Nur in der höchsten Altersgruppe, bei den über 85jährigen, hat die Zahl von 1758 auf 1801 zugenommen.

Nicht ganz so schöne Zahlen bei den Männern: Hier hat die Zahl der an Krebs gestorbenen pro 100000 in der Altersgruppe 40 bis 44 von 80 auf 59 abgenommen, in den Altersgruppe 45 bis 49 aber von 110 auf 118 und in der Altersgruppe 50 bis 54 von 211 auf 230 zugenommen (in allen anderen Altersgruppen außer der ältesten dagegen wieder abgenommen).

Daß dennoch die Gesamtzahl der an Krebs Verstorbenen gewachsen ist und auch in Zukunft, wie oben erläutert, weiter wachsen wird und muß, hat den eher erfreulichen Grund, daß wir immer älter werden. In der vom Krebs besonders stark bedrohten Altersklasse der über 85jährigen lebten z.B. 1970 in den alten Bundesländer nur 220000 Menschen, 1995 dagegen über 900000, fast fünfmal so viel, und vor allem deshalb, und nicht weil

Krebs als solcher soviel gefährlicher geworden wäre, sterben heute mehr Menschen als seinerzeit an Krebs. Man kann also das Argument der Panikmacher geradezu umdrehen und folgern: Je mehr Menschen in einer Region an Krebs versterben, desto länger leben sie in dieser Gegend, desto besser sind dort Ernährung, Umwelt, Medizin und Lebensqualität im allgemeinen. Die höchste Lebenserwartung und zugleich mit 25 Prozent die höchste Krebsmortalität der Welt beobachten wir in Ländern wie Island oder Japan, die niedrigsten Krebsraten und zugleich sehr bescheidene Lebenserwartung in Bangladesch, dem Kongo oder Mosambik.

Die Krebsgefahr läßt sich also nicht einfach durch Zählen über Raum und Zeit vergleichen: Wie viele Menschen sind an Krebs gestorben? Diese Zahlen sind durchaus von Interesse, etwa bei der Verteilung von Mitteln für die medizinische Forschung, aber zu der Krebsgefahr als solcher sagen sie weniger als gar nichts, nämlich systematisch das Falsche.

Die Zahlen der an Krebs Verstorbenen in den verschiedenen Altersklassen sind schon aussagekräftiger, haben aber einen anderen Nachteil: Wenn in einigen Altersklassen die Todesfälle zunehmen, in anderen abnehmen, so wie bei den deutschen Männern zwischen 1970 und 1995, wird eine allgemeine Aussage schwierig.

Der übliche Ausweg ist die sogenannte Altersstandardisierung. Dazu nimmt man eine in fünf Jahresklassen aufgeteilte, ein für allemal fixierte Bevölkerungspyramide, und läßt in jeder Altersklasse den gleichen Prozentsatz der in dieser Altersklasse Lebenden an Krebs versterben, den man auch im wahren Leben beobachtet. Dann wird die Gesamtzahl der Krebstoten in dieser künstlichen Alterspyramide durch die Gesamtbevölkerung dieser Pyramide geteilt, und man erhält die »altersstandardisierte Krebsmortalität«. So läßt sich die Krebsmortalität auch dann über Raum und Zeit vergleichen, wenn die Besetzung der verschiedenen Altersklassen schwankt. Durch die hypothetisch unterstellte, jeweils gleiche Bevölkerungspyramide wird ein gemeinsamer Nenner hergestellt, der auch dann einen sinnvollen Vergleich erlaubt, wenn etwa die Menschen immer älter werden oder wenn in einem Land gewisse Jahrgänge durch Krieg oder Seuchen nur sehr schwach vertreten sind.

Die übliche Referenzpyramide geht auf den japanischen Epidemiologen Segi zurück. Dieser hat über 40 Länder der Erde zu einer künstlichen Gesellschaft, dem sogenannten Weltstandard, zusammengefaßt. In dieser künstlichen Bevölkerung leben 12000 von 100000 Menschen in der Altersgruppe null bis vier Jahre, 10000 in der Altersgruppe fünf bis neun Jahre, 9000 in der Altersgruppe zehn bis 14 Jahre usw. In der Altersgruppe der über 80jährigen sind von diesen 100000 nur noch 1000 übrig. Die nach Altersgruppen getrennten deutschen Krebssterberaten des Jahres 1990, auf diese künstliche Bevölkerung vom Umfang 100000 angewandt, ergeben 180 verstorbene Männer (West), 159 verstorbene Männer (Ost), 109 verstorbene Frauen (West) und 97 verstorbene Frauen (Ost). Das ist im internationalen Vergleich kein schlechter Platz. Besser waren bei den Männern 1990 nur Schweden (129), die USA (Männer 150) und Japan (Männer 167), alle anderen Ländern waren schlechter.

Diese Zahlen werden in den Medien oft als »verharmlosend« gebrandmarkt. Durch die Unterstellung einer für Deutschland völlig untypischen Bevölkerung, mit vielen Jungen und wenig Alten, würden die so errechneten Krebs-Todeszahlen künstlich klein gehalten, in

Wahrheit wäre die Zahl der pro 100 000 Bundesbürger an Krebs Verstorbenen beträchtlich größer.

Und das ist sie auch. Legt man die aus der Volkszählung von 1987 ermittelte Bevölkerungspyramide zugrunde, sterben nicht mehr 180, sondern über 300 Männer in den alten Bundesländern an Krebs. Und bei einer nochmals anderen Referenzpyramide, etwa der afrikanischen, erhält man nochmals andere, diesmal aber weitaus kleinere Ergebnisse.

Aber darauf kommt es gar nicht an. Die absolute Zahl der so errechneten an Krebs Verstorbenen ist für die Beurteilung der Unterschiede der Krebsgefahr völlig unwichtig. Wichtig ist allein die Frage: Ausgehend von einer festen Bevölkerungspyramide, egal, welcher, hat die Sterblichkeit an Krebs zu- oder abgenommen? Ist sie in Deutschland größer oder kleiner als in Polen? Ist sie in Deutschland 1995 größer oder kleiner als in Deutschland 1970? Um diese Fragen zu beantworten, kommt man um eine gemeinsame Vergleichsbasis, um die Wahl einer Standardbevölkerung, nicht herum. Und dabei zeigt sich unabhängig von der Standardisierung: Die Krebsgefahr ist in Deutschland kleiner als in Polen, und sie hat seit 1970 abgenommen.

Diese Einsicht scheint deutschen Intellektuellen nur schwer vermittelbar. Vermutlich haben sie in bester Goethescher Tradition so ihre Probleme mit der Mathematik. »Heidelberger Krebsforscher sind Meister in der Anwendung statistischer Rechentricks. Dank dieser Gaukelei sterben scheinbar immer weniger Deutsche an Krebs – in Wahrheit sind es immer mehr«, kommentiert der *Spiegel* 1998. Nun wollen wir nicht bestreiten, daß Rechnungen, die über Addition und Subtraktion hinausgehen, einem typischen *Spiegel*-Redakteur wie Gaukelei erscheinen, wollen auch nicht bezweifeln, daß tatsächlich immer mehr Deutsche an Krebs versterben. Aber was der *Spiegel* als Rechentrick bezeichnet, ist die einzige seriöse Möglichkeit, das Krebsgeschehen in verschiedenen Jahren oder in verschiedenen Ländern zu vergleichen.

Und tief im Innern weiß das auch ein *Spiegel*-Redakteur. Geben wir doch mal dem Verfasser des oben zitierten Artikels die Möglichkeit, den Rest seines Lebens in einem von zwei Ländern zu verbringen: In Land A sterben 25 % aller Menschen an Krebs, in Land B nur 5 Prozent. Sonst weiß man von den Ländern nichts. Wo will der *Spiegel*-Schreiber hinfort leben?

Das Problem, das diese unbedachten Wissenschaftskritiker so vehement verdrängen, ist so simpel wie unlösbar. Nämlich: Die letztendliche Sterblichkeitsrate ist immer 100 Prozent. Da können unsere Umweltschützer machen, was sie wollen. Sterben wir nicht an Krebs A, dann an Krebs B. Und sterben wir nicht an Krebs, dann an Alzheimer oder Herzinfarkt. Von den knapp über 800 000 verstorbenen Bundesbürgern jährlich sind ganze 6000 an Altersschwäche gestorben (was wir hier einmal als einen Indikator für einen Abschied ohne »offizielle« Krankheit nehmen wollen), die anderen haben ihren Tod einem Unfall, Mord und Selbstmord oder der einen oder anderen Krankheit zu verdanken.

Die einzige Frage ist: welcher Krankheit? Und je öfter hier die Antwort »Krebs« ertönt, desto ruhiger sollten eigentlich die Menschen schlafen.

Dazu stellt man sich am besten vor, daß die Risiken, die uns nach dem Leben trachten, wie Alzheimer, Krebs, Herzinfarkt, Autounfall, Mord und Totschlag usw., an einem Tisch zusammensitzen und um unser Leben würfeln. Der Würfel habe 100 Seiten, und die kleinste Zahl gewinnt. Angenommen, Krebs würfelt 49, Mord und

Totschlag 25, Unfall 40, Herzinfarkt 78. Dann wird diese Person mit 25 durch Mord und Totschlag sterben. Würde sie nicht ermordet, stürbe sie mit 40 durch einen Autounfall, dann mit 49 an Krebs, andernfalls mit 78 an einem Herzinfarkt. Und wäre auch diese Todesursache beseitigt, würde unser Mustermann mit 83 an Alzheimer versterben.

Das Alter, das ein Mensch erreicht, ist also die bei diesem Spiel erreichte minimale Augenzahl. Diese minimale Augenzahl ist in Deutschland in den letzten 100 Jahren von durchschnittlich 45 zu Zeiten Bismarcks bis auf 73 für Männer und 78 für Frauen angestiegen, weil eine ganze Reihe von Mitspielern wie Typhus, Tbc und Cholera, die lange Jahre dieses Würfeln zu gewinnen pflegten, inzwischen ausgeschieden sind.

Krebs hatte bis zu Anfang des 19. Jahrhunderts vor allem deshalb schlechte Chancen, weil viele seiner Konkurrenten systematisch kleinere Zahlen würfelten. Erst mit dem Ausscheiden dieser Konkurrenten konnte auch der Krebs die eine oder andere Seele für sich gewinnen und inzwischen sogar auf den zweiten Platz der Tabelle aufrücken.

Die Jahre, die wir im Durchschnitt länger leben würden, wenn es keinen Krebs mehr gäbe, lassen sich mit der mathematischen Theorie der konkurrierenden Risiken auf den Monat genau vorherberechnen. Diese Theorie erlaubt es, für alle Altersklassen neue Überlebenswahrscheinlichkeiten anzugeben, daraus auch eine neue Lebenserwartung abzuleiten, und diese neue Lebenserwartung ist gerade einmal drei magere Jahre höher als zuvor. Mit anderen Worten, wenn es durch eine Schutzimpfung bei der Geburt oder durch genetische Programmierung gelänge, das Krebsrisiko auf null zu senken, würden deutsche Männer hinfort im Durchschnitt statt

 mit 72 mit 75, und deutsche Frauen hinfort im Durchschnitt mit 81 statt mit 78 Jahren sterben. Aber sterben würden sie auch weiterhin, vermutlich noch häufiger als ohnehin schon an Herz-Kreislaufkrankheiten, aber auch neue Menschheitsgeißeln wie Alzheimer oder Parkinson hätten dann endlich eine echte Chance.

Diese Sicht der Dinge wirft auch ein reichlich ernüchterndes Licht auf eine Welt, in der Krebs als Grund des Todes ausgeschaltet wäre. Denn dieser heute so herbeigesehnte Sieg über die Menschheitsgeißel Krebs wäre keinesfalls der Einstieg in das goldene Zeitalter der Langlebigkeit, es wäre nur eine Verschiebung bei den Todesursachen, nichts anderes als das Austauschen der einen Menschheitsgeißel gegen eine andere.

Es bleibt noch ein Problem zu klären: Nicht alle Menschen, die an Krebs erkranken, sterben auch an Krebs, oder zumindest nicht sofort. Insofern führen die Zahlen der an Krebs Verstorbenen etwas in die Irre. Es wäre ja zumindest theoretisch denkbar, daß die Krebsgefahr – im Sinne der Erkrankung – zunimmt, daß die Erkrankten aber durch die Fortschritte der Medizin heute häufiger als früher überleben.

Das ist tatsächlich und zur großen Erleichterung für viele Betroffene auch der Fall. In Deutschland liegen die Fünf-Jahres-Überlebensraten über alle Krebsarten gemittelt inzwischen bei 39 Prozent und 50 Prozent (Männer bzw. Frauen, alte Bundesländer). Dann allerdings sterben die meisten Krebspatienten doch, wenn auch später, an eben diesem Leiden, so daß die Zahl der Verstorbenen ein guter Indikator für die Zahl der Erkrankten bleibt.

Allenfalls bei der Beurteilung der Krebsgefahr in den verschiedenen Altersklassen können diese verbesserten Überlebenschancen die Beurteilung erschweren. Zum

Beispiel ist nicht auszuschließen, daß die oben zitierte Zunahme der Krebsmortalität bei deutschen Männern zwischen 45 und 55 weniger auf eine erhöhte Erkrankungsrate in dieser Altersklasse als darauf zurückgeht, daß die in noch jüngeren Jahren Erkrankten länger überleben (bis sie letztendlich doch dem Krebs erliegen).

Dergleichen Fragen erfordern ein nationales Krebsregister, das nicht nur die Zahl der an Krebs Verstorbenen, sondern auch die Zahl der an Krebs erkrankten Menschen meldet. Ein solches Register gab es seit 1961 in der alten DDR, im Westen aber nur in Hamburg und im Saarland. Die weiter oben für ganz Deutschland zitierten Zahlen an Krebsneuerkrankungen sind also hochgerechnet und geschätzt. Ein Krebsregister für ganz Deutschland ist zur Zeit in Planung; mit seiner Hilfe ließe sich dann endgültig entscheiden, ob die abnehmende Zahl der an Krebs Verstorbenen nur auf verbesserte Überlebenschancen oder auch auf einen Rückgang der Erkrankungen zurückzuführen ist.

Auf jeden Fall müssen aber die verbesserten Überlebensraten die sogenannte Prävalenz, das heißt die Zahl der Menschen, die zu einem gegebenen Zeitpunkt an Krebs leiden, in die Höhe treiben. Dieser Zusammenhang betrifft nicht nur das Krebsgeschehen, sondern das Wirken der modernen Medizin im allgemeinen. Denn anders als so manche Kritiker des modernen Gesundheitswesens glauben, muß eine erfolgreiche Medizin eine Population im Durchschnitt nicht gesünder, sondern kränker machen.

Damit meinen wir nicht die unmittelbar krank machenden Wirkungen unseres modernen Medizinbetriebs. Sicher werden viele von uns im Krankenhaus erst richtig krank, durch Kunstfehler verstümmelt oder durch Arzneien abhängig gemacht, aber diese »Betriebsunfälle« gehen kaum über das hinaus, was wir anderswo, etwa im Verkehrswesen, als traurige, aber letztendlich unvermeidbare Zwillinge des Fortschritts seit langem akzeptieren.

Das Paradox, daß wir mit wachsenden Ausgaben für Gesundheit trotzdem immer kränker werden, hat ganz andere Wurzeln als die meisten Menschen glauben. Dieser vermeintliche Widerspruch von Gesundheitsausgaben und Krankenständen ist in Wahrheit nämlich überhaupt nicht widersprüchlich, und der vermeintlich so bescheidene Ertrag des modernen Medizinbetriebs ist in Wahrheit alles andere als bescheiden. Die Wahrheit, die paradoxe und sehr schmerzhafte Wahrheit ist vielmehr, daß uns die Medizin nicht trotz, sondern wegen ihrer Erfolge immer kränker macht und immer kränker machen muß. Ihr vermeintlich so enttäuschendes Ergebnis ist alles andere als ein Indiz für Impotenz, sondern eine logisch notwendige Konsequenz ihrer großen Siege über Tod und Seuchen, die sie in den letzten 100 Jahren davongetragen hat.

Diese Einsicht wird am besten an einem Beispiel klar: Angenommen, eine größere Versammlung von Menschen, die aus irgendeinem Anlaß in einem Saal versammelt sind, etwa eine Geburtstagsrunde, einigt sich auf ein »Spiel« – jeder, der weniger als einen bestimmten Geldbetrag mit sich führt, muß den Saal verlassen. Wieviel Geld haben die anderen dann im Durchschnitt in der Tasche?

Offenbar hängt das ganz entscheidend von der kritischen Grenze ab. Liegt diese etwa bei 1000 Mark, muß also jeder mit weniger als 1000 Mark im Portemonnaie den Saal verlassen, so haben die Zurückbleibenden logisch notwendigerweise jeder für sich und damit auch im Durchschnitt mehr als 1000 Mark dabei.

Senken wir dagegen die kritische Grenze auf 100 Mark, so bleiben einerseits mehr Menschen im Saal zurück, die aber andererseits im Durchschnitt, und die Betonung liegt auf Durchschnitt, ärmer sind. Das Vermögen der »Stammbesatzung« bleibt zwar gleich, aber der Durchschnitt sinkt, weil jetzt auch viele Personen mitzählen, die vorher nicht dabeigewesen sind.

Dieses Spiel können wir nach Belieben weitertreiben: Bei einer Grenze von zehn Mark etwa dürfen nochmals mehr Menschen bleiben, die aber im Durchschnitt nochmals ärmer sind, und genau diesen Effekt hat grob gesprochen, wenn wir Geld mit Gesundheit vertauschen, auch die moderne Medizin: sie gibt immer mehr Menschen, die ohne sie den Saal bzw. unsere schöne Welt verlassen müßten, sozusagen eine Aufenthaltsverlängerung.

Die durchschnittliche Gesundheit der modernen Bundesbürger ist nicht deshalb so schlecht, weil die moderne Medizin so schlecht ist, sondern weil sie so gut ist, weil sie so viele Kranke am Leben erhält, und zwar an einem in der Regel durchaus lebenswerten Leben hält, die früher längst gestorben wären. Gerade weil sie uns durch ihre Effizienz im Reparieren immer länger leben läßt, gerade weil sie immer mehr früher todgeweihte Menschen dem Sensenmann entreißt, geht die mittlere Gesundheit aller Lebenden zurück.

Das ist das Paradox des medizinischen Fortschritts. Was dem einzelnen nützt, macht die Gesellschaft krank. Dem Individuum geht es besser, aber der Durchschnitt aller Individuen steht trotzdem schlechter da. Der Patient wird gerettet, aber trotzdem bzw. gerade deswegen werden die Patienten immer mehr.

So haben wir z. B. in Deutschland mit die höchsten Raten an Nierenkranken in der ganzen Welt, aber nicht, weil unsere Medizin so schlecht ist, sondern weil unsere Medizin so gut ist. Hätten wir nicht die weltweit vorbildlichen Möglichkeiten zur künstlichen Blutwäsche für alle, die sie brauchen, so gäbe es heute in Deutschland sehr viele Nierenkranke weniger. In England etwa zählt man nur rund 150 Nierenkranke pro eine Million Einwohner, verglichen mit 400 in der Bundesrepublik, aber nicht, weil diese Krankheit dort seltener auftritt, sondern weil in England kaum ein Nierenkranker seinen 60. Geburtstag überlebt.

Oder nehmen wir den Diabetes. Heute gibt es rund acht Millionen Zuckerkranke in Deutschland, verglichen mit rund 100 000 zu Beginn des Jahrhunderts, aber nicht wegen der Unfähigkeit der modernen Medizin, sondern weil vor 80 Jahren das Insulin erfunden wurde. Ohne dieses Medikament, dessen segensreiche Wirkung wohl von niemandem bestritten werden kann, hätten wir heute viele Zuckerkranke weniger.

Und natürlich zeigt sich diese paradoxe Konsequenz einer technisch effizienten Medizin auch deutlich an der modernen Menschheitsgeißel Krebs. Denn es gibt vor allem deshalb so viel weniger Krebs- als Herzpatienten in Deutschland, weil so viele von ihnen immer noch nach kurzem Leiden sterben. Angenommen etwa, alle über 200 000 deutschen Krebstoten eines Jahres wären wie die Pestkranken des Mittelalters kurz nach Ausbruch der Krankheit verstorben, im Extremfall noch am gleichen Tag. Erfolgloser kann ein Heilversuch kaum sein. Gerade bei Krebs haben wir uns ja angewöhnt, den Therapieerfolg an der Überlebensdauer zu messen, und eine Überlebensdauer von nur einem Tag wäre als Mißerfolg wohl kaum zu übertreffen. Trotzdem hätten wir dann an einem gegebenen Stichtag sehr viel weniger Menschen, die an Krebs leiden!

Wenn es dagegen auf der anderen Seite gelänge, alle Krebskranken von der Diagnose ab gerechnet noch zehn Jahre am Leben zu halten, sei es durch Bestrahlung, Chemotherapie oder eine andere, heute noch unbekannte Methode, so würde die Zahl der diagnostizierten Krebskranken stetig zunehmen und nach einer gewissen Anlaufzeit sogar die Drei-Millionen-Marke überschreiten – zweifellos Anlaß für so manchen neuen Bestseller und *Stern*-Report über Katastrophen im Gesundheitswesen und die Zunahme der Krebsgefahr.

Literatur

Der Klassiker zur Rangfolge der Krebsrisiken ist der Artikel von Bruce N. Ames und anderen: »Ranking Possible Carcinogenic Hazards«, *Science,* April 1987. Aktuelle Zahlen zu Krebs, Krebsgefahr und Überlebensraten in Deutschland findet man auf den Internetseiten und in den Publikationen des Heidelberger Krebsforschungszentrums (www.dkfz-heidelberg.de) und des Robert-Koch-Instituts Berlin (www.rki.de). Die Zahlen zu Dickdarmkrebs und Fleischkonsum stammen aus Otfried Strubelt: *Gifte in Natur und Umwelt,* Heidelberg 1996, die Überlegungen zur Unvermeidlichkeit von Krebs aus Randolph Nesse und George C. Williams: *Warum wir krank werden,* München 1997, S. 199–210.

Eine empfehlenswerte Zusammenfassung der mehr als zehnjährigen Geschichte der Krümmel-Diskussion findet sich in »Der Streit um Krümmel«, *Stromthemen extra* Nr. 62, Oktober 1996. Siehe dazu auch Hans Schuh: »Wut statt Wissen«, *Die Zeit,* 11.07.1997, S. 33. Zur Gefahr durch Uranmunition siehe Steve Fetter und Frank von Hippel: »The Hazard Posed by Depleted Uranium Munitions« in der Zeitschrift *Science & Global Security* (1999, Volume 8, Heft 2, S. 125–161) oder den Bericht der »Balkan Task Force« (BTF) des UN-Umweltbüros UNEP: *The potential effects on human health and the environment arising from possible use of depleted uranium during the 1999 Kosovo conflict,* Oktober 1999. Das GFS-Forschungszentrum für Umwelt und Gesundheit, eine Großforschungseinrichtung der Bundesregierung, hat alle Argumente für und gegen Brennstäbetransporte in einer 44-Seiten-Broschüre zusammengefaßt: »Strahlende Fracht«, Magazin *mensch+umwelt spezial,* 13. Ausgabe, Neuherberg 1999.

Zur Theorie der konkurrierenden Risiken und der Verlängerung der Lebenserwartung bei vollständiger Elimination der Todesursache Krebs siehe auch W. Krämer: *Statistik verstehen* (Taschenbuchausgabe München 2001), besonders Kapitel 12: Mortalität und Lebenserwartung. Die Passagen zum Paradox des medizinischen Fortschritts sind aus W. Krämer: *Wir kurieren uns zu Tode,* Berlin 1996. Wir danken dem Ullstein Verlag für die Erlaubnis zur

Verwendung dieser Zeilen. Zur Altersstandardisierung der Krebsmortalität siehe Nikolaus Becker: »Wie mißt man das Krebsrisiko?«, *Deutsches Ärzteblatt* 95, 1998, Heft 34–35. Das diesen Aufsatz völlig mißverstehende *Spiegel*-Zitat ist aus dem Artikel »Erfolge in der Phantomwelt«, Nr. 6/1998, S. 186–187. Dieser Aufsatz zählt sicher zu den bemerkenswertesten Exemplaren eines von keinerlei Sachwissen getrübtem Tendenzjournalismus, das es in den 90er Jahren in Deutschland gab.

9. Kapitel

Die wahren Killer: Rauchen, Autos, Alkohol, Bequemlichkeit

> *Bei einem rationalen Umgang mit dem Thema Umwelt und unter Verzicht auf unnötige Umweltängste wäre der Gesundheitszustand der Deutschen noch besser als ohnehin schon.*
>
> Hans Hoffmeister, früherer Direktor des Instituts für Sozialmedizin des Bundesgesundheitsamtes Berlin

Ob Genkartoffeln, Hormonfleisch oder Thrombosen auf Langstreckenflügen: viele Menschen haben falsche Vorstellungen von dem, was wirklich gefährlich ist. Ängstlich verscheuchen sie die Fliege auf ihrem Arm und merken nicht, daß ein wutschnaubender Elefant auf sie zugerannt kommt. Was die Öffentlichkeit am meisten aufregt – radioaktive Molke, Radium im Mineralwasser oder Tributylzinn in Sporttrikots –, bietet wenig Grund zur Sorge. Deswegen sind wir nicht in Gefahr, und sterben tut daran schon überhaupt niemand. Um so seltsamer, daß die größten Gefahren mit einer unverständlichen Gleichgültigkeit hingenommen werden: Bluthochdruck, ungünstige Ernährung, Rauchen, Übergewicht, Bewegungsarmut, Alkohol sowie der Straßenverkehr.

Von 100 Bundesbürgern stirbt pro Jahr im Durchschnitt einer. Unter 82 Millionen Einwohnern sind das rund 820 000 Menschen. Mit rund 420 000 Toten, über der Hälfte aller Verstorbenen, führen die Krankheiten des Kreislaufsystems die Liste der Todesursachen an. Darunter befinden sich etwa tödliche 55 000 Schlaganfälle und 80000 tödliche Herzinfarkte. An den »bösartigen Neubildungen«, also Krebs, versterben bei uns jährlich zwischen 200000 und 220000 Menschen, davon rund 40000 an Lungen-, Bronchial- und Luftröhrenkrebs. Gemessen an der Häufigkeit der Todesfälle folgen mit 50000 die »Krankheiten der Atmungsorgane« und mit 40000 die »Krankheiten der Verdauungsorgane«. Mehr als 20000 Deutsche kommen jährlich durch Unfälle ums Leben, darunter 8000 durch Straßenverkehrsunfälle und 7000 durch Stürze. 12000 begehen Selbstmord. Asbest, Lebensmittelzusatzstoffe, Dioxin, Gentechnik, nichtionisierende Strahlung (Funktelefone und Mikrowelle), polyzyklische aromatische Kohlenwasserstoffe, polychlorierte Biphenyle, medizinische Röntgenuntersuchungen oder Strahlung aus Kernkraftwerken – all das, was den Zeitungsleser und den Fernsehzuschauer beunruhigt, spielt so gut wie keine Rolle.

Das Hauptrisiko für Erkrankungen des Herz-Kreislaufsystems mit Herzinfarkten und Schlaganfällen ist der Bluthochdruck. Das ist eigentlich keine Krankheit an sich, der Betreffende merkt kaum etwas davon, aber auf die Dauer schädigt der Bluthochdruck die Blutgefäße. Anhand der berühmten Framingham-Studie, für die von 1948 an mehrere tausend Männer und Frauen 30 Jahre lang befragt wurden, konnte nachgewiesen werden, daß Werte oberhalb von diastolisch 95 und systolisch 160 das Risiko für Herz- und Hirninfarkte sowie Durchblutungsstörungen deutlich erhöhen. Oberhalb dieser Grenzwerte solle, so das Ergebnis dieser Studie, eingegriffen werden.

Bluthochdruck als Ursache für Herz-Kreislaufkrankheiten hat selbst wiederum verschiedene Verursacher:

erbliche Veranlagung, Übergewicht, übermäßige und fettreiche Ernährung, erhöhte Blutfettwerte, Zigarettenrauchen, Bewegungsarmut und psychische Belastung. Gegen erbliche Veranlagung kann der einzelne unmittelbar nichts ausrichten; das Wissen davon kann uns allenfalls vorbeugend tätig werden lassen. Rauchen oder viel essen ist eine soziale Handlung, die wiederum auf Gruppen- oder Familiendruck hin oder aus Tradition zustande kommt. Ein Herzinfarkt wäre bei diesen Menschen eine Folge der Folge der Folge vom Rauchen (oder einer der anderen Risikofaktoren). Von direkten »Ursachen« zu sprechen ist hier etwas heikel.

Bluthochdruck ist behandlungsfähig; es gibt Medikamente, Therapien, Diäten, Anleitungen zur Umstellung der Lebensweisen; ja sogar die Psychotherapie kann den durchschnittlichen Blutdruck senken, wenn auch nicht so stark wie ein Medikament. Eine »ursächliche« Behandlung oder Vorbeugung des Gefäßverschlusses ist noch nicht möglich – das wäre, die Ablagerung von verstopfender Plaque an den Gefäßwänden zu verhindern –, aber die Pharmaindustrie arbeitet daran.

Ein Herzinfarkt oder ein Schlaganfall als Folge von Bluthochdruck ist nur in einem gewissen Umfang »Schuld« des Betreffenden, es vermischen sich vermeidbare und unvermeidliche Faktoren. Indem wir gesund leben, nicht rauchen, Alkohol nur in Maßen konsumieren, uns regelmäßig dreimal die Woche eine Stunde kräftig bewegen und salzarm ernähren, verringern wir die Wahrscheinlichkeit einer Herz-Kreislaufkrankheit, gänzlich verhindern können wir sie nicht. Jedenfalls bieten sich eine ganze Reihe von Eingreifmöglichkeiten in die Lebensführung, um das Gewicht der Umweltfaktoren zu reduzieren, wenn schon (bis auf weiteres) die genetische Veranlagung im blutdruckregulierenden System nicht steuerbar ist. Einer der besten Vorbeugemaßnahmen ist Bewegung: Wandern, Schwimmen und Radfahren stabilisieren das Herz-Kreislaufsystem. Hier haben die von uns in anderem Zusammenhang gescholtenen Medien durch Aufklärung und Ermahnung viel zu einer gesünderen Lebensführung beigetragen.

Der nächste große Feind unseres Lebens ist der Tabak; die negativen Effekte des Zigarettenrauchens für die Gesundheit sind heute unumstritten. Raucher haben im Vergleich zu Nichtrauchern eine um fünf bis zehn Jahre kürzere Lebenserwartung. Durch Tabakkonsum verlieren in Europa jährlich rund eine Million Menschen vorzeitig ihr Leben, davon allein in Deutschland mehr als 100 000.

Die Kluft zwischen öffentlicher Aufklärung über die schädlichen Folgen des Tabakkonsums und der geringen Resonanz darauf ist beklagenswert. Pro Kopf und Jahr werden in Deutschland ungefähr 1700 Zigaretten geraucht, insgesamt 140 Milliarden Stück. Dafür werden über 41 Milliarden Mark ausgegeben, die sich sozusagen in Luft auflösen bzw. deren Reststoffe in den Bronchien der Konsumenten endgelagert werden. Der Staat kassierte dafür mehr als 20 Milliarden Tabaksteuer.

Überdurchschnittlich viel geraucht wird in Großstädten, in Bevölkerungsgruppen mit niedriger Schulbildung und niedrigem sozialen Status, unter Geschiedenen, unter Arbeitslosen und unter Sozialhilfeempfängern. Der Anteil der Raucher ist hier vier- bis neunfach höher als in Personengruppen mit hoher Bildung, gutem Einkommen, unter Verheirateten und solchen, die weder Arbeitslosen- noch Sozialhilfe beziehen. Die starke Ungleichverteilung des Rauchens wird dazu führen, daß auch für die bedeutendsten Todesursachen Herz-Kreislaufkrankheiten und Krebs stark ausgeprägte soziale Ungleichheiten weiterbestehen werden.

In anderen Ländern der EU sieht es nicht anders aus. Die Frage »Raucher oder Nichtraucher« überlagert alle anderen Gesundheitseinflüsse wie Luftverschmutzung und Radon. Betrachtet man auf der Suche nach Lungenkrebssterblichkeit bzw. Lungen- und Bronchialerkrankungen nur die Luftverschmutzung oder nur die Radonbelastung, kommt man zu völlig falschen Ergebnissen, wenn das Rauchverhalten ausgeklammert bleibt. Bei jeder Meldung über einen Zusammenhang von Lungenkrankheiten und Luftverschmutzung bzw. Radon muß gefragt werden, ob auch der Zigarettenkonsum mit berücksichtigt wurde.

Im Vergleich der auslösenden Faktoren von Lungenkrankheiten kommt der allgemeinen Luftverschmutzung wahrscheinlich die geringste Bedeutung zu, meint die Bundesanstalt für Arbeitsmedizin in Berlin. Eine Untersuchung in den siebziger Jahren in der ehemaligen DDR mit ihrer extrem schlechten Atemluft hatte erbracht, daß bei der Lungengesundheit die Unterschiede zwischen Rauchern und Nichtrauchern größer sind als die zwischen Land- und Stadtbewohnern. Die um zwei Jahre niedrigere Lebenserwartung in der damaligen DDR beruhte nicht auf schlechterer Luft, sondern auf anderen Ernährungs- und Trinkgewohnheiten sowie einer schlechteren medizinischen Versorgung.

Für »Pseudokrupp«, eine quälende Hustenkrankheit bei Kindern, wurde ab Ende der achtziger Jahre die Luftverschmutzung als Auslöser diskutiert. Pseudokrupp gibt es immer noch, doch ist es um die Krankheit still geworden, nachdem klar wurde, daß vor allem der Rauch qualmender Familienmitglieder die Krankheit hervorruft und am Leben erhält. Die Hälfte aller Kinder muß nach einer Mitteilung der Deutschen Akademie für Kinderheilkunde zu Hause mitrauchen: »Der Hauptschadstoff, dem die Kinder in Deutschland ausgesetzt sind, ist der Tabakrauch.« Das reiche an den Tatbestand der Körperverletzung heran.

Die nächsten Faktoren, die unsere Überlebenswahrscheinlichkeit entscheidend mitbestimmen, sind die Ernährung und der Lebensstil. Wer sich nicht bewegt und zuviel ißt, muß früher sterben. Übergewichtige tragen – verglichen mit Normalgewichtigen – ein 40fach erhöhtes Diabetesrisiko; über 90 Prozent der sechs Millionen Diabetiker, die derzeit in Deutschand leben, haben sich diese Krankheit nach Meinung des Vereins zur Förderung der gesunden Ernährung und Diätetik (VFED) durch unvernünftiges Essen zugezogen. 90000 Herzinfarkte, 7000 Erblindungen, 23000 Fußamputationen und 9000 Fälle von Nierenversagen jährlich als Folge einer schlechten Blutzuckereinstellung sollen auf unsere Ernährungsgewohnheiten zurückzuführen sein.

Im Durchschnitt ißt jeder Bundesbürger jährlich einen Zentner Fett. Jeder zweite Deutsche ist übergewichtig und jeder sechste ist krankhaft dick. Damit soll Deutschland weltweit nach Südafrika den zweiten Platz einnehmen, gefolgt von Finnland und den USA, so der VFED. Die tägliche Zufuhr von über 3000 Kilokalorien, gebunden in 130 Gramm Fett und 100 Gramm Zucker, sowie jährlich rund 12 Liter reinen Alkohol läßt sich kaum anders als ein schleichender Selbstmord mit Messer und Gabel auffassen. Auch die Deutsche Gesellschaft für Ernährung (DGE) blickt besorgt auf das »verrückte Risikoverhalten« der Bevölkerung. Während das Gesundheitsrisiko durch Zusatzstoffe und Umweltgifte in der Nahrung subjektiv die größte Bedeutung besitzt, ist dies bei den Sachkundigen das falsche Ernährungsverhalten sowie Lebensmittelvergiftungen durch mikrobielle Erreger, beispielsweise Salmonellen.

Und dann bewegen wir uns nicht genug. Bewegung hilft nicht nur, das Gewicht zu kontrollieren, sondern reduziert auch leichte Mißstimmungen, unterschwellige Aggressionen und vage Beschwerden. Das gilt ebenso für Kinder. Eltern sollten sich über ausgefallene Sportstunden genau so beschweren wie über anderen Unterrichtsausfall. »Verhäuslichung«, Bewegungsmangel und erlebnisarme Umwelt sind laut einer Untersuchung des Wissenschaftlichen Instituts der Ärzte Deutschlands Hauptursachen für Übergewicht, Koordinationsschwäche, Haltungsschäden und schlechte psychische Befindlichkeit von Schülern. Mindestens eine Stunde Sport und Bewegung brauche ein Kind pro Tag. Statt dessen hocken Kinder im Schnitt zweieinhalb Stunden täglich vor dem Fernseher. Im Alltag der Heranwachsenden in den Industrienationen spielt Bewegung eine immer geringere Rolle. Dabei befördert körperliche Aktivität den Stoffwechsel des wachsenden Körpers einschließlich des Gehirns.

Fast acht Millionen Bundesbürger frönen einem »riskanten Alkoholkonsum«, wie es in der Schriftenreihe des Bundesgesundheitsministeriums (Band 128) heißt, 1,5 Millionen von ihnen sind alkoholabhängig. Man sagt dazu auch Säufer oder Trinker. Über 40000 Menschen sterben jedes Jahr in Deutschland direkt oder indirekt – z. B. durch einen alkoholisierten Unfallverursacher – durch Alkohol. Männer sind erheblich gefährdeter als Frauen. Das Verhältnis von männlichen zu weiblichen Alkoholkranken wird auf 2 : 1 bis 7 : 1 geschätzt.

Lang andauernde Alkoholabhängigkeit führt zu Persönlichkeitsveränderungen und schwerwiegenden Alkoholpsychosen. Viele Alkoholiker, deren Gehirn durch Alkohol zerstört ist, müssen in psychiatrische Kliniken eingeliefert werden. Neben der Gehirnschädigung treten gehäuft Lebervergrößerungen (Leberzirrhose), Magen- und Zwölffingerdarmgeschwüre, Schäden an der Bauchspeicheldrüse und am Herzen (Herzvergrößerung) auf, ferner besteht ein erhöhtes Risiko für Speiseröhrenkrebs. Die Sterblichkeit von Alkoholabhängigen ist in der jeweiligen Altersgruppe dreimal höher als in der Gesamtbevölkerung. Sie sterben neunmal so häufig an Leberzirrhose, zwölfmal häufiger an Magenkrebs und dreimal häufiger bei Unfällen. Ihre Scheidungsrate ist doppelt so hoch, und sie sind öfter arbeitslos.

Alkohol gelangt über die Dünndarminnenwand in den Blutkreislauf (bei vollem Magen langsamer als bei leerem) und wandert schnell ins Gehirn. Er geht auch in die Muttermilch und auf den Embryo über. Bei der Contergan-Katastrophe Anfang der sechziger Jahre wurden 10000 Kinder mit Mißbildungen geboren, was neben der menschlichen Tragödie einen enormen Akzeptanzschaden der chemisch-pharmazeutischen Industrie bedeutete, aber niemand spricht von den 1800 bis 3000 mißgebildeten oder entwicklungsgestörten Kindern jährlich durch alkoholkranke Mütter. Diese Kinder weisen Minderwuchs und andere körperliche Anomalien sowie ein allgemeines geistiges Zurückgebliebensein auf. Würde die mißbildende Wirkung von Alkohol ebenso streng bemessen wie die des Seveso-Dioxins TCDD, dürfte man nur alle 345 Jahre ein Glas Bier trinken, so der schon mehrfach zitierte Biomediziner Bruce Ames.

Abgebaut wird Alkohol in der Leber. Dabei werden aus einem Gramm Ethanol (reiner Alkohol) rund 30 Kilojoule Energie, aus 40 Gramm, dem bundesdeutschen

Tagesdurchschnitt, folglich 1200 Kilojoule. Da der Grundbedarf des Körpers bei einer ruhigen, wenig bewegten Tätigkeit 10 000 Kilojoule beträgt, kann allein durch das durchschnittliche Trinken alkoholischer Getränke ein Achtel der benötigten Energie aufgenommen werden. Da die Herrschaften jedoch gleichzeitig normal essen, werden sie unvermeidlich dick.

Ethanol ist ein hochgradig wirkendes Nervengift, was die Werbung wohlweislich verschweigt. Die zentralnervöse Wirkung ist eine Lähmung. In niedriger Dosis wird zunächst eine natürliche Hemmung gelähmt, was zu einer leichten Enthemmung führt. Das ist einer der Hauptgründe, warum Alkohol getrunken wird; auch dem Schüchternen löst sich die Zunge. Aber auch anderes wird gehemmt, die Funktionstüchtigkeit der Sinnesorgane beispielsweise. Weil man schlechter hört, wird in Kneipen so laut geredet und viel geschrien. Weiteres Trinken führt dann ins Stadium der Beruhigung (Sedierung) mit abnehmender Konzentration und Müdigkeit, verlängerter Reaktionszeit (Autofahren!) sowie Sprach- und Gehstörungen und mündet schließlich in Bewußtlosigkeit sowie der Lähmung von Atmung und Kreislauf. Alkoholvergiftungen zählen zu den häufigsten Vergiftungen; die paar Fälle, in denen Kinder sich mit Haushaltschemikalien oder duftendem Lampenöl vergiften, fallen im Verhältnis dazu kaum ins Gewicht. Die für einen Erwachsenen tödliche Alkoholdosis liegt bei 250 Gramm, dies entspricht etwa einer Flasche Schnaps.

Wie absolut schief die Risikowahrnehmung der Gesellschaft in bezug auf Alkohol (gleiches gilt für Tabak) ist, zeigt folgender Vergleich: In den Jahren 1991 bis 1997 kam es zu insgesamt 490 meldepflichtigen Vorkommnissen beim Umgang mit radioaktiven Stoffen (meist Schulphysikproben und Ionisationsrauchmelder). In nur sechs dieser Fälle wurde eine Überschreitung des

Grenzwertes für die Teilkörperdosis und in vier Fällen eine Überschreitung des Grenzwertes für die Ganzkörperdosis gemessen. In keinem Fall bedeutete dies eine gesundheitliche Beeinträchtigung. Diesen 490 Vorkommnissen mit strahlenden Quellen in sieben Jahren stehen gegenüber akute und chronische Leberschädigung, Neuropathie, Verwirrtheitszustände, Epilepsie, chronische Hirnschädigung, Magenschleimhautentzündungen, Darmgeschwüre, Bronchitis, Herzschäden und erhöhte Unfallhäufigkeit bei über zwei Dritteln der 1,5 Millionen deutschen Alkoholiker. Verminderte Lebenserwartung der Strahlenopfer: nicht meßbar; reduzierte Lebenserwartung der Trinker: zehn Jahre. Würden die Grünen und andere Umweltschützer ihre hohen moralischen Maßstäbe an die 1,5 Millionen Alkoholiker anlegen, müßte es in Deutschland einen einzigen Aufschrei des Entsetzens geben.

Von allen technischen Errungenschaften hat wahrscheinlich das Auto unser aller Leben am meisten verändert. Städte, Dörfer und Gemeinden haben sich vollständig auf den Individualverkehr eingestellt und sich ihm angepaßt – bis auf winzige Enklaven, beispielsweise einige Bergkurorte in der Schweiz und einige ostfriesische Inseln. Ansonsten aber wurde die Stadt- und Landschaftsplanung dem Ziel des fließenden Verkehrs und ausreichender Parkplätze unterworfen. Die Menschen wollten das und haben die Entwicklung enthusiastisch erzwungen oder schweigend hingenommen. Erst in den letzten Jahren gibt es Widerstand.

Trotz aller Fortschritte in der passiven Sicherheit sterben bei uns im Straßenverkehr immer noch rund 8000 Menschen pro Jahr und über 500 000 werden verletzt.

Unter den Getöteten sind die Fußgänger mit rund 1100 bundesweit die zweitgrößte Gruppe. Besonders gefährlich lebt es sich in Brandenburg und Mecklenburg-Vorpommern mit 300 bzw. 270 Getöteten je eine Million Einwohner im Vergleich zu 100 Getöteten im Durchschnitt der alten Bundesländer. Fehlender Abstand und zu hohe Geschwindigkeit sind die häufigsten Gründe. In jenen Ländern, in denen das Auto erst seit kurzer Zeit für die Bevölkerung von Bedeutung ist, muß man das Sicherheitsniveau als besonders niedrig ansetzen. Es scheint, als benötige eine Gesellschaft eine gewisse Zeit, sich dem Automobil anzupassen. In Großbritannien gab es 1931 fast 6700 Todesopfer durch Autounfälle, wobei es zu jener Zeit nur 2,2 Millionen Autos gab. Im Jahr 1979 gab es durch Autounfälle etwa gleich viel Todesopfer, jedoch fuhren auf den Straßen fast 19 Millionen Automobile. Die Gesellschaft und der einzelne lernen aus den Unfällen, wenn auch manchmal mühsam. In den Jahren des Vietnamkrieges starben mehr Menschen auf amerikanischen Straßen als im Krieg.

Zwei Dinge sind am Risikofaktor Straßenverkehr erstaunlich: die Passivität, mit der der tägliche Blutzoll auf den Straßen hingenommen wird, und der Widerstand, wenn Maßnahmen ersonnen werden, um das Blutbad (vergleichbar dem Absturz eines Großraumflugzeugs mit 300 Passagieren alle zwei Wochen) zu beenden. Aber Alkoholverbot, Geschwindigkeitsbegrenzungen und eine elektronische Überwachung des Individualverkehrs sind in der Bundesrepublik nicht durchsetzbar (wobei wir hier offenlassen wollen, ob man das überhaupt versuchen sollte).

Bei rund 3 Prozent aller polizeilich aufgenommenen Unfälle ist mindestens einer der Beteiligten alkoholisiert. Die Zahl der Alkoholunfälle im Straßenverkehr sank zwischen 1994 und 1999 um rund 30 Prozent. In der

Altersgruppe der 21- bis 24jährigen Männer jedoch stieg der Anteil. Derartige Unfälle ereignen sich am häufigsten in den Abendstunden und insbesondere in den Wochenendnächten. Nach einer Analyse der Bundesanstalt für Straßenwesen gehen den Unfällen meist Besuche von Discos, Partys, Kneipen und privaten Feiern voraus. Das Fahrverhalten jüngerer Verkehrsteilnehmer wird bereits durch geringe Alkoholmengen deutlich beeinträchtigt. Die Politik hat jahrelang die Absenkung der Promillegrenze von 0,8 auf 0,5 verschleppt, 1998 aber dann doch eingeführt. Trotz der insgesamt günstigen Abwärtsentwicklung ist Alkohol als Unfallursache in Deutschland nach wie vor ein Sicherheitsproblem.

Was also bedroht uns wirklich, was ist nur eine Scheingefahr? Versuchen wir einmal, die alltäglichen und nicht alltäglichen Risiken, die uns nach dem Leben trachten, zu vergleichen. Das ist nicht einfach. In den Medien werden Leser und Zuschauer ganz überwiegend mit absoluten Zahlen abgespeist: »Drei deutsche Urlauber mit Malaria infiziert«, »Vier Tote nach Einnahme von Paracetamol«, »Sieben Kleinkinder nach Infektion mit EHEC-Bakterien im Krankenhaus«, »32 Menschen von wilden Affen gebissen«, »Über 900 Tote auf deutschen Autobahnen jährlich«, »1800 Tote durch Rauschgift in der Bundesrepublik«, »Über 2000 Todesopfer durch Flugthrombosen«, »3000 Briefträger vom Hund gebissen«, »20 000 Tote durch Infektion im Krankenhaus« usw.

Diese Zahlen sagen wenig, wenn Vergleiche fehlen. Wieviele deutsche Urlauber waren in den Malaria-Gebieten insgesamt unterwegs? Wie viele Patienten insgesamt haben Paracetamol genommen? Wie viele Kleinkinder sind überhaupt mit den gefährlichen EHEC-Bakterien, die unter anderem durch rohe Milch vom Biobauern übertragen werden, in Kontakt gekommen? Wie viele Japaner leben eigentlich in dem Badeort Ito 120 Kilometer südwestlich von Tokio, aus dem die Übergriffe der wilden Affen gemeldet werden? Wie viele Bundesbürger befahren jährlich unsere Autobahnen? Wie viele verreisen in Flugzeugen? Wie viele Briefkästen werden von Hunden bewacht? Wie viele Patienten werden jährlich in deutschen Krankenhäusern behandelt? Usw.

Um Risiken in ihrer wahren Größe wenigstens annäherungsweise zu begreifen, sind Vergleichszahlen gefragt. Vier Tote bei Einnahme eines Medikaments, das jährlich von Millionen eingenommen wird und das Tausende von Todesfällen verhindert, sind eher zu ertragen als vier Todesfälle bei Einnahme eines Medikaments, das nur von 40 Menschen eingenommen wird. Und selbst die 20000 Menschen, die jedes Jahr in deutschen Krankenhäusern an dort zugezogenen Infektionen sterben sollen, machen vielleicht weniger angst, wenn wir wissen, daß dort jährlich über 15 Millionen Patienten behandelt werden, die allermeisten davon mit Erfolg. Es gibt viele mögliche Relationen, aber sie müssen angegeben werden. Erst so erfassen wir, wie groß das Risiko ist, über das wir reden, und wir können vernünftig darauf reagieren.

Es kommt also darauf an, Risiken zu messen, sie mit weiteren Zahlen in Beziehung zu setzen, ihnen eine Maßeinheit zu geben, sie in ihrer Größe zu bestimmen und diese Größe auf eine Skala von klein nach groß, von vergleichsweise ungefährlich bis tödlich einzutragen. Erst wenn eine Reihenfolge der Risiken existiert, wird klar, welche Risiken hoch und welche niedrig sind. Daraus kann abgeleitet werden, welche Risiken in ihrer Bekämpfung vorrangig sind und welche erst einmal beiseite gelassen werden können. Was wir brauchen, ist eine Risikoskala.

Unser Vorbild ist dabei die aus der Erdbebenmessung bekannte Richter-Skala. Ein Vorläufer unserer im folgenden vorgestellten Risikoskala wurde schon von dem Münchner Mediziner Klaus Heilmann und dem amerikanischen Physiologen und Arzneimittelepidemiologen John Urquhart vorgeschlagen und von dem Amerikaner John Paling wiederentdeckt. Daß diese Versuche wenig Anwendung gefunden hatten, mag vielleicht mit daran liegen, daß Heilmann und Urquhart zur Erläuterung ihrer Skala den sperrigen Begriff »Uni-Kohorte« (d.h. ein Opfer pro einer bestimmten Gruppe von Menschen, die dem gleichen Risiko ausgesetzt sind) einführten und daß sie ihre Skala zwar korrekt, aber ebenso unhandlich »Risikoverdünnungsskala« nannten. Auf beides soll hier verzichtet werden, aber der Vorschlag dieser beiden Wissenschaftler bleibt natürlich richtungweisend.

Wir geben deshalb unserer Risikoskala den Namen »Heilmann-Skala«. Wie die Richter-Skala arbeitet die Heilmann-Skala *eindimensional,* das heißt, sie reduziert das Risiko auf eine einzige Verhältniszahl. Mit »Risiko« ist dabei die Wahrscheinlichkeit für das Eintreten eines unerwünschten Ereignisses gemeint. Das sei hier deutlich betont, weil »Risiko« ja oft, und auch in diesem Buch, auf andere Weise definiert und gemessen wird. In wie vielen von wieviel Versuchen, einen Briefkasten zu füllen, wird ein Briefträger vom Hund gebissen? In wie vielen von wieviel Fällen, in denen ein Urlauber in der Touristenklasse weiter als 1000 Kilometer in den Urlaub fliegt, droht ihm wegen enger Sitzreihen eine Flugthrombose? In wie vielen von wieviel Fällen, in denen ein Patient ein Krankenhaus aufsucht, wird er sich dort infizieren?

Leider sind diese Wahrscheinlichkeiten im Rohzustand, selbst wenn man sie korrekt ermitteln könnte, allenfalls bei großen Risiken als Maßstab zu gebrauchen.

Wenn ich weiß, 40 Prozent aller Bundesbürger sterben an Herz-Kreislaufleiden und 25 Prozent an Krebs, dann weiß ich erstens: Herz-Kreislaufleiden sind gefährlicher als Krebs, und zweitens weiß ich auch in etwa, um wieviel gefährlicher sie sind (nicht ganz doppelt so gefährlich). Aber bei kleinen Wahrscheinlichkeiten, und um diese geht es bei Risikoabwägungen sehr oft, kommt man mit diesen reinen Wahrscheinlichkeiten nicht weiter. Was z.B. ist größer: die Wahrscheinlichkeit von 0,0000071 Prozent für einen Hauptgewinn im Lotto, oder die Wahrscheinlichkeit von 0,0000025 Prozent dafür, in der gleichen Woche, in der die Lottoziehung stattfindet, umgebracht zu werden? Bei derart kleinen Werten kann man zur Not noch den größeren von dem kleineren unterscheiden, aber wenn es darum geht, um *wie viel* der eine größer ist als der andere, versagen unsere Kopfrechenkünste. Die meisten brauchen hier schon einen Taschenrechner oder Bleistift und Papier. Das gilt auch dann, wenn wir diese Wahrscheinlichkeiten in der Form 1:14 Millionen bzw. 1:4 Millionen angeben. Mit derart kleinen Zahlen können viele Menschen nichts anfangen; auch die Tatsache, daß die zweite mehr als dreimal größer ist als die erste, bleibt vielen Lesern zunächst einmal verborgen.

Deshalb schlagen wir im weiteren eine alternative Skala vor. Wie bei der Richter-Skala ist die Höhe des Schadens für das Risiko nicht relevant. Das wurde zuweilen als Kritik gegen den Ansatz von Heilmann und Urquhart vorgebracht, geschieht aber in voller Absicht. Denn auch die Richter-Skala fragt nicht nach den Gefühlen der Opfer und nach dem Schaden, den ein Beben verursacht. Sie sagt: Das Beben hat die Stärke 8. Und was dann folgt, sollen andere bestimmen, messen und entscheiden, das ist nicht Aufgabe der Richter-Skala.

Zwei Unterschiede gibt es allerdings. Die 1938 von
 Charles Francis Richter (1900–1985) entwickelte Skala

ist nach oben offen. Sie beginnt bei null und hat keine natürliche Obergrenze: Ganz gleich wie stark ein Erbeben auch sei, man kann sich immer ein noch stärkeres vorstellen. Der höchste bisher gemessene Wert ist eine 8,6, aber der wird sicher eines Tages übertroffen werden.

Anders als bei Erdbeben gibt es bei Risiken aber durchaus einen höchsten Wert, nämlich 100 Prozent. Das ist etwa das Risiko, daß wir eines Tages sterben. Oder daß unsere Erde eines Tages untergeht (in etwa 5 bis 15 Milliarden Jahren, so schätzen Astronomen, wird sich die Sonne zu einem roten Riesen aufblasen und die Erde auslöschen).

Der zweite Unterschied: Die Stärke eines Erdbebens auf der Richter-Skala bemißt sich rein mechanisch nach dem Ausschlag eines Seismographen. Die Risikoskala dagegen ist auf menschliche Feineinstellung angewiesen. Wie schon bei der Berechnung von Wahrscheinlichkeiten ist eine präzise Bezugsgröße festzulegen, auf die sich die Zahl der Schadensfälle bezieht. Bei der Ermittlung des Risikos eines Flugzeugabsturzes beispielsweise wird man die Zahl von Toten vergleichen mit der Zahl derer, die in einem Jahr geflogen sind. Bei der Ermittlung des Lungenkrebsrisikos wird die Grundgesamtheit der Raucher mit der Zahl der jährlich neu an Lungenkrebs Erkrankten in Beziehung gesetzt. Man könnte aber auch die Zahl der jährlichen Lungenkrebstoten durch die Zahl der Raucher teilen und damit das Mortalitätsrisiko für Lungenkrebs erhalten, was wiederum mit anderen Krebsrisiken verglichen werden kann. Das Risiko eines Autounfalls kann an der Zahl der jährlichen Personenkilometer, an der Zahl der zugelassenen Automobile oder an der Zahl der Führerscheine festgemacht werden. Diese Bezugsgrößen sind nicht durch die Bibel vorgegeben, sie sind in sinnvollen Grenzen von den Anwendern der Skala selbst zu wählen.

Man muß sich für jedes Risiko auf die Basisdaten und die jeweiligen Quellen verständigen. Das ist nicht immer einfach. Die Zahl jener Menschen, die an Lungenkrebs sterben, ist kaum umstritten, obwohl bekannt ist, wie relativ ungenau die Todesursachenstatistik der Bundesrepublik ist. Umstrittener dürfte sein, wie viele Lungenkrebsfälle auf Rauchen beruhen. Die Erhebung statistischer Daten ist eine Wissenschaft für sich, und wie jede Wissenschaft mit gewissen Unsicherheiten behaftet, aber keineswegs ein unüberwindliches Hindernis. Auf völlige Exaktheit kommt es auch nicht an, weil ein winziges Risiko ein winziges Risiko bleibt, selbst wenn die Dunkelziffer das Doppelte oder das Vierfache beträgt. Darüber sollte man nicht streiten.

Die Heilmann-Skala reicht von null bis 10. Sie arbeitet nach dem Prinzip: Je kleiner die Zahl, desto kleiner das Risiko; je größer die Zahl, desto größer das Risiko.

Das höchste Risiko ist 10. Ein Risiko von 10 bedeutet: das befürchtete Ereignis tritt todsicher ein (damit meinen wir: nach menschlichem Ermessen *immer*). Ereignisse dieses Typus sind: Herr Meyer wird eines Tages sterben. Im Winter 2005 wird es in den Alpen schneien. Unser neues Auto wird vor Erreichen einer Fahrleistung von 500 000 Kilometern einen neuen Motor benötigen usw.

Der Sprung nach unten von der 10 zur 9, ganz allgemein: der Sprung von einer ganzen Zahl zur nächstkleineren, bedeutet eine Verringerung des Risikos um den Faktor 10. Damit bedeutet ein Risiko von 9: einer von 10 Patienten oder einer von 10 Autofahrern stirbt in einer festgesetzten Zeit. Bis wir bei einem Skalenwert von null ankommen, entwickelt sich die Skala so:

1:1	10
10:1	9
100:1	8
1000:1	7
10 000:1	6
100 000:1	5
1 000 000:1	4
10 000 000:1	3
100 000 000:1	2
1 Milliarde : 1	1
10 Milliarden : 1	0

Im Prinzip könnten wir nach dem Risikowert null noch weitermachen: Eine Wahrscheinlichkeit von 1:100 Milliarden entspräche dann einem Risiko von –1 (minus eins). Das ist ein Risiko, das zwar mathematisch vorhanden, aber so klein ist, daß es für alle praktischen Zwecke vernachlässigt werden kann. Wer vor einem solchen Risiko noch Angst hat, sollte sich überlegen, überhaupt noch einen Schritt vor die Tür zu tun. Alle Ereignisse mit derart kleinen Wahrscheinlichkeiten werden für die Zwecke unserer Skala daher in einen Topf geworfen und erhalten auf unserer Risikoskala ebenfalls den Wert null. Eine Wahrscheinlichkeit von 1:10 Milliarden ist die Obergrenze des Unwahrscheinlichen, mit der Menschen sich befassen sollten. Sie ist kleiner als die Wahrscheinlichkeit, daß einem einzigen, zufällig aus allen sechs Milliarden Erdenbürgern ausgewählten Menschen etwas Übles zustößt, und das ist für alle praktischen Zwecke die kleinste Wahrscheinlichkeit, um die wir uns bekümmern sollten.

Wenn wir die Skala von null nach oben wandern, entspricht einem Schritt von 1 eine Vermehrung des Risikos um den Faktor 10. Selbst bei 1 haben wir es noch mit einer unglaublichen »Risikoverdünnung« zu tun, wie

Tabelle zur Übersetzung von …

	1,0	0,9	0,8	0,7	0,6
0	1	1.25	1.60	2	2.5
1	100	125	160	200	250
2	10	12.5	16	20	25
3	1	1.25	1.60	2	2.5
4	100	125	160	200	250
5	10	12.5	16	20	25
6	1	1.25	1.60	2	2.5
7	100	125	160	200	250
8	10	12	16	20	25
9	1	1	2	2	3

Heilmann und Urquhart sagen würden, und doch gibt es Risiken in dieser Größenordnung, vor der sich einige Menschen fürchten, und die alles daransetzen, andere mit ihrer Furcht anzustecken. Je näher der Wert der 10 kommt, desto höher ist das Risiko; Risiken von 6 oder 7, ja sogar von 8 sind in unserem Leben gang und gäbe. Das Risiko für einen Mann von 40, keine 45 zu werden, hätte etwa diesen Wert von 8, entsprechend einer Wahrscheinlichkeit von 1 : 100.

Wichtig: Der Sprung von 1 auf 2 bedeutet keine Verdopplung, sondern eine Verzehnfachung des Risikos; genauso bedeutet der Sprung von 4 auf 5 keine Steigerung um 25 Prozent, sondern ebenfalls eine Steigerung um den Faktor 10, so wie das auch auf der Richterskala für Erdbeben geregelt ist.

Wie die Richter-Skala für Erdbeben kann man natürlich auch unsere Risikoskala noch weiter unterteilen,

Wahrscheinlichkeiten in Risikowerte

0,5	0,4	0,3	0,2	0,1	
3	4	5	6.2	7.8	Milliarden
300	400	500	620	780	100 Millionen
30	40	50	62	78	10 Millionen
3	4	5	6.2	7.8	1 Million
300	400	500	620	780	100 Tausender
30	40	50	62	78	10 Tausender
3	4	5	6.2	7.8	1 Tausender
300	400	500	620	780	100 Hunderter
30	40	50	62	78	10 Zehner
3	4	5	6	8	1 Einer

etwa in Zehntelschritte, zum Beispiel 2,1, 2,2, 2,3, 2,4 usw. Jede Zunahme um 0,1 bedeutet eine etwa 25prozentige Vergrößerung des Risikos, jede Abnahme um 0,1 eine etwa 20prozentige Verringerung.

Die obige Tabelle (nach Heilmann/Urquhart 1983, S. 56) erleichtert das Zuordnen von Risikowerten zu errechneten Wahrscheinlichkeiten. Sie geht davon aus, daß diese Wahrscheinlichkeiten in der Form 1 : x vorliegen. In der linken Spalte sind die vollen Einheiten der Risikoskala von null bis 10 aufgeführt, in der obersten Zeile die Unterteilung in Zehntelschritten, also die Dezimalwerte. Die Zahlen in der Tabelle selbst sind leicht auf- und abgerundet.

Einige Beispiele für das Lesen der Tabelle: In einer Gruppe von 30 000 Menschen hat es in einem definierten Zeitraum *ein* Opfer gegeben. Wie hoch ist das Risiko? Man sucht in der Zehntausenderzeile die Zahl 30, rutscht mit dem Finger in die oberste Zeile zum Dezimalwert, also 0,5, und zählt den Dezimalwert und den Risikowert in der 10 000-Zeile, das ist die 5, zusammen. Das ergibt ein Risiko von 5,5. Oder: Bei 10 000 Frauen kommt es unter der Einnahme bestimmter Anti-Baby-Pillen pro Zyklus zu *vier* Thrombosen im Bein. Die Zahl der Grundgesamtheit wird durch die Zahl der Opfer (10 000 : 4) geteilt, das Ergebnis ist 2500. Die Wahrscheinlichkeit für das befürchtete Ereignis ist also 1 : 2500. In der Zeile der Tausender suchen wir die 2,5 auf und rutschen in der Spalte nach oben, dort finden wir die 0,6. Der Wert für dieses Risiko beträgt also 6,6. Damit wird noch einmal die »Dynamik« der Risikoskala deutlich: Im ersten Beispiel hatten wir ein Opfer unter 30 000, im zweiten eines unter 2500. Der Unterschied, das dürfte selbst Laien auffallen, ist beträchtlich (er beträgt das Zwölffache), doch auf der Risikoskala steigt der Wert »nur« von 5,5 auf 6,6.

Nochmals größer als das Thromboserisiko ist das Risiko eines Arbeitsunfalls. Im Jahr 1995 etwa wurden 1,42 Millionen Arbeitsunfälle bei insgesamt 34,8 Millionen Erwerbstätigen gezählt. 34,8 Mio: 1,42 Mio = 24,5. Das Risiko eines Arbeitsunfalls liegt für den einzelnen Arbeitnehmer also bei 1 : 24,5. Anders gesagt, von 24,5 Erwerbstätigen verletzt sich oder verunglückt *einer* pro Jahr im Beruf. Auf unserer Risikoskala entspricht das einem Wert von 8,6.

Hier noch einige weitere unangenehme Ereignisse mitsamt ihren Werten auf der Heilmann-Skala:

Ereignis	Wert auf der Risikoskala
Ein zufällig ausgewählter Bundesbürger kommt irgendwann durch die Folgen einer Kernschmelze zu Tode (Rasmussen-Report 1975)	1,3
Ein zufällig ausgewählter Bundesbürger wird irgendwann von einem abstürzenden Flugzeug erschlagen	2,3
Ein zufällig ausgewählter Bundesbürger wird irgendwann vom Blitz erschlagen	3,0
Ein zufällig ausgewählter Engländer stirbt im nächsten Jahr durch BSE	3,1
Ein zufällig ausgewählter Bundesbürger ertrinkt im nächsten Jahr in der Badewanne	4,3
Ein zufällig ausgewählter Bundesbürger erstickt im nächsten Jahr an einer Fischgräte	5,0
Ein Bürger einer westlichen Industrienation entwickelt irgendwann eine Amalgamallergie	5,1
Ein Bundesbürger stirbt in einem gegebenen Jahr durch einen Unfall auf der Autobahn	5,1
Ein Bundesbürger stirbt im nächsten Jahr durch einen Sturz von einer Leiter	5.3
Ein zufällig ausgewählter Bundesbürger männlichen Geschlechts stirbt im nächsten Jahr an Krebs.	7,1
Ein Bankkredit wird nicht zurückgezahlt	8,0
Ein zufällig ausgewählter Bundesbürger männlichen Geschlechts stirbt irgendwann an Krebs.	9,4
Ein zufällig ausgewählter Bundesbürger männlichen Geschlechts stirbt irgendwann	10

Obwohl die Notwendigkeit einer Risikoskala eigentlich jedermann einleuchten sollte, ist der Widerstand dagegen enorm, wie etwa Heilmann und Uquhart erfahren mußten. Gegen eine Risikoskala wird eingewandt, daß gleiche Informationen unterschiedlich wahrgenommen, gleiche Risiken unterschiedlich verarbeitet würden und schließlich von außen kommende Risiken und selbst eingegangene Risiken unterschiedlich zu gewichten seien. Die subjektive Kosten-Nutzen-Rechnung bei der Risikobewertung sei nur schwer vorzunehmen, es gebe angstbereite Gruppen, die sich in den Arztpraxen drängeln, genauso wie »lebensfrohe« Gruppen, die weniger Scheu davor haben, persönliche Risiken einzugehen. Die Risikoskala suggeriere Objektivität, die so nicht vorhanden ist. Erdbeben gebe es immer, egal ob Menschen auf der Erde lebten oder nicht, aber die Aufgabe von Politik und Wissenschaft sei es, zu überlegen, ob menschengemachte Risiken akzeptiert werden können oder nicht. Das bedürfe eines gesellschaftlichen Konsenses, nicht einer Skala. Es gelte, die individuell unterschiedlichen Bewertung von Risiken zu berücksichtigen, und das könne eine Skala nicht.

Unseres Erachtens sind die Einwände leicht zu entkräften. Nehmen wir wieder die Erdbebenskala: Ein schweres Erdbeben kann in einer menschenleeren Gegend der Türkei oder in einer Großstadt wie San Francisco stattfinden. Die Auswirkungen werden sehr unterschiedlich sein, selbst wenn der Ausschlag der Erdbewegung auf der Richter-Skala die gleiche Stärke hat. Hunderttausende leben in San Francisco trotz der Möglichkeit einer verheerenden Erdkrustenverschiebung, während viele andere Menschen einen Horror davor haben, sich gerade in San Francisco häuslich niederzulassen. Die Richter-Skala hat *objektive* Grundlagen, nämlich die Größe des Ausschlagens normierter Seismometer, die die Menschen jedoch immer *subjektiv* interpretieren und auf die sie stets individuell reagieren.

Genauso werden die Daten, auf denen unser Risikowert beruht, objektiv erhoben, aber subjektiv bewertet. Die Einschätzung eines Risikowertes ist jedem einzelnen selbst überlassen und kann nicht Teil oder Aufgabe weder der Richter-Skala noch der Risikoskala sein. Allenfalls kann die Risikoskala einen ersten Eindruck davon geben, in welche Richtung eine rationale Bewertung vorzunehmen wäre.

Ein anderer Einwand betrifft die Berechnung der Wahrscheinlichkeiten, auf denen der Risikowert beruht. Diese Wahrscheinlichkeiten sind das Ergebnis von Erhebungen, Statistiken, Hochrechnungen und Schätzungen, die mit erheblichen Unsicherheiten belastet sind. Eine epidemiologische Studie zum wirklichen Vorkommen der schlecht diagnostizierbaren tiefen Beinvenenthrombose beispielsweise, die zudem äußerst selten ist, ist schlechterdings nicht möglich. Genaue Daten werden auch in anderen Fällen nicht immer vorhanden sein. Doch selbst wenn die Datenbasis zur Ermittlung eines Risikowertes unpräzise ist, so kann diese Skala sehr gut ein großes Risiko von einem kleinen unterscheiden und selbst noch ein kleines von gar keinem Risiko.

Der entscheidende Vorteil der Skala ist jedoch, daß sie das relative Risiko ziemlich genau benennen und unterschiedliche Risiken objektiv miteinander vergleichen kann. Die absolute Zahl der Opfer, mit der Medien meist arbeiten, sagt noch nichts über ein Risiko aus. Es muß immer auch die Zahl der Gefährdeten insgesamt, neben der Zahl der Erkrankten auch die der nicht Erkrankten und/oder der Gesunden mit einbezogen werden, und genau das wird mit unserer Risikoskala versucht.

Literatur

Das *Jahrbuch Sucht* der Deutschen Hauptstelle gegen die Suchtgefahren (Hamm) informiert jedes Jahr zuverlässig über Alkoholmißbrauch, Tabakkonsum, Medikamentenmißbrauch, Rauschgiftkonsum, Alkohol im Straßenverkehr, Glücksspiel und die Suchtkrankenhilfe in Deutschland. Daten über den Straßenverkehr stellen das Bundesministerium für Verkehr und das Statistische Bundesamt zur Verfügung. Das bundesweite Rauchertelefon des Deutschen Krebsforschungszentrums in Jülich gibt ausstiegswilligen Rauchern Ratschläge (Tel. 06221/424200).

Die Idee einer relativen Risikoskala erscheint zum erstenmal bei Klaus Heilmann und John Urquhart: *Keine Angst vor der Angst. Risiko – Element unseres Lebens und Motor des Fortschritts*, München 1983 (Kindler); sie wird aufgenommen und mit zahlreichen Beispielen versehen von John Paling in: *Up to Your Armpits in Alligators – How to Sort Out What Risks Are Worth Worrying About*, 1998. Für weitere Beispiel siehe auch Larry Laudan: *The book of risks: Fascinating facts about the chances we take every day*, New York 1994 (Wiley).

10. Kapitel

Fallstudie 1: Die Bombe in der Plombe oder: Keine Angst vor Amalgam

> *Der Streit um den Plombenstoff ist längst zum Glaubenskrieg geworden.*
>
> Die Zeit

Amalgam, genauer: Silberamalgam, wie man es in der Zahnheilkunde nutzt, ist eine Legierung aus etwa 50 Prozent Quecksilber sowie Silber, Zinn, Kupfer und Spuren weiterer Metalle. Rund 95 Prozent der Bundesbürger tragen dieses Amalgam in ihren Zähnen, zusammen über 100 Tonnen.

Das Quecksilber in diesem Amalgam ist giftig. Wer das nicht glaubt, muß nur in sein Fieberthermometer beißen. In Japan kamen zahlreiche Menschen wegen quecksilberverseuchter Fische um, und im Iran sind mehrere hundert Menschen durch quecksilberhaltige Saatgutbeize gestorben, die sie zum Schutz vor Schimmelpilzen aufgetragen hatten. Aus solchen Katastrophen sind die typischen Symptome von Quecksilbervergiftungen bekannt: Fingerzittern, flatternde Augenlider, Verhaltens- und Persönlichkeitsveränderungen in Form von nervöser Reizbarkeit, Stimmungslabilität, Schreckhaftigkeit, Kritikintoleranz oder Gedächtnisschwund. Darüber hinaus vergiftet Quecksilber die Nieren; es schädigt das Hormon- und das Immunsystem und führt zu Unfruchtbarkeit und Herzbeschwerden, Übelkeit, Erbrechen, Schleimhautentzündungen, um nur die wichtigsten Symptome einer Quecksilbervergiftung aufzuzählen.

Mildere Ausprägungen heißen auch »asthenisch-vegetatives Syndrom« oder »Mikromerkuralismus« (Kleine Quecksilbervergiftung). Sie äußert sich in Schwächegefühl, schneller Ermüdbarkeit, Abgeschlagenheit, Appetitmangel, Nervosität, schlechter Merkfähigkeit, Kopfschmerzen, Arbeitsunlust und erhöhter Reizbarkeit.

Und schuld daran, meinen die Amalgamgegner, sei nur das Amalgam. Das Quecksilber sei nicht fest im Amalgam gebunden, es werde z. B. durch heiße Getränke oder Kauen freigesetzt und führe so zu einer dauerhaften Erhöhung der Quecksilberkonzentrationen im ganzen Körper: im Blut und Urin, darüber hinaus im Gehirn, im Knochenmark, in der Leber, in den Nieren usw. Bei Schwangeren vermöge der Quecksilberdampf sogar die Plazentaschranke zu durchdringen und sich im Embryo bzw. im Fetus anzureichern, die Amalgambelastung der Mutter könne sogar die Ursache des plötzlichen Kindstots sein. Amalgam wird verantwortlich gemacht für Akne, Übergewicht, Sehschwäche und Rückenschmerzen. Es bestehe ein klarer Zusammenhang zwischen Amalgam und einer großen Zahl von chronischen Erkrankungen (der Münchner Internist und Toxikologe Max Daunderer nennt fast 200 Symptome von Allergien über Menschenscheu bis Rheuma), und da sich das Quecksilber mit anderen Umweltgiften verbinde und somit quasi potenziere, gebe es auch keine Unbedenklichkeitsschwelle. Die Berliner Selbsthilfegruppe Amalgamgeschädigter glaubt: »Es ist anzunehmen, daß die chronische Quecksilberintoxikation mit ihren vielfältigen Symptomen eine Massenerscheinung, eine Grunderkrankung in den Industrienationen ist.«

Nach Daunderer ist Amalgam die häufigste Todesursache; wer einmal vergiftet sei, bleibe es ein Leben lang, auch nach dem »Herausbohren« des Amalgams, Amalgam führe stets zum Zahnverlust und sei die wichtigste, ja einzige Ursache für Multiple Sklerose und die meisten Geisteskrankheiten; ohne Amalgam wären unsere psychiatrischen Anstalten und Gefängnisse leer.

Die Amalgamgegner fordern deshalb ein allgemeines Amalgamverbot durch den Bundestag »noch in dieser Legislaturperiode«. Damit sollen Industrie und Wissenschaft gezwungen werden, nach Alternativstoffen zu suchen. Den Patienten wird geraten, sich die Amalgamfüllungen entfernen und durch hochgoldhaltige Legierungen oder Kunststoff (Komposite) ersetzen zu lassen. Die Kassen hätten die alternativen Füllungen zumindest bis zu der Höhe zu tragen, in der sie die Kosten für Amalgamfüllungen übernehmen.

»Wir sind davon überzeugt«, betonte die Berliner Selbsthilfegruppe Amalgamgeschädigter Ende 2000, »daß wir in der festgefahrenen Amalgamproblematik nur vorankommen, wenn wir die breite Bevölkerung aufklären; wenn wir den ca. 90 Prozent der amalgamtragenden Erwachsenen in der BRD klar begreiflich machen können, daß sie bereits konkret oder potentiell von einer Gesundheitsschädigung betroffen sind, und dies vorsätzlich, wider besseres Wissen von Zahn-/Ärzten und Politikern. Wenn es uns gelingt, die Nägel der Vernunft in die von der Amalgamliga eifrig errichteten Bretter vor den Köpfen der Bürger eindringen zu lassen und ihnen die Ungeheuerlichkeit der gesetzlich zwangsverordneten Vergiftung evident zu machen, wird mit der Empörung und dem Zorn der Menschen ein gewaltiges revolutionäres Potential zur Bekämpfung dieses Unrechts entstehen.«

Die Amalgamgegner haben recht: Quecksilber wird beim Kauen aus den Plomben freigesetzt. Zahnpatienten, die erstmals Amalgamfüllungen erhalten, haben danach zuweilen doppelt so viel Quecksilber im Urin, bei Patienten, deren Amalgamfüllungen entfernt wurden, sänke dagegen der Quecksilberspiegel im Blut auf die Hälfte und im Urin auf ein Viertel, stellte der Göttinger Zahnmediziner Heiko Visser in einem vielbeachteten Gutachten fest. »Nach den vorliegenden Daten sind Amalgamfüllungen die primäre Quelle für die Belastung der Bevölkerung mit anorganischem Quecksilber.«

Weitere Quellen sind unsere Nahrung und unsere Atemluft: Die Erdkruste enthält im Mittel 50 bis 80 Mikrogramm Quecksilber pro Kilogramm (1 Mikrogramm = 1 millionstel Gramm), und Wissenschaftler schätzen, daß jährlich 2700 bis 150 000 Tonnen Quecksilber (je nach Studie) durch Entgasung, Verwitterung und Vulkantätigkeit in die Atmosphäre entweichen. Dazu kommt noch das Quecksilber, das wir in Elektro- und Elektronikbausteinen, Meßinstrumenten, Imprägnier- und Antiverfaulmitteln, Feuerwerkskörpern sowie kosmetischen Bleichmitteln und medizinischen Präparaten verarbeiten; die so bewirkte Quecksilberfreisetzung schwankt je nach Schätzung zwischen jährlich 3000 und 10 000 Tonnen. Aus all diesen Quellen nimmt der Bundesbürger täglich durchschnittlich zwischen 10 und 20 Mikrogramm Quecksilber auf.

In anderen Ländern findet man sogar Werte bis zu täglich 50 Mikrogramm. Besonders viel Quecksilber schlukken die Japaner sowie allgemein alle Menschen, die viel Fisch essen, weil sich Quecksilber auf den Böden von Seen und Meeren anreichert und von Fischen aufgenommen wird: Bei zwei oder mehr Fischmahlzeiten pro Woche erreicht der Quecksilbergehalt pro Liter Blut Werte zwischen – je nach Studie – 5 und 50 Mikrogramm.

Aber, und das ist natürlich der Knackpunkt der ganzen Debatte, die gesamte Quecksilberbelastung, ob über

Zahnfüllungen, Atmung oder Nahrung, liegt – von extremen Fischessern einmal abgesehen – weit unterhalb der Grenze, ab der für die Gesundheit Schaden droht.

Laut Weltgesundheitsorganisation beginnt der Mikromerkuralismus, also die kleine Quecksilbervergiftung, bei einer Quecksilberkonzentration von 20 bis 35 Mikrogramm pro Liter im Blut und bei 50 bis 150 Mikrogramm pro Liter im Urin (damit wären also regelmäßige Fischesser bereits gefährdet). Das leichte Zittern (Tremor) beginnt bei 70 bis 140 Mikrogramm im Blut und ab 300 bis 600 Mikrogramm im Urin. Eine exakte, für alle Menschen gültige Dosis-Wirkungs-Beziehung läßt sich derzeit aber nicht angeben – es gibt Menschen, die besonders empfindlich auf Quecksilber reagieren, und andere, die auch bei einer hohen Quecksilberbelastung keine Zeichen einer Krankheit zeigen. Bei Menschen, die viel Fisch essen, wurden auch schon 200 und mehr Mikrogramm pro Liter Blut gemessen, ohne daß es zu Beschwerden kam.

Von diesen Grenzen sind wir trotz Amalgam weit entfernt. Die »natürliche« Quecksilberbelastung der Bundesbürger schwankt je nach Veröffentlichung zwischen 0,3 bis 1,03 Mikrogramm pro Liter im Urin und erreicht bei Menschen mit vielen Amalgamplomben bis zu 5 Mikrogramm. Beides ist medizinisch völlig unbedenklich. »Der Verdacht einer auch nur marginal gesundheitsschädigenden Wirkung von Amalgam-Quecksilber kann verneint werden.« (Aus einem Gutachten einer Kommission der Deutschen Gesellschaft für Neurologie in Göttingen vom Frühjahr 1997 mit dem Titel »Das Quecksilber im menschlichen Körper und sein Einfluß auf Allgemeinbeschwerden und Befindlichkeitstörungen – Zur Problematik der nervenärztlichen Begutachtung von ›Amalgam-Geschädigten‹«).

Gleiche Urteile hört man auch von der Weltgesundheitsorganisation WHO, der World Dental Federation FDI, dem US-Bundesgesundheitsamt FDA oder der Deutschen Gesellschaft für Zahn-, Mund- und Kieferheilkunde (DGZMK) – weltweit und quer durch alle Fächer sind sich die Schulmediziner einig: Amalgam ist ungefährlich.

Natürlich gibt es auch bei Quecksilber wie bei fast allen Substanzen Menschen, die darauf allergisch reagieren. Das wird mit einem Haut-Allergietest festgestellt. Weltweit, so der Göttinger Zahnmediziner Visser in seinem Gutachten von 1992, wurden bis dato aber nur 115 derartige Fälle publiziert; eine weitere Auswertung von 500 internationalen Fachzeitschriften der Jahre 1984 bis 1994 erbrachte nur 21 Fälle mit Hinweisen auf örtliche und systemische allergische Reaktionen.

Diese äußerst kleine Gruppe von Menschen, die sich nach dem Herausnehmen der Amalgamfüllungen besser fühlen, ist aber nicht der Maßstab der Gesundheitspolitik. Schließlich lassen wir ja auch nicht, nur weil gewisse Menschen, u.a. einer der Autoren dieses Buches, an Allergien gegen Birkenpollen leiden, allen Bundesbürgern eine Hypersensibilisierungskur gegen Birkenpollen verordnen. Und erst recht holzen wir deshalb nicht alle deutschen Birken ab.

Die meisten Menschen, die über Amalgambeschwerden klagen, haben in Wahrheit ganz andere Probleme. So die übereinstimmenden Erkenntnisse der beiden fachübergreifenden »Untersuchungsstellen Amalgam« an den Universitäten Erlangen für Süddeutschland und Münster für Norddeutschland: Es gibt erstaunlich wenig Patienten, sie kommen mit unspezifischen Symptomen und haben kaum je eine echte »Amalgamkrankheit« und keinen erhöhten Quecksilbergehalt, weder im Blut noch im Urin. Bei einigen stellen sich Beschwerden, die mit Amalgam in Zusammenhang gebracht wurden, als Ausdruck einer psychosomatischen Störung heraus. Sie sind nach einer Befragung der Universität Heidelberg besonders ängstlich, antriebslos, labil und depressiv, zeigen also durchaus eine Reihe von Symptomen, die typischerweise mit Quecksilbervergiftungen einhergehen, aber die Kausalrichtung ist dennoch umgekehrt: Diese Ängstlichen suchen nach einer Ursache und finden sie im Amalgam (oder glaubt jemand allen Ernstes, daß die bei 10 bis 15 Prozent der Bevölkerung beobachteten Angststörungen nach dem Verbot von Amalgam verschwinden würden?). »Bei Personen, die ihre gesundheitlichen Probleme auf Amalgamfüllungen zurückführten, wurde die Hg-Konzentration in Blut und Urin gemessen. Die Hg-Werte unterscheiden sich nicht von denjenigen der Kontrollgruppe bzw. von den Durchschnittswerten für die Normalbevölkerung«, schreibt Heiko Visser.

Soweit die etablierte Wissenschaft. Sie sagt: Für die moderne Amalgamphobie gibt es eigentlich kein stichhaltiges Argument.

Aber seit wann werden Glaubenskriege durch Argumente entschieden? Und so drohen die Amalgamgegner weiter mit der »Bombe in der Plombe« und schmücken ihre Internet-Seiten mit stilisierten Totenköpfen.

Eine Kronzeugin der Anklage ist Jutta Altmann-Brewe, Gründerin der Selbsthilfegruppe Amalgam- und Zahnmetallgeschädigte Wesermarsch. In ihrem Buch *Zeitbombe Amalgam* beschreibt sie das Amalgam weniger als einen Sprengkörper, eher als jahrzehntelange, schleichende Vergiftung. Sie litt nach eigenen Angaben an Allergien gegen mehrere Metalle, Medikamenten- und Lebensmittelzusatzstoffe und weitere, in der Luft des ländlichen Gebiets befindliche allergische Substanzen (Schimmelpilze). Sie ging von Arzt zu Arzt, die ihr nach ihrer Aussage erzählten, es gebe keine Metallallergie. Ihre Amalgamfüllungen, so läßt sich ihrer Schilderung entnehmen, waren offenbar alt und unsachgemäß eingebracht. »Ich konnte mich nur noch unter großen Schmerzen bewegen, mein Körper war voller Wasser, ich konnte nichts mehr essen, mein Körper brannte wie Feuer, der Stoffwechsel brach zusammen. ... Unerträgliche Schmerzen ließen mich nur noch schreien oder vor mich hindämmern.« In lebensbedrohlichem Zustand wurden ihre Zähne gezogen und die Kiefer ausgefräst, 20 große Amalgamsplitter kamen zum Vorschein. »Ich bin dankbar, daß ich von tüchtigen Ärzten begleitet wurde und noch werde, die mich bei allen Anstrengungen unterstützen, wieder ein fröhlicher und gesunder Mensch zu werden. Ein zweites Leben wurde mir geschenkt.«

Eine ähnliche Geschichte erzählt der Maler und Lakkierer Marc Scheider. »Meine Beschwerden, deren Ursache höchstwahrscheinlich das Amalgam ist, sind hauptsächlich immunologischer Natur, sprich ein total durcheinander geratenes Immunsystem. Ich leide unter vielen Allergien (Nahrungsmittel, Heuschnupfen, Hausstaubmilbe, Katzenhaare) und bin den ganzen Tag müde, das ganze Jahr über. Morgens schaffe ich es kaum aus dem Bett obwohl ich 8 Stunden durchgeschlafen habe. (...)Heute weiß ich gottseidank, daß meine Beschwerden hauptsächlich von einem geschwächten und irritierten Immunsystem herrühren – verursacht von den Schwermetallen im Amalgam. (...) Heute habe ich keine Amalgamfüllungen, und es geht mir – von Tag zu Tag würde ich nicht sagen aber – von Monat zu Monat besser.«

Vielleicht hat Herr Scheider wirklich eine Quecksilberallergie. Vielleicht aber auch nicht. »Viele dieser
 Arbeiten sind unzureichend dokumentiert und enthalten

keine Verlaufskontrolle«, kommentiert Heiko Visser diese und ähnliche Berichte aus der Szene der Amalgamgegner. »Dadurch stehen glaubhafte Berichte über Behandlungserfolge nicht für die Auswertung zur Verfügung. Andererseits können bei chronisch Kranken falsche Hoffnungen auf Heilung geweckt werden.« Es müßten einige Standardfragen beantwortet sein, um eine Amalgamfallgeschichte sinnvoll bewerten zu können: Lagen deutlich erhöhte Quecksilberwerte in Blut, Urin und Speichel vor? Gibt es ein sichtbares Krankheitsbild, das als Quecksilbervergiftung diagnostiziert werden kann? Gab es eine positive Reaktion auf einen Amalgamhauttest? Wurden die Symptome in einer Differenzialdiagnose von einer möglichen Erkrankungsursache Amalgam abgegrenzt? Klangen die Beschwerden nach Amalgamentfernung ab? Wurden die Patienten später (nach sechs Monaten, nach einem Jahr) erneut befragt, ob die Amalgamentfernung weiterhin wirkt? Welche Behandlungen wurden noch durchgeführt und welchen Einfluß hatten sie in Abgrenzung zur Amalgamentfernung?

Kaum eines der vielen Fallbeispiele beantwortet diese Fragen. »Obwohl die Literatur zu diesem Thema mittlerweile groß ist, konnten nach Ansicht verschiedener Autoren bislang keine wissenschaftlich akzeptablen Beweise für einen Zusammenhang zwischen Amalgam und verschiedensten Krankheitsbildern ... geliefert werden«, schreibt der Heidelberger Zahnarzt Hans Jörg Staehle. Selten handelt es sich um mehr als dramatische Anekdoten voller Ungereimtheiten und Widersprüche. Wie, beispielsweise, kommen Amalgamplomben in den Kieferknochen? Bei genauerer Lektüre stellt Amalgam bzw. Quecksilber nur einen die Gesundheit beeinträchtigenden Faktor unter vielen anderen dar, der sich in seiner Wirkung nicht abgrenzen läßt. Die Fallgeschichten sind selbst ein Potpourri aus richtigen und hanebüchenen Angaben über Wirkungen von allergischem Material im Mund und in der Umwelt, eine undifferenzierte Aufzählung aller Fährnisse, die uns in der industrialisierten Welt bedrängen.

Die amerikanische Gesundheitsbehörde nannte in einer Stellungnahme 1993 die Fallberichte »anekdotisch« und sah keinen Grund, den Amalgameinsatz einzuschränken. Die Fallberichte erfüllten nicht die Kriterien, aufgrund derer ein Urteil über Schädlichkeit oder Unschädlichkeit möglich wäre. Einzelfallgeschichten sind wertlos, wenn sie keine sorgfältige Krankengeschichte, keine Differenzialdiagnose (d.h. Ausschluß aller anderen Krankheitsquellen) und keine Langzeitbeobachtung beinhalten. Wirklich aussagekräftig sind nur epidemiologische Studien mit geeigneten Kontrollgruppen. Die Gruppe der leidenden Amalgamträger kann dann zum Beispiel mit Personen verglichen werden, die die gleichen Symptome haben, diese aber nicht mit Amalgam in Verbindung bringen. Eine andere Möglichkeit ist die, die erhobenen Daten von Amalgamleidenden mit denen von beschwerdefreien Menschen zu vergleichen. Die Gruppe von beschwerdefreien Menschen kann nochmals unterteilt werden in solche, die Amalgamfüllungen tragen und solche, die amalgamfrei sind. Kontrollgruppenvergleiche sind kompliziert und aufwendig, aber der einzig anerkannte Weg, Verdachtsmomente zu bestätigen oder zu widerlegen.

Einen neuen Auftrieb erhielt der Anti-Amalgam-Kreuzzug durch eine Studie aus dem Jahr 1996 des Instituts für organische Chemie und des Arbeitskreises Reproduktionstoxikologie der Universität Tübingen, die »weitaus höhere Werte, als bisher angenommen,« fand. Man hatte den Speichel von 17 500 Personen getestet, mehr als jemals zuvor, wobei die Probanden zwei Speichelproben abzugeben hatten: Eine »nüchtern«, eine zweite nach dem Kauen eines Kaugummis. Bei über 40 Prozent der Testpersonen wurde der WHO-Grenzwert von 42 Mikrogramm Amalgamaufnahme pro Tag »drastisch überschritten«, berichtete Studienleiter Peter Krauß. Bei hochgerechnet 600 000 bis einer Million Menschen in der Bundesrepublik läge die Quecksilberbelastung damit um das Zehn- bis 100fache über dem WHO-Grenzwert. Eine zu hohe Quecksilberkonzentration im Speichel könne zur Schwächung des Immunsystems und zu Fertilitätsstörungen bei Frauen führen. Das Bundesinstitut für Arzneimittel und Medizinprodukte müsse seine ohnehin schon vorsichtige Bewertung des Amalgams überdenken, forderte Krauß. Für Erhard Schulz, den Geschäftsführer des Bundes für Umwelt und Naturschutz Deutschland (BUND), Landesverband Baden-Württemberg, »ist Amalgam jetzt zweifelsfrei als riskanter Zahnfüllstoff überführt«. Der BUND, Mitfinanzierer der Untersuchung, forderte von der Bundesregierung ein Verbot des umstrittenen Zahnfüllstoffes. Die Auswertung habe einen klaren Zusammenhang zwischen der Zahl der Amalgamplomben und des Amalgambestandteils Quecksilber im Mundspeichel ergeben. Wolfgang Koch, Vorsitzender der Internationalen Gesellschaft für Ganzheitliche Zahn-Medizin (GZM), meinte zu der Tübinger Studie, sie weise nach, »daß viel mehr Quecksilber freigesetzt wird, als man bislang angenommen hat«.

Krauß und Mitarbeiter hatten bei Probanden mit Amalgamplomben im Durchschnitt 26,8 Mikrogramm Quecksilber pro Liter »Nüchternspeichel« und 48,7 Mikrogramm nach dem Kauen gefunden. Das BGA hatte 1992 in der Tat aus früheren Studien niedrigere Durchschnittswerte angegeben: 4,9 und 12,9 Mikrogramm vor und nach dem Kauen. Aber auf diese Zahlen kommt es gar nicht an, denn das mit dem Speichel geschluckte Quecksilber wird zu 90 bis 95 Prozent über die Verdauung wieder ausgeschieden. Das Vorhandensein von Quecksilber im Speichel sage nichts aus über die Wirkung des Quecksilbers im Körper, betonte auch der schon mehrfach in diesem Buch zitierte Lübecker Toxikologe Otfried Strubelt. Und das sei die einzig relevante Frage. Speicheltests seien grundsätzlich nicht in der Lage, diese Frage zu klären. In der Indizienkette zwischen angegebenen Beschwerden und dem Quecksilberspiegel im Speichel fehlen entscheidende Glieder, die Studie sei, so die einhellige Ansicht aller übrigen Fachleute, »nicht verwertbar«.

Speicheltests mögen in bestimmten Fällen im Verein mit anderen Befunden nützliche Zusatzinformationen liefern, ihre Aussagekraft ist aber begrenzt. Die Quecksilberfreisetzung insgesamt ist mit abhängig von der Ernährung, der Mundhygiene und der Art der Amalgamplomben, und beim Speicheltest wird immer nur eine Momentaufnahme erhoben; Hochrechnungen auf die tatsächliche Belastung sind deshalb mit Unsicherheiten behaftet. »Speichelanalysen eignen sich nicht zur Bewertung der Quecksilberbelastung«, urteilt der Umweltmediziner Rainer Schiele vom Klinikum der Friedrich-Schiller-Universität Jena über die Tübinger Amalgamstudie. Gleichlautend äußerte sich die Kommission »Human-Biomonitoring« des Umweltbundesamtes in einer Stellungnahme 1997. Der Umstand, daß die Tübinger Untersuchung auf Speicheltests aufbaut, war das Hauptargument, um deren Aussagen im großen und ganzen als untauglich zurückzuweisen.

Mehr als ein achselzuckendes »Na und?« kann auch die Messung von Quecksilberdampf im Mund durch

Hans-Dieter Weiß und Karl-Heinz Maier, Geschäftsführer der WEMA Umweltforschung GmbH Reutlingen, vom November 1999 nicht für sich in Anspruch nehmen, obwohl das eingeatmete Quecksilber toxikologisch schwerwiegender ist als das verschluckte. Nach den Messungen von Weiß und Maier steigt der Quecksilberdampf nach dem Zähneputzen von rund 8 Mikrogramm pro Kubikmeter Luft kurzzeitig auf über 45 Mikrogramm. Aber auch das war lange bekannt. In einem Nebensatz der Studie heißt es lapidar, durch kräftiges Spülen nach dem Zähneputzen werde dieses Quecksilber größtenteils und unverzüglich ausgeschwemmt.

Ein zweites, von Amalgamgegnern bevorzugtes Verfahren zur Bestimmung der Belastung ist die »Elektroakupunktur nach Dr. Voll«. Das Marburger Institut für Naturheilverfahren e. V. beispielsweise stützt sich vollständig auf die Elektroakupunkturdiagnose, die von dem Arzt Reinhold Voll aus Plochingen Mitte der fünfziger Jahre begründet wurde. Nach eigenem Selbstverständnis erlaubt sie einen Einblick in das bioelektrisch-biomagnetische Reaktionsverhalten des Körpers und kann Störungen bereits vor Ausbruch einer manifesten Erkrankung aufspüren. Die Vertreter der Elektroakupunktur berufen sich auf die klassische chinesische Akupunkturlehre, homöopathisches und naturheilkundliches Gedankengut sowie eigene Hypothesen, was vollständig überflüssig ist, denn die Methode selbst besteht aus der einfachen (und unzuverlässigen) Messung des elektrischen Hautwiderstandes. Meßpunkte gibt es über den ganzen Körper verstreut (je nach »Schule« einen bis über 1000), die angeblich mit einzelnen Krankheiten und Organen über subkutane (unterhalb der Haut liegende) Nervenleitungen verbunden sind.

Wenn der Patient die eine Elektrode in die Hand nimmt und die andere Elektrode an die Haut gehalten wird, fällt der Zeiger des Meßgeräts schnell auf null und zeigt damit angeblich eine Entzündung oder Reizung an. In einem zweiten Durchgang kommen verschiedene Ampullen zum Einsatz, die unterschiedliche krank machende Substanzen in homöopathischer Verdünnung enthalten. Der Ampulleninhalt überträgt sich angeblich durch die geschlossene Ampulle hindurch mittels »Schwingungen« in den Meßkreis hinein. Die Ampullen werden durchgetestet, jeder nicht mehr auftretende Zeigerabfall zeigt dem Arzt, daß dieses Mittel, das sich in der Ampulle befindet, das richtige ist, um die an dem Hautpunkt gefundene Krankheit zu kurieren. Dann wird eine Amalgamsanierung durchgeführt und die Prozedur wiederholt. Fällt der Zeiger auf dem Meßgerät nicht mehr ab, ist das ein Zeichen für Heilung.

Physikalisch ist dieser Vorgang nicht nachvollziehbar, er widerspricht allen Erfahrungen der Elektrotechnik. Die Gründe für den Abfall des Hautwiderstandes sind so vielfältig, dass sie hier nicht alle aufgeführt werden können; Andruckstärke und das Wetter (Luftfeuchtigkeit) gehören dazu. Mit einer Amalgambelastung haben sie alle nichts zu tun. In der Fachliteratur findet sich kein Hinweis auf den Zusammenhang von Allergie und Hautleitwert.

Da praktisch jeder Mensch einen Hautwiderstand hat, diagnostiziert die Elektroakupunktur bei jedem Menschen den vorher angenommenen Zusammenhang zwischen seiner Erkrankung und Zahnfüllstoffen. Deshalb die grenzenlose Menge von Symptomen, die angeblich auf Fremdstoffen im Zahn beruhen. Bei den wenigen Fällen, in denen kein Zusammenhang festgestellt wird, darf eine ungeschickte Handhabung des Vollschen Meßapparats angenommen werden. Der fehlende Ausschlag beim Testen der Ampullen beruht auf der beliebigen Manipulierbarkeit des Apparats; es ist dem Arzt überlassen, ob er den Zeiger sinken oder steigen läßt. Bei der grundsätzlich falschen »Diagnose« durch Elektroakupunktur verwundert es nicht, wenn Ärzte wie Ingrid Fonk (Tutzing) enttäuscht eine »Therapieresistenz« bei vielen ihrer Patienten feststellen. Wenn die falsche Diagnose gestellt wird, kann die Behandlung nur schiefgehen.

Heiko Visser von der Zahnklinik der Universität Göttingen hält derartige Diagnoseverfahren wie die »Elektroakupunktur nach Dr. Voll« inzwischen für ein größeres Problem als das Amalgam selbst. Erst mit merkwürdigen Meßmethoden entstehe ein Teil jener Fälle, von denen behauptet wird, Amalgam sei Ursache von chronischen Erkrankungen.

Zu den fragwürdigen Diagnoseverfahren gehört auch der Quecksilbermobilisationstest, den Max Daunderer empfiehlt, sowie die Mundstrommessung. Im Körper befindliches Quecksilber bindet sich an einen »Komplexbildner« (DMPS) und wird mit dem Urin ausgeschieden. Nach Gabe eines sogenannten Komplexbildners im Rahmen eines Mobilisationstests steigt der Quecksilbergehalt des Urins natürlich um ein Mehrfaches an. Daraus eine Quecksilbervergiftung abzuleiten, ist ein gedanklicher Kurzschluß. Daunderer hatte zudem keine Meßwerte von beschwerdefreien Normalpersonen zum Vergleich.

Wenig aussagekräftig ist auch das Messen von elektrischen Strömen im Mund. In der Regel werden von alternativen Medizinern Potentialdifferenzen zwischen verschiedenen Metallen im Mund gemessen, was dann eine Erklärung für Metallgeschmack oder »galvanische Schmerzen« abgibt. Wie der Berner Zahnarzt Adrian Lussi trocken feststellt, lassen sich im Mund immer Ströme messen, natürlich auch zwischen Amalgamplomben oder Amalgam und anderen Metallen. Die Stärke des Stromflusses schwankt stark von Mensch zu Mensch und steht nicht in Zusammenhang mit etwaigen Beschwerden. »Aus diesen Gründen sind Strommessungen zu wenig aussagekräftig und eignen sich als diagnostisches Hilfsmittel nicht«, stellt Lussi fest.

Dennoch lassen die Amalgamgegner nicht locker. Sie schreiben Petitionen, erheben Dienstaufsichtsbeschwerden, drohen mit Strafanzeigen. Und sie haben Erfolg. Das Bundesgesundheitsamt (BGA) empfahl bereits im Oktober 1987, »keine umfangreiche Amalgamtherapie in der Schwangerschaft durchzuführen«, um Feten vorbeugend zu schützen. 1992 reagierte es auf den anhaltenden Druck der Amalgamgegner mit einer Einschränkung der Anwendung. Amalgame sollen demzufolge nur noch auf den stark belasteten Kauflächen zum Einsatz kommen. Für die anderen Bereiche werden andere Materialien empfohlen, die zusammen mit dem Patienten ausgewählt werden sollen. Bei Patienten mit schweren Nierenstörungen sollten keine neuen Amalgamfüllungen gelegt werden. Bei Kindern unter sechs Jahren sollte ein Amalgameinsatz besonders sorgfältig abgewogen werden. Während der Schwangerschaft sollte keine größere Amalgamsanierung durchgeführt werden. »Es wird jedoch vom BGA nicht empfohlen«, heißt es im bga-pressedienst, »bereits vorhandene Amalgamfüllungen durch andere Füllwerkstoffe ersetzen zu lassen, wenn nicht im Einzelfall, etwa bei allergischen Reaktionen, ein Ersatz geboten ist.«

Im Vergleich zu anderen Staaten stellte das die weitestgehende Beschneidung des Einsatzes zahnärztlicher Amalgame dar. In keinem anderen Land ist Amalgam verboten, in keinem anderen Land ist Amalgam in der Zahnheilkunde derart eingeschränkt wie in der Bundesrepublik (Schweden plante zum damaligen Zeitpunkt einen Ausstieg – aus Umweltschutz-, nicht aus Gesundheitsgründen).

Das Bundesinstitut für Arzneimittel und Medizinprodukte (BIfArM), eines der Nachfolgeinstitute des 1984 aufgelösten Bundesgesundheitsamtes, erklärte im März 1995 erneut, daß für Schwangere, Mädchen und Frauen kein Amalgam als Zahnfüllstoff verwendet werden darf. Seit Juli 1995 gilt auf Anordnung des BIfArM, daß Amalgam nur noch für Füllungen der stark belasteten hinteren Backenzähne eingesetzt werden darf, wenn andere Füllstoffe nicht in Frage kommen. Krankenkassen ließen im gleichen Jahr verlauten, daß bei medizinisch induzierten Fällen Kunststoffüllungen auch für Kauflächen bezahlt würden, und 1999 teilt das Bundesgesundheitsministerium als Reaktion auf einen Panikbeitrag des ZDF, in dem Amalgam auch für Alzheimer verantwortlich gemacht wurde, mit, es schließe einen Ausstieg aus der Amalgamanwendung nicht aus. Das alles zeigt: Wenn man etwas lang und hartnäckig genug verlangt, ist es irgendwann politisch durchzusetzen.

Amalgamgegner unterliegen einem logischen Trugschluß. Ihr Denken und Argumentieren läßt sich in etwa in folgenden Dreisatz kleiden:

Quecksilber ist gefährlich.
In Amalgam ist Quecksilber.
Folglich ist Amalgam gefährlich.

Dieser Beweissatz auf andere Gebiete angewandt macht schnell deutlich, daß mit der Schlußfolgerung etwas nicht stimmt. Nehmen wir folgendes Beispiel:

Benzin ist feuergefährlich.
In Autos befindet sich Benzin.
Folglich sind Autos feuergefährlich.

Überträgt man die Beweisführung der Amalgamgegner auf den Individualverkehr, müßten Autos »noch in dieser Legislaturperiode« generell verboten werden. Damit sollen Industrie und Wissenschaft gezwungen werden, nach Alternativen zu suchen. Den Autofahrern wird geraten, sich von ihren Benzinautos zu trennen, da es sich um »Sondermüll« und »Zeitbomben« handelt. Die Autoversicherer hätten die alternativen Fortbewegungsmittel kostenmäßig zumindest bis zur Höhe eines Volkswagen-Mittelklasseautos zu tragen.

Daß Autos bedrohlich sind, wird nicht bestritten. Sie sind aber in den seltensten Fällen riskant wegen des Benzins, das in Tanks eingeschlossen ist, sondern weil sie unfallträchtige Maschinen sind, durch die Menschen verletzt und getötet werden, meist ohne daß das Benzin explodiert.

Und das ist der nächste Denkfehler: Das bloße Vorhandensein von Benzin stellt kein Risiko dar, ebensowenig wie das Vorhandensein von Quecksilber in Amalgam. Das Amalgam schließt Quecksilber fest ein und nur winzigste Mengen werden freigesetzt, die keine Gesundheitsbedrohung darstellen, jedenfalls kaum mehr als der Fisch, den wir ab und zu essen. Aber das geht in die Köpfe der Amalgambekämpfer nicht hinein. »Amalgam wird vor dem Einbringen in den Zahnbereich als Gefahrstoff bezeichnet und nach dem Entfernen als Sondermüll deklariert. Nur in Ihrem Mund ist Amalgam kein Gefahrstoff noch Sondermüll, da stimmt doch was nicht?« wundert sich die Selbsthilfegruppe der Amalgam- und Zahnmaterial-Geschädigten Erlangen-Nürnberg in einem Flugblatt von Ende der neunziger Jahre.

Der Grundatz des Paracelsus, daß erst die Dosis aus einem Stoff ein Gift macht, ist ihnen ganz offensichtlich unbekannt.

Niemand sagt, Quecksilber sei harmlos, deshalb die vorsorglichen Sicherheitsmaßnahmen und Anwendungseinschränkungen. Die Anwesenheit eines Stoffes sagt aber nichts aus über seine Gefährlichkeit. Das in Autotanks »fest eingebundene« Benzin nehmen wir zu Recht achselzuckend hin. Und selbst das Vorbeifahren eines Tanklastzuges braucht niemanden aufzuregen. Doch sehen wir einen Raucher an einer Tankzapfsäule, werden wir zu Recht nervös. Das fest in Amalgam eingebundene und mit einer schützenden Oxidschicht bedeckte Quecksilber im Mund ist etwas völlig anderes als das Quecksilber in Fieberthermometern. Es ist bedauerlich, wenn die Entsorgungsbemühungen von Zahnärzten, auch was das Amalgam angeht, als »Beweis« für die Giftigkeit des Stoffes herangezogen werden.

Wenn überhaupt jemand vor Amalgam in Deckung gehen müßte, dann die Zahnärzte und ihre Helfer, die eine doppelt so hohe Quecksilberbelastung wie die Normalbevölkerung ertragen müssen. Dennoch kommen Krankheitsfälle durch quecksilberhaltiges Amalgam bei ihnen nur sehr selten vor, stellt der schon mehrmals zitierte Heiko Visser fest. Untersuchungen an Zahnärztinnen und Zahnarzthelferinnen bzw. deren Kindern ergaben auch keine erhöhte Rate von angeborenen Fehlbildungen oder eine erhöhte Säuglingssterblichkeit. Die Lebenserwartung von Zahnärzten betrug 1990: 75,1 Jahre und lag damit über dem Bevölkerungsdurchschnitt (72,2 Jahre für Männer).

Die Bilanz der Alternativmedizin in der Zahnheilkunde könnte trauriger nicht ausfallen: zur Zahngesundheit nichts beigetragen, den Stand der Wissenschaft ignoriert, Angststörungen verstärkt und verunsicherten

Amalgamträgern viel Geld für unsinnige Therapien aus der Tasche gezogen. Es taucht die Vermutung auf, daß der ganze Wirbel um Amalgam letzten Endes nur dazu dient, unter dem Etikett einer »Ganzheitsmedizin« parallel zur gesetzlichen Krankenversorgung zusätzliches Geld zu mobilisieren. »Die Amalgamdiskussion wird inzwischen als das Jahrhundertgeschäft von marketingorientierten Zahnärzten und zahlreichen angrenzenden Branchen angesehen«, meint Hans Jörg Staehle von der Universität Heidelberg. Die Motive der alternativen Zahnmedizin scheinen eher ökonomisch als medizinisch begründet zu sein. Sie ist fixiert auf eine hypochondrische und gutbetuchte Selbstzahlerklientel. Ihre marginale, ja schmähliche Rolle in der Zahnmedizin steht in einem auffallenden Mißverhältnis zur Medienaufmerksamkeit, die sie genießt.

Alternativmediziner haben sich in der Vergangenheit jeglichem Fortschritt auf dem Gebiet der Zahnerhaltung und der Anerkennung grundlegender Maximen der Medizin wie zum Beispiel der Differenzialdiagnose verweigert. Aber eines haben sie bewirkt: Die Amalgamkampagnen führten zu vermehrten Angststörungen. Das »mentale« Quecksilber ist eine größere Gesundheitsgefahr als das metallische Quecksilber, unterstreicht der Itzehoer Neurologe Benno Huhn.

Die Begriffe Naturheilkunde und Ganzheitsmedizin haben sich zu nebelhaften, nicht mehr exakt definierbaren Propagandawörtern gewandelt, die mit positiven Eigenschaften wie natürlich, sanft und schonend verknüpft werden. Ihre tatsächliche Politik ist in bezug auf Amalgam freilich das genaue Gegenteil: Statt individuell auf den Patienten und seine Zahnbedürfnisse einzugehen, wird unisono für alle das technische Ausbohren der Amalgamfüllungen und ihr Ersatz propagiert. Diese
 Lösung ist weder ganzheitlich noch natürlich, noch

sanft, noch schonend, sie ist vielmehr seelenlos technisch und apparatefixiert.

Die schon erwähnte Internistin Ingrid Fonk aus Tutzing (Bayern) hält, wie viele ihrer naturheilkundlichen Mitstreiter, sämtliche Zahnmaterialien für krank machend und plädiert dafür, zu »geschnitzten Zähnen aus Knochen, Holz, Flußpferdzahn und Elfenbein« zurückzukehren. Jutta Altmann-Brewe spricht sich dafür aus, »einen mit Amalgam verseuchten Kiefer auszufräsen«, Daunderer und andere »sanfte Naturheilkundler« sehen als einzige Möglichkeit, sich sämtliche Zähne ziehen zu lassen und Vollprothesen zu tragen, inklusive »Offenhalten der Wunde und 6 Wochen lang Terracortril-Streifen mit Augentropfen einlegen«.

Man kann nur spekulieren, wie viele Stunden unnötiger Schmerzen die Anti-Amalgam-Lobby auf ihrem Konto hat. Der Zahnmediziner Hans Jörg Staehle veröffentlichte 1993 den Fall einer 49jährigen, unverheirateten Lehrerin, die sich wegen chronischer Schmerzen an mehrere »alternative Zahnärzte« wandte, die ihr im Verlauf von zwei Jahren zwei Zähne zogen und beim Rest die Amalgamplomben kostspielig entfernten – ohne Erfolg, die unspezifischen Schmerzen blieben. Bis sie sich an Staehles Zahnklinik der Universität Heidelberg wandte. Mit einem einfachen Bißtest wurde ein empfindlicher Zahn gefunden. Er wies unter der neuen Füllung einen Riß auf. Der Zahn wurde schulmedizinisch versorgt, was »innerhalb kurzer Zeit zu einer anhaltenden Beschwerdefreiheit der Patientin führte«. Anstelle einer sorgfältigen Abklärung wurden von den »ganzheitlichen« und »alternativen« Zahnklempnern nebulöse Gründe (schlechte Abwehrlage, Amalgamunverträglichkeit) für das Leiden der Patientin verantwortlich gemacht.

Das Credo der Amalgamgegner öffnet das Tor, bei

jeder Gelegenheit jede beliebige Substanz als ursächlich für unspezifische Krankheitsursachen anzuklagen. Grundlage sind zwei Annahmen: Zum einen gebe es Überempfindlichkeiten, nur noch die geeigneten Nachweismethoden fehlten. Zum anderen drohe die Gefahr einer Polyintoxikation, das heißt einer Mehrfachvergiftung, wobei sich die Einzelgifte gegenseitig verstärkten. Und werden wir nicht zunehmend von allen Seiten bedroht: Wasser, Luft, Lebensmittel, Kleidung, Lärm?

Die wissenschaftliche Medizin dagegen fordert von Amalgamopponenten, nachvollziehbare Daten über Vergiftungen (und nicht nur Anekdoten) vorzulegen. Amalgamgegner fordern von der Medizin, sich »neuen Methoden« und einem »erweiterten Denken« zu öffnen, da Amalgamempfindlichkeiten nur auf »höheren Schwingungsebenen« aufzuspüren seien. Die Grundannahmen beider Seiten sind so unterschiedlich, daß kein Brückenschlag in Sicht ist. Es handelt sich nicht nur um eine medizinisch-wissenschaftliche Auseinandersetzung, vielmehr um einen Glaubenskrieg. Wir müssen »zur Kenntnis nehmen, daß sich viele Menschen von der konventionell-naturwissenschaftlich orientierten Medizin abwenden«, schreibt Hans Jörg Staehle. Die Menschen würden immer sensibler gegenüber der technisch-industriellen Entwicklung werden und sich engagiert bis messianisch »alternativen« Gruppierungen und Heilmethoden zuwenden. Die alternativen Diagnose- und Therapieverfahren werden völlig unkritisch betrachtet, ganz im Gegensatz zur grenzenlosen Skepsis gegenüber Amalgam.

Das scheint der tiefere Grund, warum sich das Argumentieren im Kreise dreht, weiterhin im Kreis drehen wird und die Debatte um alle anderen Minirisiken, wie Amalgam eines ist, bis auf weiteres nicht zu einem Ende kommt.

Literatur

Zum Jahreswechsel 2000/2001 war kein Buch im Handel, das interessierte Laien objektiv und verständlich über Amalgam informiert hätte. Vissers Gutachten wurde 1993 im Hüthig-Verlag Heidelberg (heute Thieme Verlag) veröffentlicht, doch es ist vergriffen. Dafür haben die Amalgampanikmacher zahlreiche Werke auf dem Markt, wie Wolfgang Koch und Martin Weitz: *Amalgam – Wissenschaft und Wirklichkeit,* Freiburg 1991, oder Jutta Altmann-Brewe: *Zeitbombe Amalgam* (überarbeitete Neuausgabe Frankfurt a. M. 1998).

Die schulwissenschaftliche Seite der Medaille, von uns auch oben des öfteren zitiert, zeigt Hans Jörg Staehle in »Amalgam und Amalgamalternativen«, *Quintessenz,* 43. Jg. (1992 b), S. 1743–1760, und in »Die Diskussion um zahnärztliche Füllungsmaterialien – wissenschaftliche Auseinandersetzung, Geschäft mit der Angst oder Ausdruck einer neuen Sensibilität?«, *Quintessenz,* 43. Jg. (1992 c), S. 1983–1993.

11. Kapitel

Fallstudie 2: Wie gefährlich war/ist Tschernobyl?

> *Es irritiert die Atomkritiker nicht, daß die millionenfach höheren radioaktiven Belastungen um Tschernobyl bisher noch zu keiner signifikanten Erhöhung der Leukämiefälle geführt haben, was selbst Greenpeace bestätigt. Dennoch soll um Krümmel mit großem Aufwand weiter geforscht werden. Hier ist die Politik feige, und die Wissenschaft macht sich zu ihrer Hure.*
>
> Hans Schuh 1996 in der *Zeit*

Als die Angestellten des schwedischen Atomkraftwerks Forsmark – 1300 Kilometer von Tschernobyl entfernt – zu Beginn ihrer Arbeit am Morgen des 28. April 1986 die Schleusen passieren, schlagen die Geigerzähler aus. Aber die Strahlung kommt nicht aus dem Innern des Reaktorgebäudes, wie zu erwarten gewesen wäre, sie kommt von außen. Am Abend bestätigt die amtliche Moskauer Nachrichtenagentur Tass in fünf dürren Sätzen, im ukrainischen Atomkraftwerk Tschernobyl nördlich von Kiew habe sich eine Havarie ereignet. »Reaktor zerstört. Todeswolke schon über Dänemark – bald bei uns?« titelt die *Bild*-Zeitung am 29. April 1986.

Einen Tag später, am 30. April, erfahren Deutschland und die Welt, daß der Reaktor in Tschernobyl vor vier Tagen explodierte und seitdem brennt. Bayern und Hessen melden erhöhte Strahlenwerte in der bodennahen Luft. Bei den Wetterämtern, bei Umweltverbänden, Anti-AKW-Gruppen und den Grünen stehen die Telefone nicht mehr still. Sie fragen, ob die Strahlenwolke Deutschland erreichen wird und wie sie sich verhalten sollen. Besondere Maßregeln seien nicht erforderlich, versichern Bundesregierung und Strahlenexperten. An der deutsch-deutschen Grenze prüfen mit Geigerzählern und Schutzanzügen ausgestattete Beamte die aus Polen und der UdSSR eintreffenden Lkws und Pkws. Es wird davor gewarnt, unkontrolliert Jodtabletten zu schlucken, um das Sammeln von Radioaktivität in der Schilddrüse zu verhindern.

Sehr schnell fordern die Grünen mit dem Slogan »Tschernobyl ist überall, in Harrisburg, Windscale, Gorleben, Wackersdorf« die Stillegung aller Atomanlagen. Die Umweltorganisation Greenpeace rechnet über einen Zeitraum von 30 Jahren mit 7000 zusätzlichen Schilddrüsenkrebserkrankungen in der Bundesrepublik. Der Wissenschaftler Jens Scheer (Physikalisches Institut der Universität Bremen) prognostiziert 30000 zusätzliche Krebstote pro Jahr, ein anderer Experte 25000 zusätzliche Krebstote in Deutschland in den nächsten 30 Jahren. Einige Experten warnen daraufhin vor Hysterie.

Am 2. Mai schnellen die Strahlenwerte im Boden und der bodennahen Luft vor allem in Süddeutschland nach oben. Die Bundesregierung empfiehlt der Öffentlichkeit ein Bündel von Vorsichtsmaßnahmen. Eltern von Kleinkindern sollen von Frischmilch auf Trocken- oder H-Milch umsteigen, Bauern ihr Vieh nicht mehr auf die Weide treiben, sondern im Stall mit Trockenfutter versorgen. Es werden Einfuhrbeschränkungen für frische Lebensmittel aus der Sowjetunion und anderen osteuropäischen Staaten verfügt. An den Ostgrenzen überprüfen vermummte Männer Hunderte von Fahrzeugen mit Geigerzählern, spritzen sie mit Schläuchen ab oder schicken sie zurück in die Heimat. Mütter lassen ihre Kinder nicht mehr zum Spielen nach draußen und bitten Gäste, ihre Schuhe an der Wohnungstür auszuziehen – sie könnten

Radioaktivität einschleppen. Zahllose Menschen stellen ihre Ernährung kurzfristig auf Dosennahrung um. Die Strahlenschutzkommission der Bundesregierung hingegen sieht keine Veranlassung, die natürlichen Lebensgewohnheiten zu ändern. Weder sei ein Kinderspielverbot im Freien notwendig, noch würden Sandkästen und Tennisplätze eine Gesundheitsgefährdung darstellen.

Aber die Stimmung kippt. Zwei von drei Bundesbürgern wünschen sich ein Ende der Atomenergie. Im August 1986 wird die SPD auf einem Parteitag in Nürnberg mit wenigen Gegenstimmen den Ausstieg aus der Atomenergie »innerhalb von zehn Jahren« beschließen. Der hessische Umweltminister Joschka Fischer von den mitregierenden Grünen legt erstmals ein Konzept zum raschen Ausstieg vor. Das soll bis zum Jahr 2000 geschehen. Atomkraftgegner und -befürworter streiten um die Höhe der Kosten. Der frühere Atommanager Klaus Traube rechnet mit einem verkraftbaren Pfennig Mehrkosten pro Kilowattstunde, Forschungsminister Heinz Riesenhuber (CDU) nennt zur Abschreckung die Summe von einer Billion Mark. Die Bundesregierung unter Helmut Kohl (CDU) will nichts an ihrer Energiepolitik ändern, das Restrisiko sei vertretbar. Einen Monat nach Tschernobyl und zwei Wochen vor der Landtagswahl in Niedersachsen ernennt Kohl den Frankfurter Oberbürgermeister und früheren hessischen Ministerpräsidenten Walter Wallmann (CDU) zum ersten Bundesminister für Umwelt, Naturschutz und Reaktorsicherheit. Währenddessen eskaliert die Gewalt am Atomkraftwerk Brokdorf und am Bauzaun der Wiederaufarbeitungsanlage Wackersdorf in der Oberpfalz.

Das war Deutschland in den Wochen vor und nach Pfingsten 1986.

Am Freitag, den 25. April 1986, bereitet sich die Mannschaft des zwei Jahre zuvor in Betrieb gegangenen Blocks 4 des ukrainischen Kernkraftwerks in Tschernobyl an der weißrussischen Grenze auf einen wichtigen Sicherheitstest vor. Das Kernkraftwerk verfügt in vier Blöcken über eine elektrische Gesamtleistung von 4000 Megawatt. Damit gehört es zu den größten der Welt. Auf dem Programm steht die Simulation eines Störfalls, bei dem ein Leck im Wasserkreislauf die Reaktorkühlung gefährdet und zugleich der Strom ausfällt. Getestet werden soll, ob die austrudelnden Turbinen noch genug Strom für die vier Wasserpumpen liefern, bis nach etwa einer Minute die Notstromaggregate anspringen. Der Reaktor soll bei diesem Versuch in Betrieb bleiben, was – wie später rekonstruiert wurde – eine realistische Bedingung ist, die aber der Betriebsvorschrift zuwiderläuft. Das Notkühlsystem wird 24 Stunden vor dem eigentlichen Test abgeklemmt, damit der Versuch wie ein richtiger Notfall aussieht. (Stunden später wird vergessen, es wieder einzuschalten.)

In der Nacht zum 26. April (tagsüber muß der Block Strom für die Stadt Kiew liefern) wird der Reaktor auf 25 Prozent Leistung heruntergefahren. Aus reaktorphysikalischen Gründen sackt die Leistung auf 1 Prozent ab. Um die vorgeschriebene Mindestleistung von 20 Prozent zu erreichen, werden die Neutronen-Absorberstäbe zwischen den Brennelementen herausgefahren, damit die Kettenreaktion im Reaktor sich erhöht. Der Reaktorblock quält sich auf 7 Prozent hoch und hätte abgeschaltet werden müssen. Um null Uhr 43 wird das Signal, das eine Notabschaltung zwingend vorschreibt, unterdrückt. Die Anlage befindet sich in einem äußerst instabilen Zustand; Druck und Spiegel des Kühlwassers schwanken heftig. Die Wasserzufuhr kann nur auf zwei Drittel des notwendigen Wertes erhöht werden, Warnsignale werden ignoriert, eine Reihe von Positionen im Reaktor sind grundsätzlich gar nicht überwacht.

Längst hätte der Test abgebrochen und später wiederholt werden müssen. Statt dessen wird um ein Uhr 23 der eigentliche Test begonnen mit dem (vorgesehenen) schlagartigen Schließen der Hauptkühlpumpen. Weniger Wasser strömt durch den Kern, Wassertemperatur und Leistung steigen binnen Sekunden jäh an, die Reaktivität der Brennstäbe und damit die Leistung jagen nach oben. Die Mannschaft, die kaum Informationen über die tatsächliche aktuelle reaktorphysikalische Situation hat, versucht die Leistung und die damit verbundene Hitze zu drosseln, indem die Absorberstäbe wieder eingefahren werden, was die Leistungssteigerung jedoch nicht verhindert. 36 Sekunden nach Schließen der Hauptkühlpumpen wird per Hand die Notabschaltung ausgelöst, doch es ist zu spät. Die Absorberstäbe, die die Kettenreaktion eigentlich unterbrechen sollten, lösen als Folge der spezifischen Konstruktion dieses Reaktortyps einen zusätzlichen Reaktivitätsschub aus. Im übertragenen Sinne: Statt die Kettenreaktion zu bremsen, wird noch einmal kurz und kräftig Gas gegeben.

Innerhalb von Sekunden schaukelt sich die Energieabgabe auf das 100fache der Nennleistung des Reaktors auf. Das geht so schnell, daß die Absorberstäbe gar nicht mehr ihre untere Endstellung erreichen, um voll wirksam zu werden. Abnorm erhitzte Brennstäbe lassen das Kühlwasser explosionsartig verdampfen. Die Brennstab-Belademaschine kracht auf den freiliegenden Reaktorkern, die Wasserzuleitungen werden herausgerissen und die noch halb herausgezogenen Absorberstäbe verkeilen. In zwei heftigen Explosionen des total überhitzten Kernbrennstoffs werden – wie man später nachrechnete – etwa 4 Prozent des gesamten Kernbrennstoffs und bis 100 Prozent der flüchtigen Spaltprodukte, wie z. B. radioaktive

Edelgase, Iod und Cäsium, durch das zerbrochene Dach ins Freie geschleudert.

Der ausbrechende Brand katapultiert die radioaktive Fracht bis 1500 Meter hinauf in die Atmosphäre, von wo aus sie ihre Reise um die Erde antritt. 36 Stunden nach dem Unfall wird begonnen, die 45 000 Einwohner aus der nur drei Kilometer von der Atomzentrale entfernt gelegenen Kraftwerkssiedlung Pripjat zu evakuieren. Eine 30-Kilometer-Zone um den Reaktor herum wird zur Sperrzone erklärt; damit müssen auch die 12 500 Einwohner des nahegelegenen Städtchens Tschernobyl auf unabsehbare Zeit ihre Häuser und ihre Heimat verlassen. Aus der 30-Kilometer-Zone werden nach offiziellen Angaben insgesamt 89 000 Menschen umgesiedelt. Ab dem 8. Mai werden aus der unruhig gewordenen Drei-Millionen-Stadt Kiew 250 000 Kinder im Vorschulalter in entfernte Ferienlager verfrachtet, am 15. Mai folgen die Kinder und Jugendlichen bis zur siebenten Klasse. Im späteren Abschlußbericht der Kremlführung ist von 135 000 Menschen die Rede, die ihre Häuser dauerhaft verlassen müssen. Fast zehn Jahre danach wird sich die Zahl nach einem Bericht des Generalsekretärs der Vereinten Nationen auf rund 400 000 verdreifacht haben.

Nach der Auflösung des Ostblocks und dem Zusammenbruch der Sowjetunion wurden im Westen haarsträubende Konstruktionsdetails der sogenannten RBMK-Atommeiler sowjetischer Bauart bekannt. RBMK steht für »Reaktor Bolschoj Moschnostij Kanalnij«, das heißt Kanalreaktor großer Leistung. RBMKs haben die konstruktive Eigenheit, daß die über sechs Meter langen Steuerstäbe zum Bremsen des Neutronenflusses beim Einfahren von oben in den Reaktorkern neutronenbremsendes Kühlwasser verdrängen und damit zunächst eine Aktivitätssteigerung bewirken. Dieses Konstruktionsdetail war der Bedienmannschaft bekannt, führte aber in der konkreten instabilen Situation zur Katastrophe. In der deutschen Debatte um Kernenergie wird geflissentlich übersehen, daß RBMKs mit ihren spezifischen Konstruktionsmerkmalen nur in der Sowjetunion stehen und solch ein Unfall wie in Tschernobyl in Mitteleuropa überhaupt nicht möglich wäre.

Trotzdem: »Tschernobyl ist und bleibt ein Symbol für eine technologische Sackgasse und markiert den Anfang vom Ende der Atomkraft.« Das sagte Bundesumweltminister Jürgen Trittin (Grüne) anläßlich der am 15. Dezember 2000 erfolgten endgültigen Stillegung des AKW Tschernobyl. »Die Reaktorkatastrophe hat klar vor Augen geführt, daß die Nutzung der Atomenergie mit unkalkulierbaren Risiken verbunden ist und schwerwiegende Folgen für Mensch und Umwelt haben kann. ... In Deutschland wird die Nutzung der Atomenergie deshalb im Konsens mit der Energiewirtschaft geordnet und sicher beendet.«

Über zwei Jahrzehnte lang haben die Grünen und große Teile der SPD die Atomkraft zum Inbegriff aller apokalyptischen Übel der Zivilisation erhoben, um so mehr, als nach der Selbstauflösung der UdSSR die Gefahr eines Atomkrieges (»nuklearer Holocaust«) für die lustvolle Angsterzeugung nicht mehr zur Verfügung stand. Erneuten Schub erhielten die Weltbrandphantasien und Verseuchungsschauder durch einen Unfall im Oktober 1999 in der japanischen Brennelementefabrik in Tokaimura an der Ostküste nördlich von Tokio. Arbeiter hatten mehr Uran als erlaubt in einen Behälter gefüllt und zudem übersehen, daß es sich um hoch angereichertes Uran-235 handelte. Es kam zu einer Kettenreaktion. Bei dem »größten atomaren Unfall seit Tschernobyl« wurden 3 Menschen verstrahlt, zwei starben daran. Trittin sagte, der Unfall zeige, daß die technischen Prozesse in Kernkraftanlagen »nie vollständig störungsfrei zu beherrschen« seien. Hinweise auf die Sicherheit deutscher Anlagen ließ er nicht gelten. Egal, wie hoch der Standard sei, 100 Prozent Sicherheit gebe es nicht. Diese Zahlen, die man mit dem vergleichen sollte, was in einer Stunde auf deutschen Autobahnen passiert, gaben der Katastrophenfaszination der grün-alternativen Schwarzmaler und ihrer Erlösungssehnsucht neue Nahrung.

Weitere Rechtfertigungen für einen Ausstieg in Deutschland sehen Grüne, große Teile der SPD, die Naturschutzorganisationen BUND, DNR und NABU, Atomkritiker wie die Gesellschaft für Strahlenschutz (GSS), die Ärzte gegen Atomkrieg IPPNW oder die in Berlin erscheinende Zeitschrift *Strahlentelex* in folgenden Punkten: die teilweise Kernschmelze 1979 im US-amerikanischen Reaktor von Three Miles Island bei Harrisburg/Pennsylvania (Menschen kamen nicht zu Schaden), die ungeklärte Frage der Endlagerung von hochradioaktivem Atommüll, die mutmaßliche Gesundheitsgefährdung durch den Transport von Brennstäben in Zwischenlager oder zur Wiederaufarbeitung ins Ausland sowie die Langzeitwirkung von Atommeilern auf die Gesundheit der in der Nähe lebenden Bevölkerung (Leukämie). Ihnen stehen argumentativ die deutschen Atomkraftwerksbetreiber, die Gesellschaft für Anlagen- und Reaktorsicherheit (GRS), das Forschungszentrum Karlsruhe, das Bundesamt für Strahlenschutz (BfS), das GSF-Forschungszentrum für Umwelt und Gesundheit, der gesunde Menschenverstand und 570 renommierte Wissenschaftler gegenüber. Letztere hatten in einem Pro-Atom-Memorandum im September 1999 deutlich gemacht, daß Atomkraft heute nicht gefährlicher sei als Windenergie.

Es kann gar kein Zweifel bestehen, daß die Schäden in Harrisburg und Tokaimura beträchtlich waren und Tschernobyl die Alpträume von einem GAU (größten anzunehmenden Unfall) wahr werden ließen. Besonders Tschernobyl brachte Panik und lang anhaltendes Leid und Sorgen für Hunderttausende von Menschen. Und sonst? Zwischen 1979 (Harrisburg) und 1986 (Tschernobyl) passierte offenbar nicht viel und zwischen 1986 und 1999 (Tokaimura) auch nicht. 76 verstrahlte Personen in Japan, zwei davon starben, das sollte »der schwerste atomare Unfall seit Tschernobyl« sein? Die Apokalypse fand zum wiederholten Male nicht statt. Bei allem Respekt vor dem Leiden der Opfer – zwischen 1986 und 1999 starben auf Deutschlands Straßen grob gerechnet 100 000 Menschen den realen Unfalltod, von den zwei Millionen Verletzten ganz zu schweigen. Gemessen daran reicht die Sicherheit der Atomenergie weltweit real ganz knapp an 100 Prozent heran. Die Sicherheit oder Unsicherheit der Atomkraft läßt sich einfach nicht auf die absolute Zahl der Opfer einzelner, offensichtlich äußerst seltener Unfälle reduzieren; ein realistisches Bild erhält man nur im Vergleich.

Um die reale Gefährdung durch Katastrophen wie Tschernobyl abschätzen zu können, sollte diese zusätzliche radioaktive Belastung in Beziehung gesetzt werden zur natürlichen Strahlenbelastung des Menschen aus dem Weltraum und aus dem Boden. Aus natürlichen Quellen nimmt der deutsche Durchschnittsmensch 2,4 Millisievert (mSv) pro Jahr auf. Die Strahlung stammt aus dem Weltraum (0,3 Millisievert), aus dem Boden (0,4 Millisievert) oder wird mit der Nahrung (0,3 Millisievert) und über das Einatmen von Radon und Radon-

Folgeprodukten (1,4 Millisievert) aufgenommen. Dieser Wert hat sich für Deutschland über die Jahrzehnte nicht verändert. In anderen Ländern werden erheblich höhere Werte für die natürliche Strahlenexposition ermittelt; in Finnland liegt die mittlere Jahresdosis je Einwohner wegen Radon aus dem Boden bei 7,5 Millisievert, in Spanien 5,25 und in Großbritannien bei 1,5 mSv pro Jahr.

Damit ist die Menschheit groß geworden. Es gibt eine ernst zu nehmende wissenschaftliche Richtung, die sogar behauptet, ohne ein gewisses Strahlenquantum könne der Mensch nicht leben. Der Beweis dafür ist allerdings nicht zu erbringen, da es weder auf der Erde noch im Weltraum für Menschen Räume mit radioaktiver Null-Belastung gibt. Lediglich an Einzellern wurde die Null-Radioaktivität bisher getestet, mit dem Ergebnis, daß diese sich nicht mehr vermehrten. (Das Experiment ist allerdings wenig aussagekräftig.)

Starke regionale Schwankungen beruhen besonders auf Radon aus dem Gesteinsuntergrund, ohne daß dieser Wert mit der Krebsrate einer Region korreliert. Die Ortsdosisleistung aus Boden- und Kosmosstrahlung schwankt in der Bundesrepublik zwischen 1,2 bis 1,4 Millisievert pro Jahr in Bayern und in den Mittelgebirgen an der Grenze zur Tschechischen Republik und 0,25 bis 0,4 Millisievert in der Norddeutschen Tiefebene. Der Mittelwert für die effektiv vom Menschen aufgenommene Dosis liegt bei 0,5 Millisievert pro Jahr (nach anderen Angaben 0,6) und kann sich je nach Ort und Untergrund sowohl halbieren als auch verdreifachen, je nachdem ob man in Brandenburg oder in Furth im Wald lebt. Noch viel höheren Werten sind die Menschen in anderen Landstrichen ausgesetzt. Größere Populationen in Brasilien und Indien/Kerala erhalten durchschnittliche Ortsdosen von 15 Millisievert pro Jahr (schwankend zwischen 1,7 und 35,0). Über die Korrelation von regionalen Schwankungen mit Strahlenkrankheiten gibt es positive und negative Ergebnisse, also keinen Erkenntnisgewinn.

Hinzu kommen die künstlichen Strahlenquellen: Derzeit 0,02 Millisievert pro Jahr aus Tschernobyl, 0,01 Millisievert aus den Atombombentests vergangener Jahrzehnte, 0,01 Millisievert aus Forschung und Industrie und deutlich weniger als 0,01 Millisievert aus kerntechnischen Anlagen. Über die Gesamtbevölkerung gemittelt ergeben medizinische Röntgenaufnahmen eine Belastung von 1,5 Millisievert pro Jahr, aber es ist klar, daß gerade dieser Mittelwert eine erhebliche Schwankung aufweist, je nachdem, ob sich der Einzelne dosisrelevanten Untersuchungen, wie z.B. Computertomographien (teilweise mehr als 20 Millisievert), unterziehen mußte. Für jene Menschen in Deutschland, die beruflich tatsächlich strahlenbelastet werden, wurde im Schnitt eine Zusatzbelastung von 2,0 Millisievert pro Jahr berechnet.

Die durchschnittliche Gesamtstrahlenbelastung in der Bundesrepublik liegt also alles in allem zwischen 2,4 und 4,3 Millisievert und Jahr mit starken regionalen und zusätzlichen beruflichen Schwankungen nach unten und nach oben.

Nun muß man die Wirkung betrachten, und zwar auf zweierlei Art: die *deterministische* und die *stochastische.* Die deterministische ist jene, die sich *sicher* einstellt, wenn bestimmte Schwellenwerte überschritten werden. Die stochastische Wirkung ist die *zufällige,* die mit epidemiologischen Erhebungen an großen Bevölkerungsgruppen abgeschätzt werden kann. Deterministisch sind Sofortschäden an Organen mit charakteristischen Symptomen (ohne Krebs, weil die Krebsentstehung Jahre braucht), stochastische Schäden sind genetische Defekte und Krebsbildung.

Man könnte auch von akuten und chronischen Defekten sprechen. *Akute* (deterministische) Folgen treten wenige Minuten bis Tage nach der Strahleneinwirkung auf, in empfindlichen Geweben schneller als in toleranten. Die Energiedosis wird hier in Gray (Gy) angegeben, aber das bereitet kein Problem, weil zumindest im Fall von Beta- und Gammastrahlung 1 Gray = 1 Sievert entspricht.

- Werden mehr als 30 Prozent des Körpers mit mehr als 1000 Millisievert bestrahlt, kommt es zur akuten Strahlenkrankheit mit Erbrechen, Übelkeit, Blutungen und Infektionen, was unbehandelt in 20 bis 60 Tagen zum Tod führen kann.
- 5000 Millisievert schädigen vornehmlich die Darminnenzellen, die Symptome sind Fieber, Durchfall, Erbrechen und Flüssigkeitsverlust mit Tod (unbehandelt) in zehn bis 14 Tagen.
- Eine Dosis von 20000 Millisievert führt in 14 bis 36 Stunden zum Tod (Symptome: Krampf, Zittern, Koma).
- Bei über 100000 Millisievert tritt der Tod innerhalb von Minuten ein.

Anders berechnet: 4000 Milligray Energiedosis überleben nur 50 Prozent der Betroffenen, 6000 Milligray fast niemand mehr. Bei 1500 bis 2000 Milligray kommt es zu dauerhafter Sterilität. In Hiroshima wurden im Umkreis von 500 Metern des Explosionszentrums über 40000 Milligray geschätzt, in zwei Kilometer Entfernung waren es nur noch 70 Milligray. Das erklärt, warum nach den Atombombenabwürfen über Hiroshima und Nagasaki

240 000 Menschenleben sofort auslöscht wurden, während in den Jahrzehnten danach unter den 100 000 Überlebenden die relativ geringe Zahl von 450 Menschen *mehr* an Krebs starben, als statistisch zu erwarten gewesen wäre. Das ist die Auskunft der offiziellen japanischen Krebsstatistik. Eine statistisch gesicherte Erhöhung von Erbschäden unter den Nachkommen der Atombombenüberlebenden ist nicht zu erkennen.

Eine Verdoppelung der Mutationsrate bei der Zellteilung wird ab 1000 Milligray/1000 Millisievert angenommen. Je stärker die Energiedosis darunter bleibt, desto größer ist die Wahrscheinlichkeit, daß der DNA-Selbstreparaturmechanismus der Zellen intakt bleibt. Hier besteht eine Dosis-Wirkungsbeziehung, doch ab 2000 Milligray versagt dieser Reparaturmechanismus zunehmend.

Die maximal zulässigen effektiven Dosen bei radiologisch oder kerntechnisch beruflich belasteten Personen betragen laut Gesetz und Verordnung in Kontrollbereichen 50 Millisievert pro Jahr. (Die Strahlenschutzverordnung von 1989 soll demnächst novelliert und der Grenzwert der effektiven Dosis auf 20 Millisievert im Kalenderjahr gesenkt werden.) Wie *niedrige* Strahlendosen unter 100 Millisievert über längere Zeit auf den Menschen wirken, ist sehr unklar. Theoretisch kann ein einziges Strahlenquant an einer einzigen Zelle diese verändern und ein Krebswachstum auslösen. Es gibt daher *möglicherweise* keine unschädliche Schwellendosis. Andererseits ist Strahlung eine allgegenwärtige Erscheinung, denn der Mensch ist ständig der kosmischen Strahlung sowie radioaktiven Elementen in der Erdkruste ausgesetzt und hat unter dieser Bedingung seit Jahrmillionen seine Evolution vollzogen. Es gibt daher sogar ernstzunehmende Stimmen, die kleinen Strahlendosen eine positive Wirkung zuschreiben.

Kleinste Dosen können rechnerisch schwere Schäden (genetische Mißbildungen bei Kindern und Entstehung von Krebs) hervorrufen, wenn auch mit geringster Wahrscheinlichkeit. Eine relativ hohe Kontamination führt, wie man aus den Untersuchungen aus Hiroshima weiß, zu weniger Schäden als man annehmen möchte. So wurden bei den japanischen Atombombenopfern für 1000 Millisievert Dosis pro Person (in einer größeren Personengruppe) fünf zusätzliche Todesfälle pro 100 Personen als Spätfolge errechnet.

Bei einer Lebenserwartung von 70 Jahren folgt aus der *natürlichen* Strahlenbelastung von 2 Millisievert pro Jahr eine Ganzkörperlebensdosis von 150 Millisievert und eine Strahlenkrebsgefahr mit Todesfolge für unter 1 Prozent der Bevölkerung. Man schämt sich ein wenig, es zu sagen, weil es so kaltherzig klingt, aber bei einer ohnehin bestehenden Krebssterblichkeit (aufgrund spontaner Genmutation bei der Zellteilung mit ihrer DNA-Replikation) von rund 20 bis 25 Prozent in Europa fällt das kaum ins Gewicht. Bei einem zulässigen Ganzkörperdosis-Grenzwert von 400 Millisievert für das gesamte Berufsleben von beruflich strahlenexponierten Menschen errechnet sich ein zusätzliches Krebsrisiko von 2 Prozent nach 40 Berufsjahren. Die Strahlenexposition in den ersten Schwangerschaftswochen ist die folgenreichste; hier geht es um Sein oder Nichtsein für den Fetus. Eine Dosis von 200 Millisievert direkt auf die Gebärmutter verdoppelt die Fehlbildungsrate auf 3 Prozent aller Geburten.

Eine Ganzkörperdosis von 20 Millisievert pro Jahr über zehn Jahre erhöht die Wahrscheinlichkeit schwerer genetischer Schäden später gezeugter Kinder um nur 0,2 Prozent. Bei der normalen Rate schwerer genetischer Mißbildungen von 1,5 Prozent aller Geburten ist das für die Betroffenen höchst problematisch, aber rechnerisch nicht besonders viel.

Zwei Dinge sind von Bedeutung und sollten im folgenden im Kopf behalten werden: Bei *stochastischen* Strahleneffekten wie Genmutationen, bösartigen Tumoren (Leukämie) und Mißbildungen bei Neugeborenen kann man meist nicht unterscheiden, ob sie aufgrund natürlicher oder künstlicher Strahlung oder spontan und nach den Gesetzen der Wahrscheinlichkeit bei der Zellteilung »natürlich« entstanden sind. Wer immer Schäden durch niedrige Strahlendosen behauptet (bei der Diskussion um die Wirkung uranhaltiger Munition zum Beispiel), kann sich allenfalls auf epidemiologische Zusammenhänge berufen, die bei den geringen Fallzahlen aber meist auf schwachen Beinen stehen.

Zweitens ist immer die natürliche Strahlenbelastung in einer Bandbreite von – in Deutschland – 1 bis 6 Millisievert mit zu berücksichtigen. Die Effekte *zusätzlicher* künstlicher und damit vermeidbarer Strahlendosen in dieser Größenordnung lassen sich vor dieser allgemeinen Hintergrundstrahlung schwer bis gar nicht unterscheiden. Ein zusätzliches Millisievert ist also nicht Ausgangspunkt der Dosiswirkungsberechnung, sondern zusätzlicher Bestandteil einer bereits vorhandenen höheren Dosis. Dieser Niedrigdosisbereich, in dem Effekte nicht beobachtet, sondern nur berechnet bzw. extrapoliert werden können, ist der Gegenstand zahlreicher Spekulationen, auch weltanschaulicher Auffassungen. Während die eine Seite im Niedrigdosisbereich ein besonders schweres Schädigungspotential sieht, nehmen andere Strahlenforscher hier sogar eine – Hormesis genannte – positive Strahlenwirkung an.

Und noch ein Argument spricht gegen die Annahme, niedrige Strahlendosen könnten »gefährlicher sein, als bisher angenommen«. Bei niedrigen Strahlendosen kommen in unseren Körperzellen Reparaturmechanismen zum Tragen, die eine *geringere* Abhängigkeit der Wirkung von der Dosis erwarten lassen (und nicht eine höhere, wie Kernkraftkritiker immer wieder behaupten).

Besonders betroffen von der radioaktiven Last waren die Ukraine, Weißrußland und Rußland. Eine Fläche von mehr als 10 000 Quadratkilometer wurde mit 550 000 bis 1 500 000 Becquerel Cäsium pro Quadratmeter hoch belastet, weitere 21000 Quadratkilometer wiesen Cäsiumkontaminationen zwischen 150 000 und 550 000 Becquerel auf. 2,2 Millionen Menschen in Weißrußland und 1,5 Millionen in der Ukraine leben in Gebieten, die mehr als 40 000 Becquerel pro Quadratmeter abbekamen.

Die größte Strahlenbelastung erlitten in den ersten Wochen nach der Katastrophe Feuerwehrleute, Betriebsmannschaften und sogenannte Liquidatoren, deren Zahl mit zusammen 600 000 bis 800 000 angegeben wird. Etwa 900 von ihnen erhielten Strahlendosen, die oberhalb des damaligen offiziellen behördlichen Richtwertes von 500 Millisievert lagen. Nach Angaben des deutschen Bundesamtes für Strahlenschutz sind darunter 97 Menschen, die eine Dosis von mehr als 2000 Millisievert erhielten. Davon sind schon bald nach dem Unfall 28 gestorben, die meisten wegen schwerer Verbrennungen der Haut. Drei weitere starben direkt bei der Explosion, 14 weitere in den nächsten zehn Jahren nach dem Unglück.

Der ukrainische Umweltminister wurde zum neunten Jahrestag in den Medien mit der Schreckensnachricht zitiert, seither seien in der Ukraine 125 000 Menschen an den Strahlenfolgen gestorben. Im April 1995 veröffentlichte der ukrainische Gesundheitsminister eine Statistik, wonach bislang 6000 Liquidatoren aufgrund der Strahlenexposition verstorben seien. Aber bei diesen Zahlen handelt es sich um Mißverständnisse. Die Hauptquelle der Konfusion scheint in der Ukraine selbst zu liegen. »Diese Angaben beziehen sich nicht auf die Anzahl strahlenbedingter Todesfälle, sondern entsprechen der normalen Sterblichkeit in der Ukraine«, meint das Bundesamt für Strahlenschutz. Zieht man zum Vergleich deutsche Sterbestatistiken heran, dann ergibt sich für eine Gruppe von 600000 Männern im Alter zwischen 25 und 35 Jahren eine Zahl von 7680 »natürlichen« Sterbefällen.

Zwölf Jahre nach dem Unglück meldete das ukrainische Gesundheitsministerium unverdrossen, daß von den insgesamt 350000 Liquidatoren bislang 12519 an Schilddrüsenkrebs, Leukämie »und anderen Krankheiten« gestorben seien. Der Münchner Strahlenmediziner Edmund Lengfelder meinte, an den Spätfolgen der atomaren Katastrophe seien bis 1996 sogar rund 25000 Menschen gestorben. Angaben der Internationalen Atomenergieorganisation IAEA, wonach der Unfall bisher maximal 40 Menschen das Leben gekostet hat, hält Lengfelder für unsinnig. Die exorbitant hohen Zahlen werden bis heute von der deutschen Presse immer wieder ungeprüft nachgeplappert.

In einem Punkt haben die Apokalyptiker tendenziell recht behalten. In den betroffenen Gebieten ist eine dramatische und alarmierende Zunahme der Fälle von Schilddrüsenkrebs bei Kindern eingetreten. Bislang waren die Wissenschaftler davon ausgegangen, daß Schilddrüsenkrebs mehrere Jahre braucht, um auszubrechen. Diese Zeit ist bei den Tschernobyl-Kindern deutlich kürzer. Das bestätigt das Bundesamt für Strahlenschutz; man sei überrascht von der frühen Zunahme von Schilddrüsenkrebs insbesondere bei Kindern, was nicht mit früheren Erfahrungen aus den oberirdischen

Atombombenversuchen und aus Hiroshima übereinstimme. In den zehn Jahre nach Tschernobyl seien in den drei betroffenen Staaten mehr als 600 Fälle behandelt worden, eine fast 100fache Zunahme bei Kindern.

Diese Zahlen sind Greenpeace nicht genug. Die Organisation erwartet eine zehn-, besser noch eine 100fach höhere Fallzahl und schreibt: »In Weißrußland werden insgesamt rund 66 000 Fälle von Schilddrüsenkrebs erwartet, die auf den Reaktorunfall zurückzuführen sind. In Rußland ist mit etwa 4000 Fällen zu rechnen. Allein im Bezirk Gomel, der am stärksten betroffenen Region von Weißrussland, werden von 141 068 Personen, die zur Zeit des Unfalls zwischen null und vier Jahre alt waren, etwa 51 200 an strahlenbedingtem Schilddrüsenkrebs erkranken.« Die Behauptung von Greenpeace, jeder dritte werde an Schilddrüsenkrebs erkranken, steht in krassem Widerspruch zur Tatsache von 600 Fällen unter drei Millionen Kindern in der betroffenen Region. Eine derartiges Drama, wie von Greenpeace behauptet, malen nicht einmal die ukrainischen Behörden an die Wand.

Ein Satz wie »Die Katastrophe hat gerade erst begonnen« klingt 14 Jahre nach dem GAU etwas seltsam, entspricht aber ganz der idealen Schreckensvorstellung von Greenpeace. Die Umweltschützer können zudem noch aus einem Bericht des Büros der UN für die Koordination Humanitärer Angelegenheiten (UCHA) vom April 2000 zitieren, worin auf die schwierigen Lebensbedingungen in den ehemaligen UdSSR-Staaten hingewiesen wird. Der UCHA-Bericht stellte fest, daß bei den Evakuierten der am stärksten betroffenen Gebiete Erkrankungen von Lunge und Bronchien, Kreislauf, Verdauungssystem,

Nervensystem und Drüsen um das Zwei- bis Zehnfache zugenommen haben. Die Krebshäufigkeit stieg nach offiziellen Angaben in Weißrußland um 22 bis 24 Prozent, bei Brustkrebs um 40 Prozent. Immerhin weist Greenpeace darauf hin, daß die angegebenen Zahlen meist auch die unabhängig von dem Unglück auftretenden Krankheitsfälle mit einschließen.

Unter Schirmherrschaft der Internationalen Atomenergieagentur IAEA wurden mit Beteiligung der Bundesrepublik mehr als 160 000 Personen aus der näheren und weiteren Tschernobyl-Umgebung vor Ort radioaktiv »ausgemessen«. Dabei zeigte sich, daß 99 Prozent von ihnen jährlich weniger als 1,0 Millisievert aufgrund des nuklearen Unfalls ausgesetzt waren. Zur Erinnerung: Das ist etwa ein Drittel der natürlichen Hintergrundstrahlung. Meßbare Gefahr für den Embryo in der Frühschwangerschaft besteht in diesem Dosisbereich nicht, selbst eine berufstätige Frau in Deutschland darf während ihrer Schwangerschaft eine zusätzliche Strahlendosis von 1 Millisievert erhalten. Die Internationalen Ärzte für die Verhütung des Atomkrieges IPPNW warfen daraufhin auf einem Kongreß in Hamburg am 21. April 1996 der IAEA »falsche und bagatellisierende Behauptungen« vor.

Mitarbeiter des 1992 vom Bundesamt für Strahlenschutz teilweise übernommenen DDR-Amtes für Atomsicherheit und Strahlenschutz (SAAS) untersuchten Kinder aus der Ukraine auf mögliche Strahlenschäden hin. 56 Kinder kamen aus dem Städtchen Tschernobyl, zwölf Kilometer vom Reaktor entfernt, und 41 aus Wolodarkar, 200 Kilometer im Süden von Tschernobyl gelegen. Die Tschernobyl-Kinder waren »radiologisch nicht auffällig«, sagte der Arzt Dieter Arndt vom früheren Bundesgesundheitsamt. Eine Knochenmarksschädigung sei nicht festgestellt worden.

Tatsächlich war mit Ausnahme von Schilddrüsenkrebs ein Anstieg von anderen Krebsarten wie Leukämie *nicht* nachweisbar. Die gesundheitlich schlechte Situation im Katastrophengebiet ist mit ziemlicher Sicherheit nicht durch das Auftreten von strahlenbedingten Krankheiten gekennzeichnet. Die Kinder waren krank, wenn auch anders als erwartet. Auffällig waren ihre psychische Labilität, Lymphknotenschwellungen, Infektanfälligkeit, Eisenmangel, Harnwegsinfektionen und schlechte Zähne. Völlig unerklärlich sei, warum die mittlere Chromosomveränderung, die für sich genommen noch kein Krankheitszeichen sei, bei den Wolodarkar-Kindern etwas höher war als bei den Tschernobyl-Kindern. Insgesamt war die mittlere Chromosomveränderungsrate bei den ukrainischen Kindern dreimal so hoch wie bei einer deutschen Kontrollgruppe.

Über die Gründe dafür können die Experten nur spekulieren. So müßten die Kinder laut Arndt als Passivraucher der stark rauchenden sowjetischen Männer angesehen werden. Der Vitaminmangel könne Ergebnis der weitgehend unberechtigten Angst vor frischem Gemüse wegen hoher Becquerelbelastung sein. Auch die angebliche Vervierfachung der Krebsrate um Tschernobyl herum sei mit Vorsicht zu genießen. Arndt: »Vor der Katastrophe waren auf dem platten Land die medizinischen Untersuchungen nicht gerade häufig. Nach der Katastrophe wurden alle reihenweise untersucht, und die Sowjetunion sucht nach Argumenten für Hilfe.«

Maria Ankudowitsch und Valentin Kondrashenko vom Institut für Klinische Strahlenmedizin in Minsk berichteten vom zahlenmäßig stark gestiegenen Krankheitszeichen bei Kindern aus der Nähe von Tschernobyl, darunter Schilddrüsenüberfunktionen und -entzündungen. Die Krankheitshäufigkeit stieg aber auch in weniger belasteten Gebieten und seien »offenbar nicht nur Auswirkungen der ionisierenden Strahlung«.

Gut 100000 Quadratkilometer um Tschernobyl herum wurden evakuiert und sind nach wie vor Kontrollzonen. Das Schicksal der umgesiedelten Menschen ist wegen der maroden wirtschaftlichen Situation sehr hart. Die Krebshäufigkeit bei Erwachsenen zeigt zwar keinen meßbaren Anstieg, psychische, ökonomische und soziale Probleme führten jedoch zu einem massiven Anstieg der Selbstmordrate und zu körperlichen Krankheiten. Das läßt eher auf psychische als auf strahlenbedingte Ursachen schließen. In den evakuierten Zonen leben bereits wieder 1,25 Millionen Menschen mit behördlicher Duldung, viele wollen gern zurückkehren, haben aber Angst.

Die Messung der Tagesdiät in der Zone 2 (weiter als 30 Kilometer vom Reaktor entfernt) ergab äußerst hohe Gehalte an Cäsium-137 in Pilzen und hohe Gehalte in Waldbeeren, jedoch erstaunlich niedrige Werte in allen Grundnahrungsmitteln; sie überschreiten die in Deutschland gültigen Grenzwerte nicht. Die zusätzliche Strahlenexposition durch den Unfall in Tschernobyl in der Zone 2 liegt aufgrund neuerer Forschungsergebnisse des Zentrums für Strahlenschutz und Radioökologie (ZSR) Hannover für Erwachsene im Mittel bei 1 bis 2 Millisievert pro Jahr (für Kinder deutlich darunter) und damit unterhalb der natürlichen Strahlung und erst recht unterhalb der in Deutschland zulässigen Grenzwerte für beruflich strahlenexponierte Personen. Die über die Nahrung aufgenommene Radioaktivität stellt keine Gefahr dar, meint Ralf Hille vom Forschungszentrum Jülich.

In den kommenden 50 Jahren würden zurückkehrende Bewohner mit 30 bis maximal 200 mSv zusätzlich belastet, berechnete Detlef Beltz vom TÜV Hannover/Sachsen-Anhalt: »Die schlimmstenfalls zu erwartende zusätzliche Wahrscheinlichkeit, an Krebs zu sterben beträgt 1 Prozent, die zusätzliche Wahrscheinlichkeit, eine nichttödliche Krebserkrankung zu erleiden, liegt bei 0,2 Prozent und das Risiko eines schweren Erbschadens bei den Nachkommen beträgt ebenfalls 0,2 Prozent. Vergleicht man diese Werte mit den natürlich vorkommenden Zahlen, die um ein Vielfaches höher liegen, so erscheint es als wahrscheinlich, daß unter den zurückkehrenden Menschen auch in mehreren Jahrzehnten keine Erhöhung der Rate von Krebserkrankungen und Mißbildungen aufgrund der *zukünftigen* Expositionen festzustellen sein wird.«

Als Folge der Tschernobyl-Nuklearkatastrophe im April 1986 war die durchschnittliche zusätzliche Strahlenbelastung unter allen westeuropäischen Ländern in Österreich, der Bundesrepublik und Finnland am höchsten. Nach einer Berechnung der OECD-Atomenergieagentur (Paris) vom Dezember 1986 betrug sie in Österreich 0,64 Millisievert pro Jahr (mSv/a), in Westdeutschland 0,55 mSv/a und in Finnland 0,51 mSv/a pro Person. Wegen der besonderen Empfindlichkeit der Kleinkinder könnte diese Dosis jedoch die zehnfache Wirkung wie bei einem Erwachsenen haben.

Über Deutschland zog die radioaktive Wolke zwischen dem 30. April und 3. Mai 1986, und zwar von Süd nach Nord. In Süddeutschland war die Strahlenbelastung deutlich höher als im Norden. Die Bodenkontamination betrug in Bayern zwischen 20000 und 80000 Becquerel pro Quadratmeter und verdünnte sich in Richtung Norden auf 2000 bis 10000 Becquerel Cäsium 137. Natürlich wurden auch die Gewässer, die Nord- und Ostsee sowie Lebensmittel kontaminiert. Fische in Süddeutschland strahlten mit 250 Becquerel pro Kilogramm, in Norddeutschland mit 80 Becquerel. (Heute ist der Wert auf 2 Becquerel gefallen.)

Die deutsche Strahlenschutzkommision (SSK) errechnete für das am stärksten betroffene Voralpengebiet eine effektive Dosis im ersten Jahr nach dem Unfall mit 1,2 Millisievert und eine gesamte effektive Dosis von 3,8 Millisievert über 50 Jahre. Im übrigen Bundesgebiet liegt sie erheblich niedriger. Strahlenschutzärzte urteilten: »Die unfallbedingten Strahlenbelastungen über eine *gesamte Lebensspanne* fallen niedriger, überwiegend sogar erheblich geringer aus als die landesweite Schwankungsbreite der natürlichen Exposition in *einem Jahr.* (…) Strahlenbedingte akute Gesundheitsstörungen und entzündlich-degenerative Erkrankungen waren deshalb in Deutschland von vornherein auszuschließen. Denn die zugehörigen Schwellendosen selbst empfindlicher Organe sind um einen Faktor 100 bis 1000 höher anzusetzen.«

Im Unterschied zur OECD und der SSK gab die damalige Bundesumweltministerin Angela Merkel (CDU) die Strahlenbelastung für 1986 mit nur 0,11 mSv an; jedenfalls ist sie seither deutlich zurückgegangen auf 0,02 mSv pro Person und Jahr. Die Werte für fast alle Lebensmittel liegen bei nur 1 Becquerel pro Kilogramm; nur einige wenige Lebensmittel wie Pilze und einzelne Fische liegen darüber. Die durch den Reaktorunfall bedingte Strahlenbelastung lag immer im Bereich der Schwankungsbreite der natürlichen Strahlenexposition und liegt schon seit Mai 1986 weit darunter. Die Abschätzung der Dosis, welche die Bundesbürger zusätzlich aufnehmen mußten, war immer eher zu hoch als zu niedrig angesetzt, betonen die Fachleute vom Bundesamt für Strahlenschutz.

Zu Fehlbildungen liegen nur wenige Studien vor. In West-Berlin wurden im Januar 1987 12 Fälle einer Trisomie 21 (Down-Syndrom) festgestellt, bei durchschnittlich nur 2 bis 3 Fällen pro Monat vorher und hinterher. Die Autoren der Studie führen die Fehlbildungserhöhung ausschließlich auf die Jod-131-Tschernobyl-Strahlung zurück. In Berlin war die zusätzliche Belastung allerdings deutlich niedriger als in Süddeutschland, wo keine erhöhte genetische Fehlbildungsrate gefunden wurde. Wie schon angedeutet lag die Zusatzstrahlung in Berlin wie auch anderswo unterhalb der natürlichen Strahlung. Und drittens belastet das eingeatmete Jod-131, das die Autoren der Berlin-Studie für die erhöhte Zahl der Down-Fälle verantwortlich machen, nicht den Fetus, sondern, wenn überhaupt, die Schilddrüse der Mutter. Das Ergebnis der Studie erscheint insgesamt unlogisch und zweifelhaft. Keine weitere Studie erbrachte eine Erhöhung bei Fehlbildungen oder genetischen Schäden, was Greenpeace allerdings bestreitet.

Wissenschaftler des GSF-Forschungszentrums für Umwelt und Gesundheit in Neuherberg bei München errechneten für ganz Deutschland und das Jahr 1987 eine erhöhte Zahl von Todesfällen während oder kurz nach der Geburt (Säuglingssterblichkeit) um 4,8 Prozent, in der DDR und in Bayern gar um 8,2 Prozent. Die Kindersterblichkeit liegt in Deutschland bei etwa 0,08 Prozent (acht Fälle pro 1000 Geburten). Eine Erhöhung um 4,8 Prozent bedeutet eine Steigerung von 0,08 auf 0,084 oder von einem zusätzlichen Todesfall auf 2000 Geburten. Diese Erhöhung liegt unterhalb der üblichen Schwankungen der Statistik.

Bei 1000 Millisievert Strahlenexposition für einen Elternteil wird eine Erhöhung der Mißbildungsrate von vier pro 1000 Babys angenommen, bei einer »spontanen« Mißbildungsrate von 20 bis 30 pro 1000 Geburten.

Mißbildungen können viele Ursachen haben, am schwerwiegendsten sind Alkoholismus und Rauchen während der Schwangerschaft. Die Zahl mißgebildeter Kinder in Bayern unterschied sich in der Zeit nach Tschernobyl nicht von der Zeit, bevor die radioaktive Wolke über Bayern hinwegzog. Untersucht wurde auch die Zahl der bayerischen Kinder mit Down-Syndrom, die vor und während des Tschernobyl-Unfalls gezeugt wurden. Ihre Zahl schwankte 1984 bis 1987 von Monat zu Monat stark zwischen null und zehn mit einem Mittel von vier Kindern pro Monat. Die Zahl von zwölf Down-Kinder in Berlin neun Monate nach Tschernobyl könnte auch ein zufälliger Ausreißer sein. Das um 50 Prozent erhöhte Auftreten von Neuroblastomen bei unter 15jährigen Kindern in Süddeutschland 1988 ist vermutlich auf eine intensivere Diagnostik zurückzuführen.

Eine erhöhte Krebshäufigkeit in Deutschland läßt sich zehn Jahre nach dem Reaktorunfall nicht nachweisen.

Angesichts der erheblichen Folgen für die ukrainische und russische Bevölkerung nähmen sich die Folgen für die Deutschen »geradezu unscheinbar« aus, meinen Wissenschaftler des GSF-Forschungszentrums für Umwelt und Gesundheit. Der Grund liegt nach Meinung der meisten Fachleute darin, daß in der Bundesrepublik die zusätzliche Belastung durch künstliche Strahlung immer deutlich unter der natürlichen Belastung geblieben ist.

Die Tschernobyl-Katastrophe war ein schwerer Schlag für die dortige Bevölkerung; ihre Lebenserwartung sank um fünf Jahre, jedoch nicht vorrangig wegen Tschernobyl, sondern wegen der Schwierigkeiten des Gesundheitssystems und der gesamten Lebensumstände nach der Auflösung der UdSSR.

Nachweisbar hat der Unfall bisher zum vorzeitigen Tod von bis zu 42 Menschen geführt, 140 Erwachsene waren akut strahlenkrank. Weitere Angaben hinsichtlich der Opfer sind wenig verläßlich. Unter drei Millionen belasteten Kindern wurden etwa 600 durch Strahlung verursachte Fälle von Schilddrüsenkrebs gefunden, die zu 90 bis 95 Prozent heilbar sind. Eine Erhöhung der Anzahl anderer Krebsarten ist bisher weder beobachtet worden noch in nachweisbarem Umfang zu erwarten. In der Statistik gehen die Einzelfälle bis heute verloren.

Die Risiken für die Zurückkehrenden aufgrund von Tschernobyl-Strahlungsresten sind kaum noch erhöht, und sie sind wesentlich geringer als andere Risiken wie zum Beispiel das Rauchen.

Schätzungen von Atomkraftgegnern über die Wirkung kleiner Dosen (Niedrigstrahlung) unterhalb der natürlichen Strahlung sind fragwürdig und wahrscheinlich unzutreffend.

Mit dem schrecklichen Unglück wird offenbar Meinung gemacht. Aussagen »kritischer« Wissenschaftler kommen besser an als die Abschätzungen der großen Mehrheit der Strahlenforscher. Je sachlicher die Analyse, desto größer anscheinend der Verdacht, hier werde das wahre Ausmaß heruntergespielt. Vor dem Hochspielen hat man weniger Scheu. Warum diese Sucht nach Übertreibung? Die Folgen der Katastrophe, vor allem die vielen Schilddrüsenkarzinome bei Kindern, sind schlimm genug.

Bilanziert man die Schäden des größten bisher geschehenen Unfalls in der Atomenergie, so liegen sie in einer Größenordnung, die deutlich unter der rangiert, wie sie die Welt im Straßenverkehr, durch das Rauchen und den Alkoholkonsum hinzunehmen bereit ist.

Die Zahl der tatsächlichen Opfer der Reaktorexplosion liegt um Größenordnungen *unter* dem, was in früheren Jahrzehnten theoretisch zu einem GAU berechnet wurde. Im sogenannten Brookhaven-Report ermittelte die US-Atomenergiekommission 1956/57 die Folgen für große Unfälle in großen Kernkraftwerken. Sie kam zu dem Ergebnis, daß eine Kernschmelze 3400 Tote und 43 000 Verletzte fordern könnte. Eine Überarbeitung des Reports Mitte der sechziger Jahre führte zur erhöhten Annahme von 45 000 Todesfällen unter der Bedingung, daß der Reaktorkern *vollständig* in die Luft entweicht. Ein weiterer US-Bericht, der Rasmussen-Report vom Oktober 1975, berechnete für den schwersten Kernschmelzunfall 3300 Soforttote, 45 000 tödliche Krebsfälle und 300 000 Erkrankungen. Selbst diese horrenden Zahlen veranlaßten den deutschen Wissenschaftler Carl Friedrich von Weizsäcker 1978 zu der Einschätzung, die Gefährlichkeit durch Reaktorunfälle sei »um viele Größenordnungen geringer als die Gefährdung durch den Straßenverkehr«. Die 1979 veröffentlichte Deutsche Risikostudie Kernkraftwerke lehnte sich stark an die US-Studien an und errechnete für einen GAU 17 000 Soforttote und 110 000 Spättote.

Während der letzten 100 Jahre hat der allgemeine technische Fortschritt zu einer um etwa 35 Jahre erhöhten Lebenserwartung geführt. Die Internationale Atomenergieorganisation IAEO (Wien) schätzte 1984, daß 10 Prozent davon auf verbesserte Energieversorgung zurückzuführen ist. Das Todesrisiko bei Erdgas und Kernenergie nahm sie mit einem Toten pro erzeugtem Gigawatt Elektrizität und Jahr an. Daraus errechne sich eine Senkung der allgemeinen Lebenserwartung um 0,1 bis 0,01 Jahre. Das bedeutet, daß der gesundheitliche Nutzen der Energietechnik das gesundheitliche Risiko um das 300- bis 3000fache übertrifft.

Für Bundesumweltminister Jürgen Trittin war Tschernobyl trotzdem der Anfang vom Ende der gesamten Atomkraft in Deutschland, obwohl es den RBMK-Reaktortyp in Deutschland nicht gibt und der Sicherheitsstandard in deutschen und überhaupt westlichen Atomkraftwerken wesentlich höher ist. Von den 75 Reaktoren im ehemaligen Ostblock sind nur 13 RBMK-Reaktoren, die inzwischen mit westlicher Hilfe sicherer gemacht wurden. Es ist, als hätte es nach dem ICE-Unglück 1999 im niedersächsischen Eschede geheißen: Ausstieg aus dem Bahnverkehr!

Mit dem Beschluß der rot-grünen Bundesregierung, aus der Atomenergie auszusteigen, werden deutsche Kernkraftwerke stillstehen, die weit zuverlässiger und sicherer sind als osteuropäische Reaktoren, die dann dort weiterlaufen. Dort, wo die Bevölkerung zu leiden hatte, entstehen neue Reaktorblöcke; in der Bundesrepublik, wo es kein vergleichbares Desaster gab und auch nicht zu erwarten ist, herrscht die Angst. Weltweit sind mehr Atommeiler am Netz als vor der Katastrophe. Nur in Deutschland (und einigen anderen europäischen Staaten), dem Land mit dem besten Know-how im Kraftwerksbau, gibt es keine Zukunft für die Atomenergie.

Die Bundesregierung hatte sich unter Kanzler Helmut Kohl (CDU) verpflichtet, zwischen 1990 und 2005 den Kohlendioxidausstoß um 25 Prozent zu vermindern. Die 19 deutschen Kernkraftwerke vermindern die Kohlendioxidproduktion jährlich um 150 Millionen Tonnen. Auch unter diesem Aspekt wird man den Atomausstieg als eine nicht besonders geglückte Entscheidung ansehen müssen. Es gibt Siege, die sind von Niederlagen kaum zu unterscheiden.

Literatur

Eine Gruppe von drei Professoren hatte zehn Jahre nach Tschernobyl eine Reihe internationaler Experten nach Deutschland eingeladen, um Bilanz zu ziehen. Die teils sehr detaillierten Diskussionsbeiträge sind veröffentlicht in: Bayer, Kaul, Reiners (Hrsg.): *Zehn Jahre nach Tschernobyl – eine Bilanz,* Gustav Fischer Verlag, Stuttgart 1996. – Wer sich schneller informieren will, ist mit zwei knappen und sachlichen Broschüre bestens bedient. Die eine trägt den Titel »Tschernobyl – der Reaktorunfall« und wurde 1996 herausgegeben vom Informationskreis Kernenergie, Bonn. Die zweite stammt von der Strahlenschutzkommission und heißt »10 Jahre nach Tschernobyl« (Heft 4 der Berichte der SSK, Gustav Fischer Verlag, Stuttgart 1996). – Die Grundlagen von Strahlung und Strahlenschutz erklärt eine einfach gehaltene Broschüre des Bundesamtes für Strahlenschutz (Salzgitter 1998) mit dem Titel »Strahlung und Strahlenschutz«.

12. Kapitel

Fallstudie 3: Wer hat Angst vor BSE?

> *Stimmt es, daß ich mich mit BSE anstecken kann, wenn ich lange auf meinem Rindsledersofa sitze?*
>
> Anfrage an eine westdeutsche Tageszeitung

Am 20. März 1996 verkündete der britische Gesundheitsminister Stephen Dorrell im Unterhaus, Wissenschaftler hätten bei zehn Patienten eine neue Variante der Hirnerkrankung Creutzfeldt-Jakob gefunden; eine Verbindung mit dem Fleischverzehr von Rindern, die an Boviner Spongiformer Enzephalopathie (BSE) erkrankt wären, sei nicht erwiesen, aber auch nicht auszuschließen. Das von der Regierung 1990 eingesetzte Spongiform Encephalopathy Advisory Committee habe festgestellt, »das Risiko des Rindfleischessens ist jetzt extrem klein«.

Gegenüber der bisherigen Haltung der britischen Regierung, Rindfleisch als absolut sicher zu bezeichnen, war das eine deutliche Wendung. Binnen Tagen brach der Rindfleischmarkt ein, die Konsumenten meiden seitdem Steak und Rouladen, Kantinen und Kindergärten haben Rind von ihrem Speiseplan gestrichen. Das Kürzel BSE bezeichnet die bislang größte Krise der Europäischen Union; EU-Landwirtschaftskommissar Franz Fischler rechnet damit, daß die Gemeinschaft für Im- und Exportverbote, Arbeitsplatzverluste, seuchenhygienische Maßnahmen und Ausgleichzahlungen an die Bauern allein bis 1997 rund sieben Milliarden DM ausgegeben hat. Weitere Milliardenkosten drohen.

In Europa grassiert seither die Angst. Essen und Tod stehen auf einmal miteinander in direkter Verbindung. Es geht um die Wurst: Ist sie sicher oder nicht? Verdirbt die industrielle Landwirtschaft das Essen? Lauert die gefürchtete Creutzfeldt-Jakob-Krankheit (CJK) und ihre neue Variante nVCJK (»neue Variante CJK«, auch »menschliches BSE« genannt) schon in uns selbst, nur darauf wartend, auszubrechen? Haben wir es mit einer beherrschbaren Gefahr oder einer gänzlich neuen Bedrohung zu tun? Tragen vielleicht schon Millionen von Briten und Hunderttausende andere Europäer jene Prionen in sich, die, wie viele glauben, über kurz oder lang beginnen, das Gehirn zu zersetzen und uns eines qualvollen Todes sterben lassen? Werden wir in einigen Jahren in Europa eine Epidemie erleben, wie jetzt gerade in Afrika in Form von Aids? Oder wird es bei einigen wenigen, vielleicht ein paar hundert Opfern einer neuen Variante von Creutzfeldt-Jakob bleiben? Und hat Creutzfeldt-Jakob am Ende doch nichts mit BSE zu tun?

Der Versuch einer Antwort muß bis auf weiteres vorläufig und vage bleiben. Sicher ist bislang nur, daß wir es mit einem völlig neuen Typ von Krankheitserreger zu tun haben. Bakterien haben durch Antibiotika ihren Schrecken verloren, und gegen viele Viren gibt es die Möglichkeit einer zuverlässigen Impfung. Doch beim Rinderwahnsinn sind die Erreger keine Bakterien oder Viren, es sind vermutlich schlichte Eiweißmoleküle, genannt Prionen, die ihre Struktur verändert haben. Und da jeder Körper aus Eiweiß aufgebaut ist, wird es schwer sein, diese Prionen zielgerichtet zu bekämpfen.

Die unklare Faktenlage bei der Rinderkrankheit BSE und ihr möglicher Zusammenhang mit der Gehirnzerstörung nVCJK ist gleichermaßen geeignet für beruhigende

Wahrscheinlichkeitsberechnungen wie für hysterische Warnungen. Die vernünftige Strategie, die denkbaren Vor- und Nachteile einer Handlung abzuwägen und danach das Verhalten auszurichten, greift bei BSE nicht. Die Wissenschaft ist noch weit davon entfernt, das Phänomen »Rinderwahnsinn« wirklich zu verstehen. Weil niemand die Gefahr völlig realistisch einschätzen kann, ist die Berechnung des Risikos mit nüchternen Zahlen fast unmöglich. Genau dies macht BSE und nVCJK so unheimlich – und das Panikmachen damit so einfach.

Dorrells BSE-Rede von 1996 war der Höhepunkt einer zehnjährigen Periode, die alle Elemente einer unsteuerbaren, emotionsgeladenen und hysterischen Risikodebatte in sich vereinte: unklare Übertragungswege, unbekannte Erreger, lange Inkubationszeiten von vermutlich mehreren Jahren, fehlende Antikörper, daher Unmöglichkeit des Infektionsnachweises im lebenden Tier oder im lebenden Menschen, nicht der Ansatz einer Therapiemöglichkeit, lediglich die Chance seuchenhygienischer Maßnahmen (Massentötung und Verbrennung der Tiere) und gesundheitlicher Vorsichtsmaßnahmen (Verzicht auf Rindfleisch). Eine unsicherere Risikolage ist kaum vorzustellen; alle Zutaten, die man braucht, um dem freischwebenden Angst- und Hysteriepotential des modernen Menschen einen Aufhänger zu geben, sind hier versammelt.

Der britischen Regierung und den sie beratenden Wissenschaftlern muß vorgeworfen werden, ein gutes Jahrzehnt lang, vom Auftreten des ersten BSE-Falles im Februar 1985 in Sussex (Südengland) bis zu Dorrells BSE-Erklärung, die Bevölkerung in der womöglich falschen Hoffnung gewiegt zu haben, es gehe kein Risiko von den BSE-Rindern aus. Obwohl dieses Buch geschrieben wurde, um ungerechtfertigte Panikmache zu entlarven und mit guten Argumenten zurückzuweisen, können wir in diesem Fall jenen Kritikern nur zustimmen, die sagen, die britische Regierung habe einige unverzeihliche Fehler begangen. Ihr Versagen bestand im wesentlichen darin, die BSE-Forschung im Umfang begrenzt, keine ausländischen Experten eingebunden, die Bevölkerung mit Beschwichtigungen beruhigt, gegen die Eindämmungspolitik der EU gekämpft und zu stark die Interessen der britischen Landwirtschaft und Lebensmittelindustrie im Auge gehabt zu haben.

Bis 1996 wiederholten Regierung und regierungsnahe Wissenschaftler in Großbritannien unnachgiebig, BSE bedeute kein Risiko für Menschen. Landwirtschaftsminister Gummer ließ seine vier Jahre alte Tochter vor laufenden Kameras einen Hamburger essen. Die britische Fleischindustrie veröffentlichte im Januar 1996 große Anzeigen des Inhalts, alle Supermärkte würden nur vertrauenswürdige Wurst verkaufen. Aber alle diese Rettungsstrategien haben nichts genützt – einen Monat nach der Rede Durrells mußte Großbritannien auf Druck der EU vier Millionen Rinder im Alter über 30 Monate vernichten.

Noch bevor BSE zu einem Problem geworden war, hatte der amerikanische Neurologe Stanley Prusiner von der Universität von Kalifornien in San Francisco die These aufgestellt, die Krankheit Scrapie bei Schafen hänge mit einem Eiweißmolekül ohne Erbinformation zusammen; er nannte es »Prion«. Seine These wurde zunächst mit Unglauben aufgenommen; wie sollte es einen Krankheitserreger ohne Erbinformation geben? Bakterien,

Viren, alle lebenden Organismen enthalten Erbinformationen, damit sie sich vermehren können. Wie kann ein in einem gesunden Organismus erzeugter Eiweißstoff plötzlich gefährlich werden?

Prusiner hat dazu eine Hypothese: Das Protein ändert seine räumliche Anordnung, ähnlich wie ein Regenschirm, der bei heftigem Wind plötzlich umklappt. Und die fehlerhaften Eiweißmoleküle übertragen diese Struktur auf die gesunden, so wie Vampire gesunde Menschen durch Beißen zu Vampiren machen. Wie eine Reihe umkippender Dominosteine verbreiten sich die defekten Moleküle über die Nervenbahnen in Richtung auf das Gehirn. In Laborexperimenten hat man versucht, den Weg der Prionen zwischen Darm und Hirn nachzuzeichnen. In einer Studie aus England wurden die Prionen sechs bis 18 Monate nach der Infektion im unteren Abschnitt des Dünndarms, 32 Monate danach im Hirn und Rückenmark von Rindern aufgefunden. Und zwar scheinen sie sich über Nerven, die sich vom Kopf über den Hals bis zum Darm erstrecken, und über einen Rükkenmarknerv dem Gehirn zu nähern.

Dort angekommen, machen sie sich dann daran, dieses quasi auszuhungern – sie stören den Kreislauf von Werden und Vergehen gesunder Proteine, machen viele davon selbst wieder zu Zerstörerprionen, die sich dann als »Zellmüll« an den Nervenzellen anlagern und diese sozusagen ersticken. So entstehen im Lauf der Zeit schwammartige Löcher im Gehirn (daher das Beiwort »spongiform« in BSE, von lateinisch *spongia* = Schwamm), ein langsam fortschreitender, tödlich endender Prozeß mit Symptomen ähnlich denen einer Handvoll anderer neurologischer Erkrankungen, beim Tier insbesondere Scrapie (eine Schafkrankheit; die Tiere reiben sich an Gegenständen wund, daher der Name), beim Menschen die seltene Creutzfeldt-Jakob-Krankheit, die pro Jahr bei einem von einer Million Menschen auftritt.

Im Jahr 1997 erhielt Prusiner für seine Entdeckung den Nobelpreis für Medizin. Doch noch immer suchen die Forscher nach der Erklärung, wie ein umgeklappter Schirm den nächsten Schirm zum Formenwechsel zwingt.

Auf jeden Fall ist das ansteckende Prion nur schwer zerstörbar. Temperaturen von über 100 Grad sind nötig, aber in Großbritannien wurde Tiermehl bei Temperaturen unter 100 Grad hergestellt, um Kosten zu sparen und die Umwelt zu entlasten. So konnte sich das defekte Proteinmolekül im Kreislauf von Schlachtung, Tiermehlproduktion, Verfütterung und Schlachtung immer mehr verbreiten.

Die BSE-Epidemie begann Mitte der achtziger Jahre in Großbritannien und beschränkte sich bis Oktober 1997 auf die Insel; dann gab es einen ersten BSE-Fall bei einem Rind in Belgien. Die Gründe für die Konzentration von BSE ausschließlich auf England – so wurde zunächst angenommen – sind ein hoher Anteil an Schafen gemessen am übrigen landwirtschaftlichen Viehbestand, eine hohe Durchseuchung der Schafe mit Scrapie und ein fehlendes Scrapie-Kontrollprogramm, vor allem aber die unzulängliche, weil bei zu geringer Hitze durchgeführte Verarbeitung von Tierresten zu Tiermehl und dessen anschließende Verfütterung an Kühe.

Im November 2000 wurde das erste deutsche BSE-erkrankte Rind eher zufällig in Schleswig-Holstein entdeckt: Der Bauer Peter Lorenzen hatte freiwillig eines seiner geschlachteten Rinder testen lassen, mit dem Ergebnis: positiv. Einen Monat später wurde ein weiterer BSE-Fall in einem bäuerlichen Familienbetrieb im Allgäu bestätigt. Wie sich diese Tiere infiziert haben könnten, ist
 völlig unklar. Bauer Lorenzen hatte kein Tiermehl ver-

füttert, wohl aber 250 Kilo sogenannten Milchaustauscher, das ist eine Mischung aus Magermilchpulver, Mineralstoffen und pflanzlichem und tierischem Eiweiß. Und für letzteres wurde in einigen Ländern auch Tiermehl verwendet. Insgesamt sind bei in Deutschland geborenen Rindern bis Mai 2001 durch das nationale Referenzlabor in der Bundesforschungsanstalt für Viruserkrankungen der Tiere in Tübingen 65 BSE-Fälle bestätigt worden.

In England hatte BSE 1992 mit 37 000 erkrankten Rindern seinen Höhepunkt erreicht. Bis Ende 2000 summierte sich die Zahl der erkrankten und getöteten Tiere dort auf 180 000. Seit 1996 gingen die Zahlen rapide zurück und waren im Jahr 2000 auf 1300 Neuinfektionen gesunken. Insgesamt wurden bislang in ganz Europa 183000 Fälle registriert. Die Länder mit den meisten Fällen waren nach Großbritannien: Irland (599), Portugal (503), Schweiz (366), Frankreich (248). Alle anderen europäischen Staaten haben nur ganz geringe Fallzahlen, darunter Deutschland mit bisher weniger als 100.

Der Kern der BSE-Krise besteht in der Frage, ob Menschen nach dem Verzehr von BSE-infiziertem Rindfleisch an der CJK oder nvCJK erkranken können. Der wahrscheinlichste Übertragungsweg ist der direkte Kontakt mit dem Gehirn eines erkrankten Tieres, beispielsweise in Schlachtereien, aber auch durch den Genuß von Prionen-infizierten Fleischprodukten. »Ich habe der Fleischwirtschaft schon vor Jahren empfohlen, das Risikomaterial beim Schlachten auszusondern, damit es nicht ins Tiermehl kommt«, berichtet der Lebensmittelchemiker Udo Pollmer in einem *Spiegel*-Interview. »Ein Metzgerverbandspräsident erklärte mir glatt, die Gehirne könne man nicht wegschmeißen, weil dann ja die Schlachter diesem Krankheitserreger ausgesetzt würden. Also haben sie es halt in die Wurst getan.«

Von der Wurst oder vom Big Mac könnten die Prionen dann in unseren Magen kommen, wie bei dem 19jährigen Stephen Churchill aus dem Ort Devizes in der Provinz Wiltshire, England, der im August 1995 an CJK starb und der vielleicht das erste menschliche BSE-Opfer gewesen ist. »Zunächst ließen seine Leistungen in der Schule nach«, lesen wir im *Stern.* »Dann wurde Stephen apathisch und plapperte wirre Sachen. Seine Eltern brachten ihn zum Arzt, der dem Jungen Antidepressiva verordnete. Der 18jährige bekam Halluzinationen, selbst einfachste Dinge bereiteten ihm plötzlich große Schwierigkeiten, nicht einmal eine Tür konnte er mehr öffnen oder ein gekochtes Ei pellen. Stephen kam in eine psychiatrische Klinik. Bald versagten auch noch seine Beine, und er mußte gefüttert werden. Zusehends verschlimmerte sich sein Zustand. Knapp ein Jahr nachdem sein Martyrium begonnen hatte, starb der junge Engländer.«

Ein außergewöhnlicher Fall, denn CJK kam wegen der langen Latenzzeit bis dahin nur bei älteren Menschen vor. Lediglich drei CJK-Fälle unter jungen Menschen waren bis dahin weltweit bekannt geworden. Die Angehörigen eines zweiten Opfers, eines 17jährigen walisischen Mädchens, behaupteten, ihre Krankheit stamme von BSE-verseuchtem Rindfleisch, das sie gegessen hatte.

Bis Anfang 1996 waren in Großbritannien zehn Menschen auf ungewöhnliche Weise an CJK gestorben. Ihr Durchschnittsalter betrug 27 Jahre, statt der 63 bei CJK. Die Zeit von den ersten Symptomen bis zum Tod dauerte 13 Monate statt sechs wie bei CJK. Und die Gehirne der Erkrankten zeigten weit ausgedehntere Prionenansammlungen als bei der bekannten CJK. Das alles war Anlaß, von einer neuen Variante nVCJK zu sprechen. »Alles zusammengenommen«, sagte eine oft zitierte britische Wissenschaftlerin, »sind die Fälle von Creutzfeldt-Jakob-Krankheit bei Bauern und jungen Erwachsenen mehr als Zufall.« Die Tatsache, daß die Opfer keine genetische Gemeinsamkeit mit den die Proteinbildung anstoßenden Genen aufwiesen, war ein weiteres Indiz für eine übertragbare Krankheit.

In Deutschland ist bis Redaktionsschluß dieses Buches noch kein Fall von nVCJK aufgetreten, doch Fälle wie der von Stephen Churchill können für die Zukunft nicht ausgeschlossen werden. Die zehn Fälle 1996 in England, obwohl nur eine überaus dürftige Grundlage, um handfeste Schlüsse zu ziehen, reichten unserem hochsensiblen Wissenschafts- und Medizinbetrieb ohne weiteres aus, um alarmiert zu sein. Wissenschaftler begannen, sich öffentlich zu äußern: Alles, was ungewöhnlich ist, sei Grund zur Sorge. Die anhaltende Neugier und Wachsamkeit der Wissenschaftler spitzte britische Journalisten an, den Fallgeschichten nachzugehen. Die Presse berichtete zunehmend öfter vom Rindfleischboykott vieler Briten und vom Verzicht auf Rindfleisch in Schulkantinen, während die Bürokratie und einige Spezialisten immer noch gegenhielten und von Fehlinformationen sprachen, die im Umlauf seien. Die Debatte ging hin und her, die Regierung zusammen mit der Industrie sagten, es gebe keine Beweise für einen Zusammenhang von BSE mit CJK, während die Öffentlichkeit immer öfter sagte, »wir glauben euch nicht«.

Es gab einige gute Gründe, der Bevölkerung mitzuteilen, es gebe für sie durch BSE kein Risiko, genauer: das Risiko sei so unendlich klein, daß man von »fast keinem Risiko« sprechen könne. Die Presse und die Leser verkürzten das zu einer »Null-Risiko«-Aussage und wollten sich nur zu gern beruhigen lassen. Und Wissenschaftler wie Stephen Dealler von der Universität Leeds, die schon 1987 vor den nicht genau quantifizierbaren, aber potentiell großen Gefahren durch BSE-belastetes Rindfleisch gewarnt hatten, wurden regierungsamtlich kaltgestellt.

Die öffentliche Debatte geriet dennoch außer Kontrolle. Ein nicht zu unterschätzender Katalysator dabei waren die Begleitumstände der Tragödie: Ungewißheit der Wissenschaft, Furcht der Bevölkerung, Katastrophe der Agrarindustrie und der mögliche Griff der Seuche nach den Kindern. Sündenböcke wurden gesucht und gefunden: die Regierung, die intensive Landwirtschaft, der erzwungene Kannibalismus unter Grasfressern, die Versündigung an der Natur, die sensationsgeilen Medien, das Profitstreben der Bauern, lasche Kontrollen in den Schlachthöfen, die Geheimniskrämerei der Gesundheits- und Landwirtschaftsminister – Pogromstimmung begann sich auszubreiten.

Wie sicher (oder wie gefährlich) ist Rindfleisch nun wirklich für den Verbraucher?

Für eine Ansteckung sind mehrere Bedingungen nötig. Zuerst einmal muß das Rind mit nicht ausreichend sterilisiertem Tiermehl gefüttert worden sein und sich so mit den krank machenden Prionen infiziert haben. In Großbritannien gilt ein Tiermehlverfütterungsverbot seit 1988, doch wurde Tiermehl noch Jahre später exportiert. Ein EU-weites Verbot gilt erst seit 1994. Seit 1990 müssen alle BSE-Rinder gemeldet und diese zusammen mit dem umliegenden Bestand vernichtet werden. Folglich ist seit zehn Jahren die Gefahr, ein BSE-infiziertes Rind als Nahrungsquelle zu erwischen, rapide abgesunken – und sank im Jahr 1996 noch einmal ab, als alle älteren Rinder in England, ob BSE-verdächtig oder nicht, getötet und verbrannt wurden. Seit etwa 1990 kommen also kaum noch infizierte Rinder in die menschliche Nahrungskette. Außerdem werden seitdem allen Rindern, die in einen Schlachthof kommen, jene Teile weggeschnitten (oder sollten zumindest weggeschnitten werden), in denen sich Prionen sammeln könnten. Sollte also ein infiziertes Rind trotz aller Vorsichtsmaßnahmen dennoch in einen Schlachthof gelangen, bleibt das Infektionsrisiko für Menschen seit 1990 auch dann noch eher klein – Gehirne werden nicht verwertet, und im Muskelfleisch von Rindern sind bislang kaum Prionen nachgewiesen worden. Wenn sich also jemand infiziert hat, dann vermutlich vor 1989 oder 1990.

Ein gewisses Risiko besteht darin, daß Tests erst seit kurzem flächendeckend zur Verfügung stehen und vorher eine nicht zu bestimmende Zahl von infizierten, aber noch nicht erkrankten Tieren unerkannt in Schlachthäuser gelangten, wo durch Nachlässigkeit eine mehr oder weniger große Menge von Risikomaterial in die Nahrungsmittelproduktion hätte weitergeleitet werden können. Diese zeitliche diagnostische Testlücke zwischen Ansteckung und Nachweismöglichkeit ist immer noch ein Problem; an Tests zum BSE-Nachweis im lebenden Tier wird gearbeitet.

Bislang ist ferner unklar, wie hoch die Dosis sein muß, damit ein Mensch sich mit den tödlichen Prionen infiziert. Angeblich genügen 0,1 Gramm, beim Rind sollen es 1 Gramm sein. »Aber wenn die minimale Dosis oral bereits zur neuen Variante der Creutzfeldt-Jakob-Krankheit führt, dann müßten 80 bis 90 Prozent der Briten krank sein«, meint der deutsche Ernährungsexperte Udo Pollmer in dem *Spiegel*-Gespräch. Und in der Tat sind die insgesamt rund 90 nVCJK-Fälle seit 1995 in Großbritannien noch zu wenig, um eine hohe Ansteckungsgefahr bei geringen Dosen anzunehmen.

Beängstigend ist allerdings, daß die Zahl der nVCJK-Erkrankten von Jahr zu Jahr steigt. Die Mehrzahl von ihnen hatte mehr als einmal die Woche Rindfleisch gegessen, aber einige waren auch Vegetarier. Die Eßgewohnheiten der nVCJK-Erkrankten unterscheiden sich nicht von denen der nicht erkrankten Briten. Aber auch sonst wäre ein Zusammenhang von Rindfleischkonsum und nVCJK mit dieser kleinen Fallzahl noch nicht zu beweisen. Niemand vermag derzeit zu sagen, ob diese Fälle Einzelfälle bleiben werden oder Vorreiter einer neuen Seuche sind. Bis zum heutigen Tage jedenfalls hat die nVCJK weniger Menschen das Leben gekostet als die Unfälle auf Europas Straßen an einem Tag.

Es muß auf jeden Fall einiges zusammenkommen, damit der Mensch sich infiziert und erkrankt: verseuchtes Tiermehl, infiziertes Rind, diagnostische Lücke, Fehler beim Beseitigen von »Risikomaterial«, breite Verteilung infizierter Rindsprodukte, Aufnahme einer ausreichend hohen Dosis infizierten Materials beim Essen, unbeschädigte Passage eines Teils dieses Materials durch Magen und Darm, Einnisten der Prionen im zentralen Nervensystem. Jede dieser Stufen senkt das Risiko einer Übertragung der Prionen um einen gewissen Faktor. Wahrscheinlich nur ein kleinerer Teil all derer, die Rindfleisch aßen, nahmen Prionen auf; nicht alle, die Prionen aßen, werden erkranken. Manche Menschen sind offenbar anfälliger für eine BSE-Übertragung als andere, manche aßen nur Gemüse und wurden trotzdem krank.

Stephen Dealler prophezeite zu Beginn der BSE-Epidemie im *British Food Journal*, im Jahre 2010 werden zehn Millionen Briten CJK haben, »sofern BSE hoch infektiös ist«. Hier wurde mit nebelhaften Andeutungen eine hochproblematische Prognose gewagt. Verständlich, daß man in England nicht auf Dealler hörte. Aber auch andere Berechnungen, die von niedrigeren Infektionszahlen ausgehen, sind nicht gerade beruhigend. Im Januar 1997 veröffentlichte das renommierte Fachblatt *Nature* mathematische Modelle über eine mögliche Ausbreitung. Je nach Inkubationszeit und Menge des verzehrten Rindfleisches schwankt die Zahl möglicher Opfer zwischen 75 im besten und 80 000 im schlimmsten Fall. Roy Anderson, Epidemiologe an der Universität Oxford und einer der Berater der britischen Regierung, erwartet für die Zukunft mindestens ein paar hundert nVCJK-Fälle jährlich, als schlimmstmögliches Szenario kann er sich 150 000 Todesfälle vorstellen. Der britische Premierminister Tony Blair gab Ende 2000 an, es sei mit bis zu 136 000 Verstorbenen zu rechnen. Sicherere Angaben traut sich derzeit niemand zu.

Oder vielleicht war alles nur ein Fehlalarm, und BSE wird doch nicht, wie bisher angenommen, durch Prionen übertragen? Der nach dem Vorsitzenden Lordrichter Sir Nicholas Phillips benannte und im Oktober 2000 erschienene »Phillips-Report« nimmt an, daß BSE in den siebziger Jahren durch eine spontane Mutation eines Rindes entstand. Der Erreger gelangte *nicht* vom Schaf zum Rind, er entstand *nicht* durch unzureichende Erhitzung von Tiermehl und auch *nicht* durch den Einsatz von Pestiziden – obgleich alles drei die Verbreitung der Seuche begünstigt haben mag. Bislang wurden Prionen *nicht* in Tiermehl nachgewiesen, möglicherweise sind sie vorhanden, können aber in der Masse nicht aufgespürt werden. Wurst- und Steakverzehr beim Menschen ist im Gegensatz zu früheren Annahmen möglicherweise *kein* oder ein nur sehr seltener Übertragungsweg.

Seit der Veröffentlichung eines französischen Wissenschaftlerteams um die Neuropathologin Corinne Lasmézas in *Science* 1997 scheint die These von den Prionen zu wanken. Labormäuse erkranken an BSE – doch bei mehr als der Hälfte der Tiere gibt es von Prionen keine Spur.

Spielen die scheinbar so gefährlichen Eiweißpartikel doch keine so wichtige Rolle? Einige halten die Prionen eher für das *Ergebnis* als den Auslöser der Infektion.

Wir kennen einige mutmaßliche Übertragungswege, aber noch nicht alle. Für die Scrapie-Tiermehlthese spricht, daß ab 1993 die Zahl der Neuinfektionen rapide sank, nachdem 1988 die Verfütterung von Tiermehl aus Wiederkäuern an Wiederkäuer verboten wurde. Dagegen läßt sich anführen, daß jetzt immer noch Rinder erkranken, wenn auch nicht mehr in großer Zahl, die niemals Tiermehl gefressen hatten. Gegen die These von den Scrapie-Schafen spricht auch, daß zwischen mehr als 30 verschiedenen Scrapie-Stämmen und dem einzigen BSE-Stamm kaum Ähnlichkeit besteht. Wir können also andere Infektionswege nicht ausschließen, beispielsweise Insekten als Überträger oder die Vererbung oder den Kot der Rinder auf den Wiesen.

Der ungünstigste Fall – und der läßt sich leider nicht mit Sicherheit ausschließen – ist der, daß das Infektionsrisiko sehr hoch ist, wir dies aber nur deshalb nicht bemerkt haben, weil die Zeit bis zum Ausbruch der Krankheit mehrere Jahre, wenn nicht Jahrzehnte beträgt. Die Tatsache, daß bisher in Deutschland noch kein Fall von nVCJK auftrat, ist zwar beruhigend, aber mit dieser Vorstellung durchaus verträglich. Irgendwann muß eine Seuche anfangen, sich mit ersten Einzelfällen auszubreiten; das ist bei uns bisher nicht geschehen, in Großbritannien sieht es anders aus. Der Biologe und Verhaltensforscher Hubert Markl, Präsident der wichtigsten deutschen Forschungsinstitution, der Max-Planck-Gesellschaft, rechnet damit, daß wir auch in Deutschland Fälle von nVCJK sehen werden.

Auf die Frage, ob er weiterhin Rindfleisch essen werde, sagte der höchste Gesundheitsbeamte des britischen Königreichs, Chief Medical Officer Kenneth Calman: »Ich werde es essen als Teil einer abwechslungsreichen und ausbalancierten Ernährung. Die neuen Maßnahmen und die effektive Steigerung der existierenden Maßnahmen stellen weiterhin sicher, daß das Risiko, CJK zu entwickeln, extrem klein ist.« Der deutsche Lebensmittelchemiker Udo Pollmer sieht keinen Sinn mehr darin, seine Ernährungsgewohnheiten jetzt umzustellen. Bis 1993 seien britische Rinder nach Deutschland exportiert worden. Zur Zeit könne man nichts Besseres machen, als Rindfleisch zu kaufen und zu essen, denn nie seien die Kontrollen schärfer gewesen als im Augenblick. »Das Pferd ist entlaufen«, so Pollmer. »Jetzt machen wir das Gatter zu, und zur Sicherheit bauen wir noch eine drei Meter hohe Betonwand davor.«

Führende Prionenforscher wie Adriano Aguzzi oder Charles Weissmann bestätigen, daß man Muskelfleisch vom Rind getrost genießen kann. Wenn auf Rindfleisch auch nur der Schatten eines Verdachts liegt, dürfte es nicht in den Kühltruhen der Metzger liegen. Stephen Dealler hingegen möchte die Europäer auf die Möglichkeit vorbereiten, daß die Verbraucher viel größeren Gefahren ausgesetzt waren und sind, als sie es sich vorstellen.

Wer recht hat, läßt sich heute noch nicht sagen. Wie so oft im Leben wird weder der schlimmste noch der günstigste Fall eintreten, sondern irgend etwas dazwischen. Die BSE-Gefährdung der Deutschen beträgt in diesem verschwommenen Rahmen nur einen Bruchteil der der Briten. Dafür regen sie sich aber dreimal so viel auf.

Literatur

Stephen Dealler erzählte seine Geschichte am 2. Dezember 2000 in der *Frankfurter Allgemeinen Zeitung* (»Das BSE-Risiko ist größer, als Sie denken«, S.41/42). Dealler hat umfangreiche Informationen zu BSE zusammengestellt unter der Internet-Adresse http://www.airtime.co.uk/bse/welcome.htm. Eine detaillierte BSE-Chronik veröffentlichte die *Frankfurter Allgemeine Zeitung* am 30. November 2000 auf S. 54 (»Die guten Stücke sind jetzt billiger«, Feuilleton). Der sehr informative Phillips-Bericht ist zu lesen im Internet unter http://www.bse.org.uk/. Nicht ganz unproblematisch, weil manchmal von einer blinden und ungerechten Wut auf Politiker, Wissenschaftler und Ärzte getragen, sind die deutschsprachigen Internetseiten von Karl-Heinz Dittberner (Berlin): http://userpage.fu-Berlin.de/dittbern/BSE/BSE_Chronik.html.
Die BSE-Seiten der Europäischen Kommission, teilweise in dt.: http://www.europa.eu.int/comm/food/fs/bse/index_en.html. Dort werden auch die neuesten Fallzahlen veröffentlicht. Douglas Powell und William Leiss haben in dem Buch *Mad Cows and Mother's Milk: The Perils of Poor Risk Communication* (Montreal & Kingston 1997, S. 3–25) die Geschichte der BSE-Krise informativ nachgezeichnet.

13. Kapitel

Die apokalyptischen Reiter – ratlos

> *Nichts verleiht der Wissenschaft heutzutage solchen Nimbus wie die Geste der Warnung. Je apokalyptischer desto besser.*
>
> Norbert Hinske: Ohne Fußnoten (Würzburg 2000)
>
> *»Menschheit vom Aussterben bedroht.«*
>
> Der Physiker Stephen Hawking in *Spiegel* Online, 30. 10. 2000

Der harte Kern der Friedenskämpfer, Amalgamgegner, Gentechnik-Warner und Anti-Atomkraft-Fanatiker geht mit Bestimmtheit davon aus, daß das von ihnen attakkierte Verhalten oder der ins Visier genommene Stoff einen Großteil der Menschheit bedroht und in der Lage ist, die Spezies Mensch auszulöschen, wenn nicht gar – in einem Atomkrieg – die gesamte Erde kurz und klein zu schlagen. Noch bis Ende der neunziger Jahre galt vielen jungen Leuten ein Atomkrieg zwischen den beiden Machtblöcken für durchaus wahrscheinlich. Greenpeace und die Friends of the Earth verbreiteten in den achtziger Jahren, Hunderte von Millionen Bäumen seien aufgrund von saurem Regen tödlich erkrankt und bald gänzlich tot. Für 1980 sagten Wissenschaftler das »Kippen« des Ozeans und Hungerkatastrophen für Chinesen und Japaner wegen des Fischsterbens voraus. 1972 prophezeiten Ökologen ein Ende der Produktivitätssteigerung in der europäischen Landwirtschaft und erste Hungersnöte »in naher Zukunft«.

Alte Männer erörtern in prophetischen Worten die

Frage nach den Überlebenschancen der Gattung. Wie Carl Amery oder Stephen Hawking, der uns maximal noch tausend Jahre gibt, sind sie der festen Überzeugung, die Chance einer menschlichen Zukunft auf einem bewohnbaren Planeten sei bereits verspielt, es gehe zu Ende mit uns. Adolf Hitler erscheint in Amerys epochalem Essay „Die Botschaft des Jahrtausends" nur noch als Vorläufer einer nicht nur denkbaren, vielmehr fast mit unausweichlicher Konsequenz auf uns zukommenden größeren Barbarei, deren drohender Schatten sich zum Ende des zweiten Jahrtausends hin schwarz vor das muntere Blau des Fortschritts schiebt. Als hartnäckiger Öko-Fundamentalist sieht er einen Gemeinschaftsselbstmord am Werke, der »vielleicht schon unsere Kinder und Enkel zu langwierigem, qualvollem Sterben verurteilt«.

»Es steht nicht gut um uns«, ist sich auch Hoimar von Dithfurt sicher. »Die Hoffnung, daß wir noch einmal, und sei es um Haaresbreite, davonkommen könnten, muß als kühn bezeichnet werden. Wer sich die Mühe macht, die überall schon erkennbaren Symptome der beginnenden Katastrophe zur Kenntnis zu nehmen, kann sich der Einsicht nicht verschließen, daß die Chancen unseres Geschlechts, die nächsten beiden Generationen heil zu überstehen, verzweifelt klein sind.« Es ist soweit, sich von der Erde zu verabschieden: »Unsere Kinder werden die Zeitgenossen der Katastrophe sein und unsere Enkel uns verfluchen – soweit sie dazu noch alt genug werden.«

Mit heiterer Hoffnungslosigkeit näherte sich der Amerikaner Gregory Fuller dieser ökologischen Katastrophe. Wo andere noch auf ein heroisches Herumwerfen des Ruders in einer weltumspannenden Anstrengung hoffen, weissagt er: »Es ist zu spät.« Die lebende Generation habe die Umwelt ohne Rücksicht auf kommende Generationen in einem Maße zerstört, das nicht mehr rückgängig zu machen sei. Seit der Veröffentlichung von Herbert Gruhls Buch *Ein Planet wird geplündert* (1975) wurde, so meinen unsere Untergangspropheten, die Plünderung nicht nur weiter verstärkt, sie soll sogar nach dem Willen aller Völker gesteigert weitergehen: »Wir alle arbeiten erfolgreich daran, unsere Lebensgrundlagen noch schneller zu zerstören.« (Gruhl). Der Planet rase steuerlos seinem Ende zu. Laut Christoph Lauterburg, nach Verlagsangabe »renommierter Unternehmensberater«, werden die gesellschaftlichen und ökologischen Megatrends – parasitärer Lebensstil, Verseuchung der Umwelt mit Chemie, Klimaveränderung, Atomindustrie, mangelnder Tierschutz, Landschaftszerstörung – in einigen Jahrzehnten zu einem weltweiten Zusammenbruch führen.

»Überbevölkerung, Ökokatastrophen, Krieg und Terror bedrohen das Leben auf der Erde« (der niedersächsische Kriminologe und Justizminister Christian Pfeiffer). Das ganze Spektrum vom entsetzlichen Ausrottungsfeldzug über das nicht bestimmbare, aber deshalb desto unheimlichere Risiko von Chemiewaffen bis hin zur lächerlichen, weil unrealistisch aufgeblasenen, apokalyptischen Furchtsamkeit wird bemüht, um uns auf das große Ende einzustimmen. Aber glaubt Pfeiffer (oder glauben die *Zeit*-Überschriftenmacher) wirklich, der Mensch sei in der Lage, sowohl seine Spezies als auch sämtliche andere bis hin zu Würmern, Viren und Bakterien auszurotten? Schimmert da nicht bloß wieder eine grandiose menschliche Selbstüberschätzung durch? Wie realistisch sind Abstiegs- und Endzeitvisionen? Wie schwarz ist die Zukunft wirklich?

Nachdem der Wald nicht gestorben ist, sondern sich wandelt, die Menschheit trotz Männern mit der Mentalität von Kampfhunden noch lebt und sich fröhlich vermehrt, ferner das Gespenst eines atomaren Schlagabtauschs zur Erleichterung aller vorerst gebannt ist, wollen wir hier in Ruhe fragen, unter welchen Bedingungen ein Sterben von einigen Milliarden Menschen, die Auslöschung der Spezies Mensch oder gar die Verwandlung der Erde in einen unbelebten Steinhaufen überhaupt möglich wäre. Es könnte ja sein, daß die Öko-Fundamentalisten außerhalb ihrer eigenen Anhängerschar so wenig gehört werden, weil ihre maßlosen Szenarien nicht nur bestehenden wissenschaftlichen Erkenntnissen, sondern schlicht dem gesunden Menschenverstand widersprechen.

Zur Jungsteinzeit lebten auf der Erde gerade mal zehn Millionen Menschen. Heute sind wir über sechs Milliarden. Aus biologischer und evolutionärer Sicht ist das eine beispiellose Erfolgsgeschichte. Was Angst machen kann, ist genau dieser Erfolg. In vielen Ländern wurde dieses Wachstum erfolgreich, zuweilen auch, wie in Deutschland, zu erfolgreich gestoppt, doch global gesehen verlangsamt sich lediglich die Anstiegsrate, die absolute Zahl der Menschen wird bis auf weiteres weiter steigen. Heizung, Mobilität und Konsum für diese Massen führen zum globalen Risiko der Atmosphärenerwärmung; ihre Ausscheidungen vergiften die Flüsse, und ihr Hunger läßt sie die Wälder abholzen. Der Kohlendioxidausstoß von Kraftwerken und Autos läßt das Eis an den Polen schmelzen, und mit einer beschleunigten Erwärmung ist zu rechnen, wenn erst Länder wie China und Indien den Anschluß an engstirnige Verschwenderländer wie die USA gefunden haben. Grund zur Sorge ist also durchaus vorhanden.

Nach Ansicht des wichtigsten Wissenschaftsorganisators der Bundesrepublik, Hubert Markl, des Präsidenten der Max-Planck-Gesellschaft, wäre eine Milliarde Menschen auf dem Globus für eine dauerhafte Nachhaltigkeit unseres Lebens optimal. Er betrachtet das als Zoologe eher empirisch. Am Untergang der Menschheit wäre nichts Widernatürliches, eine nicht bekannte Anzahl von Spezies sei in den vergangenen Jahrmillionen untergegangen, und es sei nicht einzusehen, warum die Menschheit, die Spezies Homo sapiens, davon verschont bleiben sollte. Markl hat uns einmal »den größten anzunehmenden Kuckuck« genannt, ein Riesenvieh, das sich ohne Gegenleistung an den Ressourcen der Natur mästet. Der Mensch besetzt nicht wie andere Arten nur eine Nische der Natur, er ist von Grönland bis zum Äquator einfach überall, und bei zehn Milliarden Menschen weltweit werde langfristig vermutlich ein Zusammenbruch eintreten, weil die natürlichen Ressourcen nicht mehr reichen.

Aber soweit muß es nicht kommen, und wird es auch nicht kommen. Die Menschheit nimmt zwar weiter zu, aber die Zuwachsraten nehmen ab; mit wachsendem Wohlstand wollen Menschen weltweit weniger Kinder, wir werden nach Mehrheitsmeinung aller Demographen die Zahl zehn Milliarden nie erreichen. Statt dessen wird die Menschheit irgendwo davor ihr Wachstum einstellen und dann, wie jetzt schon in den reichen europäischen Industrienationen, schrumpfen.

Genausowenig werden uns »ein tausendfaches Bosnien und ein hundertfaches Tschernobyl« vernichten, die der Apokalyptiker Carl Amery mit nur mühsam gebremster Angstlust auf uns zukommen sieht. In den vier Balkankriegen des Slobodan Milosevic starben schätzungsweise 250000 Menschen; ein 1000faches davon wären immerhin 250 Millionen, wesentlich mehr als die 50 Millionen, die der von Hitler verbrochene Zweite Weltkrieg an Todesopfern forderte. Aber selbst ein solch ungeheures

Verhängnis würde die Weltbevölkerung nicht wesentlich vermindern. Das Leben auf anderen Kontinenten ginge weiter. Ein 100faches Tschernobyl könnte uns erst recht nicht ausrotten, zumal sich weder ein 1000faches Bosnien noch ein 100faches Tschernobyl andeuten. Die Atommeiler sind sicherer geworden und internationale Staatengemeinschaften wie Nato und UNO haben weitere Schritte unternommen, um kriegerische Konflikte schon im Vorfeld einzudämmen.

Anders, und weit verheerender, sieht das Szenario eines Atomkrieges aus. Aber selbst dieses größte anzunehmende Elend würde niemals die gesamte Menschheit vernichten können. An den Rändern des Globus würden größere Populationen überleben, auf niedrigem Niveau sicherlich, aber nicht völlig abgeschnitten von dem Wissen, das bis dahin erarbeitet wurde. Außerdem hat allein schon die Vorstellung einer solchen Konsequenz dazu beigetragen und wird auch weiter dazu beitragen, die Atomwaffen in ihren Arsenalen zu belassen.

Auch Umweltverschmutzung und Resourcenknappheit müssen uns nicht schrecken. Noch niemals in der Wissenschaftsgeschichte sind die einschlägigen Untergangsphantasien unserer selbsternannten Retter des Universums von den tatsächliche Ereignissen derart ad absurdum geführt worden wie die Prognosen des berühmten (oder sollte man besser sagen: berüchtigten) Club of Rome. Keine einzige seiner Vorhersagen von 1972 ist auch nur ansatzweise eingetroffen, die seither neu entdeckten Erdöllager übertreffen bei weitem die seinerzeitigen Bestände, die meisten Rohstoffe wie Zink, Aluminium oder Blei, deren Auslaufen der Club vorhersagte, sind heute zahlreicher und billiger geworden. Im Jahr 1980 wettete der Ökonom Julian Simon mit dem bekannten Untergangspropheten und Club-of-Rome-Anhänger Paul Ehrlich, er könne ihm fünf beliebige, laut Club of Rome bald verschwundene Metalle nennen. Zehn Jahre später wären sie billiger zu haben. Ehrlich benannte Wolfram, Nickel, Kupfer, Chrom und Zinn, und mußte zehn Jahre später einen Scheck an Simon schicken: alle Metalle waren in den achtziger Jahren billiger und häufiger geworden. Und auch nicht die Nahrungsmittelknappheit, wie vom Club of Rome vorhergesehen, sondern Butterberge, Milchseen und die Rindfleischschwemme sind es, die uns heute plagen.

Es ist einfach falsch, mit Hans Jonas zu behaupten, »der reale Zustand hat sich in summa nur verschlechtern können. Bis jetzt ist nichts geschehen, um den Gang der Dinge zu verändern, und da dieser kumulativ katastrophenträchtig ist, so sind wir heute dem bösen Ende eben um ein Jahrzehnt näher als damals.« In der Realität, die die Propheten des Untergangs nicht zur Kenntnis nehmen wollen, wurden die Anstrengungen zur Ressourcenschonung verstärkt, es gibt übernationale Bündnisse zur Entlastung von Rhein und von Nord- und Ostsee, es gibt Kläranlagen, Katalysatoren, Klimakonventionen, es gibt einen niemals ruhenden Erfindergeist, der uns zeigt, wie wir knappe Mitteln effizienter, sparsamer und umweltverträglicher verwenden.

Seit 1970 hat die Luftverschmutzung in Deutschland stetig abgenommen: Bei Kohlendioxid von 750 Millionen Tonnen (alte Bundesländer) auf heute unter 700 Millionen Tonnen, bei Kohlenmonoxid von 15 Millionen auf heute unter 5 Millionen Tonnen, bei Methan und Schwefeldioxid von 4 Millionen auf 3 Millionen Tonnen, bei Staub von 1,5 Millionen auf unter eine halbe Million Tonnen usw. Als einer der Autoren dieses Buches (W. K.) 1961 im Rhein bei Mainz das Schwimmen lernte, war er mit seinem Lehrer das einzige höhere Lebewesen im Wasser weit und breit. Heute schwimmen im Rhein wieder die Lachse. Und auch die Wasserqualität der Elbe, lange einer der schmutzigsten Flüsse Europas, hat sich durch den Neubau von Kläranlagen und die Modernisierung von Industrieunternehmen deutlich verbessert, die Konzentration von Schadstoffen wie Methan, Quecksilber, Phosphaten usw. ist auf weniger als die Hälfte der Werte von 1989 abgesunken. Die Wasserwerke Dortmund bedienen sich heute lieber aus der Ruhr als aus dem Grundwasser des Sauerlandes, weil das Ruhrwasser so gut geworden ist, daß es an Qualität das Grundwasser übertrifft, und so geht es republikweit unserer Umwelt immer besser.

Selbst der Deutschen liebstes Sorgenkind, der Wald, hat alle Untergangsszenarien gesund und munter überstanden. Mit mehr als 300 Festmetern pro Hektar ist der deutsche Wald heute einer der holzreichsten in ganz Europa; zehn Millionen Hektar, fast ein Drittel der Republik, sind Wald, das ist ein 100jähriger Rekord, und jedes Jahr kommen netto mehr als zehn Millionen Festmeter Holz dazu. Und die Bäume werden nicht nur zahlreicher, sondern auch gesünder. Als »deutlich geschädigt« gelten nur noch 20 Prozent der Bestände, als »nicht geschädigt« 43 Prozent (verglichen mit 36 Prozent noch 1991), und bei einer alternativen Messung, wie sie von Forstexperten vorgeschlagen wird, sähen diese Zahlen noch weit besser aus: Bei den aktuellen amtlichen Bestandsaufnahmen gilt ein Baum schon dann als »schwer geschädigt«, wenn mehr als ein Viertel seiner Nadeln oder Blätter fehlen, obwohl z. B. eine Kiefer problemlos bis mehr als die Hälfte ihrer Nadeln verlieren kann, ohne an Lebenskraft einzubüßen. Würde man also, wie das Bundesforschungsministerium vorschlägt, nur solche Bäume »krank« nennen, die mehr als 45 Prozent ihrer Blätter oder Nadeln verloren haben (einen solchen Verlust halten die meisten Forstwissenschaftler für normal und ungefährlich, so wie für die meisten Menschen eine Wintergrippe normal und ungefährlich ist), so bliebe von dem berühmten Waldsterben nicht allzuviel übrig.

Viele Forstexperten bestreiten sogar, daß es ein Waldsterben, das heißt »eine von den bisher bekannten Waldkrankheiten verschiedene, durch kumulativen Streß von Luftschadstoffen und deren Ablagerungen ausgelöste ökosystemare Komplexkrankheit« je gegeben hat. Denn Bäume sterben wie die Menschen, und wie die Menschen werden auch die Bäume vorher meistens krank; über 60 Jahre alte Bäume erkranken dreimal so häufig wie ihre jüngeren Artgenossen an Beschwerden aller Art, durch Umweltgifte wie durch umweltunabhängige Faktoren, und wie bei den Menschen treten diese Leiden zuweilen zeitlich und räumlich massenweise in Erscheinung. Aber daraus darf man nicht auf globale Katastrophen schließen, solche lokalen Epidemien kommen und gehen wie anderswo die Grippe.

Auch Seuchen werden die Menschheit nicht vernichten. Einige Experten fürchten zwar, daß Aids einen größeren Teil des mittleren Afrikas zu einer unbewohnten Gegend machen wird. Von den derzeit weltweit 34 Millionen HIV-Infizierten leben fast drei Viertel (25 Millionen) in Afrika. In Botswana ist inzwischen jeder dritte Erwachsene infiziert, bei der Gesamtzahl der Infizierten führt Südafrika mit über 4,5 Millionen die traurige Statistik an. Und pro Jahr soll es im südlichen Afrika vier Millionen Neuinfektionen geben. Schon von 2003 an wird nach Angaben von Unaids, dem Aids-Bekämpfungsprogramm der Vereinten Nationen, die Bevölkerung in Botswana, Simbabwe und Südafrika deswegen schrumpfen – ohne Aids würde sie jährlich um bis zu 2,3 Prozent wachsen.

Aids als unfreiwillige Lösung des Bevölkerungsproblems? Seit Ausbruch der Epidemie Mitte der achtziger Jahre sind ihr weltweit rund 20 Millionen Menschen zum Opfer gefallen, das sind 0,3 Prozent der derzeitigen Weltbevölkerung. Zum Vergleich: Pro Jahr sterben auf der Erde eine Million Menschen, vor allem Kinder, an Masern und drei Millionen an Malaria. Das sind in 20 Jahren 80 Millionen Menschen. Ebenfalls drei Millionen Menschen scheiden pro Jahr wegen Durchfallerkrankungen dahin. Trotzdem wuchs und wächst die Menschheit weiter.

Epidemiologen haben keinen Anhaltspunkt dafür, daß eine Bevölkerung zu 100 Prozent mit Aids infiziert werden könnte. Ab einer gewissen »Durchseuchungsrate« muß die Ausbreitung aus statistischen Gründen zum Stillstand kommen, so wie die Pest, die im 14. Jahrhundert rund ein Viertel der europäischen Bevölkerung dahinraffte, bis auf lokale Ausbrüche zum Stillstand kam. Die höchste bislang beobachtete Infektionsrate bei sexuell übertragbaren Krankheiten liegt bei einem Drittel – ein Spitzenwert, der in einigen Städten Ostafrikas erreicht ist. Nach bisherigen Erfahrungen steigt die Infektionsrate nicht höher an, weil ein größerer Teil der sexuell aktiven Bevölkerung monogam lebt oder sexuell inaktiv ist. Selbst bei einer so hohen Infektionsrate wächst die Bevölkerung eines Entwicklungslandes weiter, wenn auch deutlich langsamer.

In Deutschland war ohnehin nie eine große Gefahr vorhanden. Derzeit leben hier etwa 40000 infizierte Menschen, davon 5000 akut an Aids erkrankt; etwa 18000 Menschen sind in Deutschland seit Mitte der achtziger Jahre an Aids gestorben.

 Was für Aids gesagt wurde, gilt im Prinzip für jede Epidemie. Selbst unter den schlimmsten Bedingungen ist vermutlich kein Krankheitserreger in der Lage, die gesamte Menschheit auszurotten. Ein heute noch unbekanntes Virus wäre allenfalls in der Lage – wie vor 600 Jahren die Pest –, ein Drittel der Bevölkerung großer Landstriche auszulöschen. Die heutigen Kenntnisse über sinnvolle Quarantänemaßnahmen und mögliche Übertragungswege, die damals völlig unbekannt waren, würden uns helfen, die Wirkung einer Seuche zu begrenzen. Ein wesentlicher Faktor ist die Zeit zwischen Ansteckung und den ersten Symptomen. Je länger diese Inkubationszeit dauert, desto mehr Menschen werden sich unerkannt anstecken und desto stärker kann sich die Seuche durchsetzen. Ein Teil der Aids-Tragödie beruht auf der relativ langen Zeit zwischen Infektion und Krankheitsmanifestation. Aber selbst der Seuchentod eines Drittels der Menschheit, ein ruinöser Schlag und die von Medizinstatistikern berechnete Obergrenze, wenn man so will: der Seuchen-GAU, könnte die Menschheit als solche nicht vernichten. Selbst wenn viele Experten und Wissenschaftler wegsterben, in den Bibliotheken liegt das Wissen, um an den alten Stand wieder anzuknüpfen; nach zwei, drei Generationen wäre der alte Zustand wiederhergestellt. Das ist eine Tragödie für die, die es erleben und erleiden müssen, aber ein Ende der Menschheit ist damit nicht verknüpft.

Genausowenig werden die Erderwärmung und die befürchtete Klimakatastrophe, obwohl ebenfalls gern als quasi tödlich für »den Menschen« dargestellt, uns den Garaus machen können. Obwohl natürlich das Gefahrenpotential nicht zu bestreiten ist. »Der Einfluß des Menschen auf das Klima wächst bedrohlich. Wenn wir warten, bis letzte Zweifel daran überwunden sind, wird es zum Handeln zu spät sein«, sagt Klaus Hasselmann, Direktor des Max-Planck-Instituts für Meteorologie in Hamburg.

Zumindest unsere Journalisten haben diese Zweifel bereits überwunden. Jeder überdurchschnittlich starke Wirbelsturm, jedes »Jahrhunderthochwasser« wird darauf hin abgeklopft, ob sich in ihnen die bevorstehende Klimakatastrophe andeutet. Journalisten schreiben vom Kölner Dom unter Wasser, von den bayerischen Wüsten und der drohenden Überflutung der Niederlande.

Keines dieser Szenerien hat aber einhellige Zustimmung gefunden, inzwischen scheint die Stimmung sogar umzuschlagen. Im Kampf gegen den angeblich drohenden Klimakollaps arbeiteten viele Wissenschaftler und Umweltschützer mit Vermutungen und Übertreibungen, meinen die Journalisten Dirk Maxeiner und Michael Miersch. In der Tat sind die Hochrechnungen mit Unsicherheiten behaftet; das Wetter ist ein enorm komplexer Vorgang, und einige Einflußfaktoren sind noch nicht verstanden. Auch ist es schwierig, den menschengemachten Einfluß von den natürlichen Schwankungen in der Zusammensetzung der Erdatmosphäre abzugrenzen. Die für die nächsten 100 Jahre vorhergesagten Erwärmungsraten schwanken zwischen plus 1,4 und 5,8 Grad – in der Öffentlichkeit wird nur der Wert 5,8 Grad diskutiert, aber gerade der Maximalfall wird nach aller Erfahrung *nicht* eintreten.

Und selbst wenn? Wäre eine Klimaerwärmung in jedem Fall katastrophal? Gemäß der unendlich trägen und sich Zeit lassenden Evolution sicherlich nicht. Erwärmung erzeugt Artenvielfalt, sie ist verbunden mit sich ausbreitenden und aufblühenden Zivilisationen. In Deutschland werden wir vielleicht nicht mehr Ski fahren
 können (aber das kann ein Großteil der Menschheit

schon heute nicht), dafür Bananen und Ananas anpflanzen und bereits im März in der Nordsee baden können. Klimaänderungen kennen immer Gewinner und Verlierer. Bangladesch, dessen Staatsgebiet schon heute regelmäßig jährlich zu zwei Drittel unter Wasser steht, wird gegebenenfalls in weiten Teilen nicht mehr bewohnbar sein. Holland wird seine Deiche noch einmal erhöhen müssen.

Das Problem ist im Grunde nicht die Klimaerwärmung, sondern die hohe Bevölkerungsdichte der Welt; mit dem Klima wandeln sich die Kulturlandschaften, und in einigen wird es ungemütlich (vielleicht zu trocken und zu heiß), was Hungerunruhen und Bevölkerungswanderungen samt Kriegen mit sich bringen könnte. Der Klimawandel wird also die moderne Völkerwanderung verstärken. Doch wird es auch Gewinner geben: Womöglich wird Grönland wieder grün, wie es vor 1000 Jahren schon einmal war.

Der Treibhauseffekt als solcher, der die befürchtete globale Erderwärmung antreiben soll, ist nicht nur unschädlich, er ist für die Menschheit lebenswichtig. Ohne Treibhaus-Schutzhülle würde die von der Erde aufgenommene Sonnenwärme ungehindert ins All abstrahlen, und es wäre ganzjährig sibirisch kalt. So aber sorgt ein komplexes Regelwerk für eine vergleichsweise angenehme weltweite Durchschnittstemperatur von ungefähr fünf Grad. Natürlich sollte man diesen Regelkreislauf nicht mit einem unkontrollierten Drehen an der Kohlendioxid- und FCKW-Schraube verstellen, auch wenn er in der Vergangenheit sogar größere natürliche Schwankungen gut verkraftet hat. Der Platz, an dem diese Zeilen gerade geschrieben werden, eine idyllisches Grundstück am Steinhuder Meer in Niedersachsen, lag vor 15 000 Jahren unter einer meterdicken Eisschicht begraben und wird in weiteren 15 000 vielleicht wieder unter Eis begraben sein. Vielleicht werden hier aber auch Giraffen unter Palmen grasen. Seit Millionen Jahren ändert sich das Klima, und es wird sich auch in Zukunft, ob mit oder ohne Menschen, weiter ändern.

Trotzdem sind natürlich alle Anstrengungen gerechtfertigt, den bescheidenen Einfluß, den wir Menschen auf das Klima haben, zu unseren Gunsten einzusetzen, etwa den Schadstoffausstoß zu verringern. Wenn es dazu länger braucht als sich einige wünschen, so steuern wir – das scheint mit einiger Gewißheit festzustehen – dennoch nicht auf eine Katastrophe zu, jedenfalls nicht auf eine abrupte. Die Änderung wird langsamer vonstatten gehen als die Einführung des analogen Telefons, des Computers, des digitalen Mobiltelefons und der Anpassung Ostdeutschlands an die alten Bundesländer. Auf jeden Fall aber werden Ingenieure und Politiker die Kohlendioxid- und Klimafrage lösen müssen, nicht Panikmacher oder Ideologen.

Es bleibt der Krieg der Gene. Aber auch der wird am Ende vor allem Sieger haben, auch wenn Greenpeace behauptet: »Mit Gen-Food spielen wir Russisches Roulette mit unserer Gesundheit«, und damit eine neue Hauptkampflinie eröffnet. »Letztlich kann niemand sicher vorhersagen, ob etwa eine genmanipulierte Kartoffel oder Tomate nicht auch neue Stoffe bildet, die für Menschen gefährlich sind.« Der Einbau eines sogenannten Markierungsgens aus einem Antibiotikum könnte Penicillin unwirksam machen, und uns ungeschützt gefährlichen bakteriellen Keimen aussetzen. Liest man Greenpeace-Texte zur Gentechnik, bekommt der Leser den Eindruck, als ob nur mikrobiologisch veränderte Pflanzen Gene in sich trügen. Und genmanipulierte Killertomaten könnten jederzeit nachts aus dem Kühlschrank ausbrechen und die Familie ermorden.

Die vermeintlichen Umweltschützer spielen mit dem Entsetzen vor dem Kultivieren einer Superpflanze, die sowohl alle anderen Pflanzen dominiert und erdrückt, als auch ein krank machendes Gift freisetzt, gegen das wir Menschen keine Abwehrkräfte haben. Beides ist äußerst unwahrscheinlich. Kein biologischer Angreifer darf alle seine Opfer umbringen, weil er sich damit selbst umbringt. Zudem ist der Mensch grundsätzlich auf alle erdenklichen Krankheitskeime eingerichtet. Besser gesagt: Das Abwehrsystem besteht aus wenigen unspezifischen Einzelteilen, die gegen eine ganze Bandbreite von Angreifern tauglich sind. Diese Barriere muß ein unbekanntes Gen, das zudem als Nahrungsmittel von der Magensäure in seine Bestandteile zerlegt und unschädlich gemacht wird, erst einmal überwinden.

Wir sind also keineswegs hilflos, selbst wenn in verbrecherischer Art und Weise genveränderte Pflanzen ungetestet auf uns losgelassen würden. Aber das werden sie ja nicht. In Tausenden von Versuchen weltweit wurde noch nichts Alarmierendes entdeckt. »Wir hatten nie den Fall, daß ein neues Produkt unsicher oder gefährlich ist. Wir haben noch nie etwas vom Markt nehmen müssen«, sagt Jim Maryanski, bei der US-Lebensmittelbehörde FDA zuständig für Lebensmittelsicherheit. Und Professor Lothar Willmitzer vom Max-Planck-Institut für Pflanzenphysiologie in Golm/Potsdam ist sich sicher: »Durch Gentechnik direkt ist noch kein einziger Mensch zu Schaden gekommen.« Eine andere Befürchtung der »Ich-habe-aber-trotzdem-Angst«-Fraktion ist, die optimierten Pflanzen könnten auf Dauer der Natur Schaden zufügen, das Gleichgewicht der Pflanzen stören. Das Gegenteil wird eintreffen. Nach allem, was man bisher weiß, haben die gentechnisch optimierten und damit spezialisierteren Pflanzen Mühe, in freier Wildbahn zu überleben, sie sind vor allem als Zuchtgewächse zu gebrauchen.

Der Verband „Naturkost und Naturwaren“ nennt die Erzeugnisse der Gentechnik »genetische Umweltverschmutzung« – warum eigentlich nicht gleich »minderwertige Produkte«? Mit am vehementesten kämpft die Grünen-Bundestagsabgeordnete Marina Steindor gegen die »Zurichtung von Lebewesen mit ingenieursmäßigen Methoden«. Sie lehnt die Weiterentwicklung der Züchtungstechnik rundweg ab. Die Genmanipulation bezeuge Hybris, die Biotechnik werde Arbeitsplätze wegrationalisieren, sie sei der Totengräber der Demokratie und der Weg in die autoritäre Technokratie.

Natürlich wird wie immer das hinterhältige Argument vorgebracht, die multinationalen Agrarunternehmen würden zu wenig die ökologische Gefährlichkeit ihres weiterentwickelten Saatguts erforschen. Experten weltweit wissen es besser. Gentechnikprodukte sind die bestuntersuchten Lebensmittel, die wir je hatten, erklärt das Bundesinstitut für gesundheitlichen Verbraucherschutz und Veterinärmedizin (BgVV) in Berlin. »Es gibt keine Hinweise, daß genveränderte Pflanzen und daraus produzierte Lebensmittel nicht sicher sind«, betont das Robert-Koch-Institut in Berlin. Die deutsche Zulassungsbehörde ist in dieser Hinsicht einer Meinung mit den forschenden Agrarmultis. Allein für die genverbesserte Sojabohne des US-Unternehmens Monsanto (St. Louis/USA) habe es 2000 Laboruntersuchungen und 1000 Feldversuche gegeben. Bislang sei kein einziger Krankheitsfall wegen Gentechniksoja bekannt geworden, betont auch die Allergologin Claudia Thiel von der deutschen Klinik für Diagnostik in Wiesbaden. Die DNA genveränderter Pflanzen würden eben genauso verdaut wie alle anderen Lebensmittel auch.

Was in der herkömmlichen Züchtung unkontrolliert geschieht, ist in der gentechnischen Landwirtschaft Gegenstand von Hunderten von Tests. Gesundheitliche Unbedenklichkeit ist Voraussetzung für eine Markteinführung. Die Überprüfung auf mögliche Allergene gehört zum Standardsicherheitstest bei Lebensmitteln aus gentechnisch gezüchteten Pflanzen. In keinem Fall wurden bislang Allergien als Reaktion auf genetisch optimierte Pflanzen festgestellt; im Gegenteil, es wird daran gearbeitet, allergisches Potential genetisch abzuschalten.

Eines aber haben die Gentechnikkritiker mit ihren falschen Argumenten erreicht: Viele Konsumenten sehen die Grundbausteine des Lebens, die Gene, inzwischen als ein Gift, das in den Pflanzen nichts zu suchen hat.

Mit seinem Buch *Die Risikogesellschaft* (1986) hatte der Soziologe Ulrich Beck einen entscheidenden Anteil daran; daß die Objektivität der Fachleute angezweifelt und den Apokalyptikern aller Lager mehr Gewicht gegeben wurde. Seines Erachtens liegt der Ursprung der Wissenschafts- und Technikskepsis nicht in den Trugbildern von Medienberichten und der Irrationalität der Technikkritiker, sondern im Versagen der wissenschaftlich-technischen Rationalität angesichts wachsender Risiken und Zivilisationsgefahren. »Die Wissenschaften sind so, wie sie verfaßt sind – in ihrer überspezialisierten Arbeitsteilung, in ihrem Methoden- und Theorieverständnis, in ihrer fremdbestimmten Praxisabstinenz –, gar *nicht in der Lage,* auf die Zivilisationsrisiken angemessen zu reagieren, da sie an deren Entstehen und Wachstum hervorragend beteiligt sind«, behauptet er.

Beck beschreibt die Risikogesellschaft als eine Katastrophengesellschaft, in der der Ausnahme- und

Alarmzustand zum Normalzustand zu werden droht. Risikogesellschaft meint ein enorm gesteigertes Katastrophenpotential sowie die Unumkehrbarkeit und die Globalität der Schäden. Angenommen wird, daß bestimmte Unfälle, Krisen oder Katastrophen unser aller Leben zunehmend gefährden, daß weltweit die industrielle Verschmutzung und Vergiftung von Luft, Wasser und Nahrungsmitteln zunehmen und daß damit ein allgemeines Siechtum und Sterben von Pflanze, Tier und Mensch einhergeht. Und wenn auch noch nichts derartiges passiert ist, so wird doch unterstellt, daß unser aller Existenz gefährdet sei.

Daß die Umwelt zur Bedrohung für die Gesellschaft werden konnte (und umgekehrt), erklärt Beck mit der wachsenden Eingriffsmöglichkeit und dem nahezu unbegrenzten Zerstörungspotential der technisch-wissenschaftlichen Zivilisation. Der Modernisierungsprozeß wird sich selbst zum Problem. Großtechnologien wie Chemie, Kernkraft und Gentechnologie ersetzen die alten Konflikte zwischen den Klassen. Die Verteilungskämpfe zwischen Kapital und Arbeit treten zurück, und in den Vordergrund schiebt sich der Wunsch, die Fortschrittsunsicherheit zu bekämpfen. »An die Stelle der *Beseitigung des Mangels* tritt die *Beseitigung des Risikos.*« Die gegenwärtige Situation wird als Übergangsphase beschrieben. »Wir leben *noch nicht* in einer Risikogesellschaft, aber auch *nicht mehr nur* in Verteilungskonflikten der Mangelgesellschaften.« Die Aufteilung in Klassen werde auch deswegen aufgehoben, weil *alle* betroffen sein werden vom Fortschrittsrisiko; der »Klasse der Betroffenen« stünde allenfalls die »Klasse der Noch-Nicht-Betroffenen« gegenüber, wir alle seien ausnahmslos gezeichnet.

»Morituri te salutant«, wie die alten Römer sagten. Das Dumme ist nur: Den morituris geht es immer besser. Beck gibt jenem »Katastrophen-Paradoxon« (Hans Mathias Kepplinger) Ausdruck, das darin besteht, bei zunehmend gesünderen Lebensbedingungen immer ängstlicher auf kleine Risiken zu reagieren. Je höher die Sicherheit, desto sensibler wird jede noch so kleine Störung dieser Sicherheit wahrgenommen. Es scheint sich um einen Verwöhnungseffekt zu handeln. Niemand mehr muß in unseren Breiten fürchten, durch Trinkwasser Cholera zu bekommen. Weil alles so wunderbar sicher ist, erregen uns winzigste Spuren nebensächlicher Chemikalien im Trinkwasser.

Die angeblich zunehmende Katastrophenhäufigkeit beruht auf einem schlichten Blick- und Denkfehler. Da immer mehr Menschen die Erde bevölkern, steigt zwangsläufig die Zahl der Opfer. Weltweit agierende Medien mit mobilen Kameras bringen auch noch aus den hintersten Winkeln Indiens und der Türkei gestochen scharfe Bilder des menschlichen Elends und drükken ihnen eine Unmittelbarkeit auf, die es bis vor wenigen Jahrzehnten noch nicht gab. Gerade bei älteren Menschen, die noch jene Zeiten kennen, als es nur zwei Fernsehprogramme und zwei Nachrichtensendungen täglich gab, muß der Eindruck entstehen, Zahl und Ausmaß der Katastrophen nähmen zu.

Der Begriff der Risikogesellschaft ist auf großtechnologische Risiken und manifeste Schäden wie Seveso (Giftgasunglück) oder Tschernobyl zugeschnitten. Auf andere Risiken wie das Rauchen ist der Begriff nicht anwendbar. Und tatsächlich ist die Technikskepsis ja auf wenige Großtechniken beschränkt; die Begeisterung für Automobile, das Fernsehen und Mobiltelefone in den westlichen Ländern findet bei Beck keinen Widerhall. Umstritten sind derzeit praktisch nur zwei bis drei Technikfelder: die Kernenergie, die landwirtschaftliche Gentechnik und einige neue Möglichkeiten der medizinischen genetischen Diagnostik und der Perinatalmedizin (Präimplantationsdiagnostik, Klonen). Widerstand gegen andere Techniken erhebt sich nur dort, wo (bei eigenem kräftigen Gebrauch) die Lärmkosten zu hoch werden: beim Bau neuer Bahn- und Autobahntrassen.

Mit anderen Worten: Während Beck Industrie und Politik dabei beobachtet, wie sie der Bevölkerung hohe Risiken zumuten, blendet er individuelles Risikoverhalten aus. »Wir kaufen riskante Waren und votieren mehrheitlich für eine riskante Politik – und zwar oft in voller Kenntnis des Risikos und nicht als manipulierte Marionette«, schrieb der Frankfurter Soziologe Karl Otto Hondrich zu Becks Buch. Um »Pseudokrupp«, dem bellenden Husten von Kleinkindern, ist es still geworden, seitdem klarwurde, daß das Rauchen der Eltern die zugrunde liegende Viruserkrankung verstärkt.

Nicht die Risiken haben sich verschärft, sondern unser Blick für sie. *Wachsende* Risiken und Zivilisationsgefährdungen technischer Art sind nirgends feststellbar, das Gegenteil ist der Fall. Das Leben war noch nie so sicher, und es wird weiter an der Sicherheit gearbeitet, manchmal über den Punkt des Vernünftigen hinaus. *Die Risikogesellschaft der Gegenwart ist eine Gesellschaft abnehmender Risiken bei wachsendem Risikobewußtsein und steigenden Sicherheitsansprüchen.* Trotz wachsender Bevölkerung steigt die Nahrungsmittelproduktion, die Umweltbelastung in der westlichen Welt sinkt, die Ökologie ist bis auf begrenzte regionale Flecken »stabil«. Durch den Ideenreichtum des Menschen müssen wir uns weniger Sorgen um Nahrung, Kleidung und Energie machen. Das Leben ist weniger prekär denn je.

Nicht in Technik und Wissenschaft besteht der Sündenfall des Menschen, sondern in Hybris und Dogmatismus. Beck berücksichtigt nicht die Möglichkeit, daß auch der Verzicht auf eine Großtechnik oder das Unterlassen einer riskanten Entscheidung Unsicherheit erhöhen kann. Nichthandeln birgt auch ein Risiko, manchmal ein größeres als das technologische Handeln (Verzicht auf Kernkraft bedeutet erhöhten Kohlendioxidausstoß der anderen Energieerzeugungsarten). Risiken des Nichthandelns sind genausoschwer zu erkennen wie alle Risiken, die erst in späterer Zeit erkennbar werden. Technikfolgenabschätzung ist löblich, hat aber mit dem Problem zu tun, daß es sich um Künftiges handelt. Alles läßt sich voraussagen, außer der Zukunft. Im Grunde ist Technikfolgenabschätzung eine Unmöglichkeit und die Forderung, neue Techniken erst nach einer Folgenabschätzung einzuführen, sympathisch absurd. Man weiß halt nie, wie's kommt.

Wenn Beck vor Risiken warnt, geht er kein Risiko ein. Entweder ist er nicht gehört worden, wenn etwas passiert, oder seine Warnung war erfolgreich, wenn nichts passiert. In beiden Fällen hat er recht, das heißt, er hat immer Recht. Gleichzeitig kann er nur unrecht haben, denn als Warnung vernichtet die Prognose das Prognostizierte – sofern es jemals im Bereich des möglichen gelegen haben sollte – und damit zugleich den Beweis ihrer Fundiertheit. Der Zukunftsforscher Robert Jungk warnte vor dem »Atomstaat«, vor der Unterordnung allen gesellschaftlichen Lebens unter die immensen Anforderungen an einen sicheren Betrieb von Atomreaktoren mit der Folge einer Unterdrückung aller Impulse zur Mündigkeit und Selbstbestimmung und der Bedrohung des politisch-demokratischen Systems. Bekanntlich ist weder das eine noch das andere eingetreten. Trat der atomare Polizeistaat nicht in Erscheinung, weil Jungk davor warnte? Oder hat die Gefahr eines solchen Überwachungsstaates nie bestanden? Wir vermuten, daß diese Gefahr nie bestand und Jungk von Anfang an unrecht hatte.

Bis jetzt konnten wir beim besten Willen keine Gefahr erkennen, die auch nur annähernd einen größeren Teil der Menschheit, geschweige denn die gesamte Erdbevölkerung oder gar »alles Leben« auf diesem Planeten auszurotten droht – wenngleich einige Risiken in der Lage sind, großes Leid auszulösen. Dabei gibt es so schöne Ideen, die Angstlust zu kitzeln. Zum Beispiel könnten wir uns eine Geschichte ausdenken, in welcher innerhalb der eierschalendünnen Erdatmosphäre für 15 Minuten der Sauerstoff abgestellt wird. Das würde reichen, um alle Tiere mit Lunge einschließlich des Menschen erstikken zu lassen. Einige wenige würden nichtsdestoweniger überleben: große Meeressäuger, die gerade einen Tauchgang absolvieren, sowie alle Krankenhauspatienten, die gerade an einer Sauerstoffflasche hängen (letztere hätten allerdings nicht viel davon, da das gesamte Pflegepersonal dahingerafft wäre). Die Vorstellung ist gruselig und erinnert uns daran, wie unbedingt wir auf die spezielle Mischung der Erdlufthülle angewiesen sind. Eine plötzliche, tödliche Änderung ist selbstredend nicht zu erwarten, jede noch so große menschengemachte Änderung wäre nur ein Kratzen an den globalen Bedingungen.

Viele Wissenschaftler nehmen an, in einer sehr fernen Zukunft werde unser Sonnensystem in einem lauten Knall oder mit Gewimmer enden. Es gibt noch eine weitere Möglichkeit, die beklemmender ist, weil sie theoretisch jeden Tag geschehen könnte. Da nach übereinstimmender physikalischer Meinung kein Licht und keine Information schneller als mit Lichtgeschwindigkeit bei uns auf der Erde ankommt, könnte sich bereits vor längerem irgendwo im Universum eine Katastrophe ereignet haben, die auch unseren unbedeutenden Seitenarm der Milchstraße tangiert, von der wir aber erst erfahren, wenn die mit Lichtgeschwindigkeit sich fortpflanzende Information unsere Teleskope erreicht.

Die Vorstellung, daß eine Katastrophe kosmischen Ausmaßes schon ausgelöst wurde und in diesem Augenblick auf unsere einmalige kleine Lebensnische in Ort und Zeit zurollt, wurde von Paul Davies vor einigen Jahren in der *Zeit* vorgestellt, wobei sich Davies auf einen Aufsatz der Physiker Signey Coleman und Frank DeLuccia 1980 in der Zeitschrift *Physical Review* bezieht. Die Grundannahme ist, daß wir mit unserem Universum nicht in einem Raum echten Vakuums, sondern in einem langlebigen, vorstabilen Vakuum existieren. Coleman und DeLuccia diskutieren die Möglichkeit, daß dessen gegenwärtiger Zustand an irgendeiner Ecke anfängt, schlagartig in einen Zustand noch geringerer Energie zu stürzen. Der Ort, an dem sich eine winzige Blase aus echtem, absolut stabilem Vakuum bildet (in welchem auch Urankerne mit der längsten Halbwertszeit zur Ruhe gekommen sind), ist nebensächlich. Das echte Vakuum frißt sich mit Lichtgeschwindigkeit in das prästabile Vakuum und ändert die Quantenstruktur der Materie. Das Ergebnis wäre ein schlagartiges Verdampfen – für uns ein schneller Tod.

In einem Nachfolgeartikel in der Zeitschrift *Nature* beschworen zwei andere Physiker die Möglichkeit herauf, ein echtes Vakuum könnte unbeabsichtigt an einem Punkt gebildet werden, wo in einem Teilchenbeschleuniger zwei Elementarteilchen zusammenstoßen. Es ist nur mit partieller Blindheit zu erklären, daß Umweltschützer noch nicht auf die Idee kamen, diese Vision zu vermarkten und ein Verbot aller Teilchenbeschleuniger »noch in dieser Legislaturperiode« zu fordern. Hier endlich hätten wir ein Szenario, das der Forderung nach Vernichtung allen Lebens gerecht wird. Warum wird es nicht aufgegriffen? Weil kosmische Strahlung seit Milliarden von Jahren Atomkerne in die Erdatmosphäre schleudert, die wesentlich höhere Energiewerte erreicht, als sie der beste

Teilchenbeschleuniger liefert, ohne daß es zum Vakuumzerfall gekommen wäre.

Es ist wirklich schwierig, über das bereits bekannte gesellschaftliche Chaos, über die nicht auszurottende Kriminalität und den in allen Zeiten beklagten Werteverfall hinaus ein Katastrophenpotential zu entdecken, welches eine Weltuntergangswarnung wirklich rechtfertigen würde. Nur noch sektiererische Spinner zogen sich zur Jahreswende 1999/2000 auf Bergrücken zurück, um sich dort beim Weltuntergang zu einer zudem noch falsch berechneten Jahrtausendwende von Gott abholen zu lassen. In aufgeklärten Zeiten findet der Weltuntergang nur noch in Kinos statt, wo sich die Besucher nach Ende des Films darüber ärgern, daß man beim Falschparken erwischt wurde.

Wir wollen und dürfen nicht leugnen, daß es viele Probleme gibt, die für manche tödlich sind. Niemand wird behaupten, daß jeder Erdteil in perfektem Zustand sei, und niemand wird abstreiten, daß ernsthafte Umweltschäden von der Industrie und den Konsumenten ausgehen. Die Anstrengungen für eine friedliche, lebenswerte Welt, die Rücksicht auf kommende Generationen nimmt, werden niemals aufhören. Daneben gibt es aber Journalisten und Publizisten, die Gefahren für Mensch und Umwelt übertreiben und die verzerrenden Beschreibungen der mutmaßlichen Effekte liefern. Falsche Bilder können das Erkennen und Bekämpfen wirklicher Schäden erschweren.

Kaum eine der Voraussagen von selbsternannten Ökologen ist tatsächlich eingetreten. Die Wälder starben nicht, die Fische wurden nicht ausgerottet, und die landwirtschaftlichen Ernteerträge in Westeuropa wuchsen überproportional, so daß das Problem der Überproduktivität auftrat. Die EU zahlt Stillegungsprämien für Felder, die sich regenerieren können. In weitestgehender Verkennung der Tatsachen warnen die Scharlatane der Ökologie die Weltbevölkerung unverdrossen davor, daß alles immer schlechter wird und Katastrophen unausweichlich sind.

Wir hingegen glauben, für weite Bereiche des menschlichen Lebens auf dieser Erde ein durchaus hoffnungsvolles Bild vorhersagen zu dürfen. In den Worten von Julian Simon, einem unserer bekanntesten Öko-optimisten: »Die materielle Lebensgrundlage wird bis auf weiteres immer besser werden für die meisten Menschen in den meisten Staaten die meiste Zeit über. Innerhalb von einem oder zwei Jahrhunderten werden alle Nationen und der Großteil der Menschheit den heutigen westlichen Lebensstandard erreicht haben oder darüber liegen.«

Simon glaubt sich berechtigt zu optimistischen Annahmen, weil die Propheten des Verhängnisses in den vergangenen Jahrzehnten bislang durch die Bank unrecht behielten. Es gab Aufs und Abs, aber selbst zwei Weltkriege, der Nationalsozialismus und der Stalinismus haben die Fortschritte in Hygiene, Medizin, Technik, Lebenserwartung und die Möglichkeiten der Selbstverwirklichung nicht entscheidend aufhalten können. Das Gerede vom »Wendepunkt«, vom Stehen am Scheideweg zwischen Untergang und »letzter Chance zur Umkehr«, war immer falsch gewesen und wird auch in Zukunft falsch sein, es sei denn, man meint damit, jeder Tag erfordere eine neue Entscheidung. Aber das ist trivial.

Ein realistischer Blick in die Zukunft ist relativ einfach – man muß nur weit genug in die Vergangenheit schauen. Die Vergangenheit zeigt uns vielerlei: ein ewiges Genörgel der Alten an den Jungen, ein ständiges Beklagen des zunehmenden Stresses und Tempos, ein nicht kleinzukriegendes Streben nach steigendem Wohlstand, Bildung und Zerstreuung und eine tiefe Sehnsucht, abends in der Kneipe mit Freunden in Ruhe ein Bier zu trinken und sich dabei an wilden Katastrophengeschichten zu ergötzen.

Vorausgesetzt, es gibt keinen Krieg und keinen Aufruhr, wird die Lebenserwartung weiter zunehmen und bei etwa 90 Jahren stehenbleiben (es sei denn, wir ändern uns genetisch), wird das Einkommen für die allermeisten steigen, wird sich der Zugang zu sauberem Wasser und gehaltvollen Lebensmitteln selbst für die Ärmsten verbessern. Die Ausgaben für natürliche Ressourcen und Nahrungsmittel werden verhältnismäßig sinken. Fast sicher ist, daß die Umweltschäden weiter zurückgehen werden, denn reicher werdende Nationen geben mehr Geld für eine saubere Umwelt aus. Die Ressourcenschonung beim Herstellen von Waren wird zunehmen. Der Anteil der Atomenergie an der Energieerzeugung wird weltweit noch steigen, bis sie in einigen Jahrzehnten durch eine Mischung aus Photovoltaik und anderen Energieerzeugungssarten in ihrer Bedeutung zurückgedrängt wird. Vielleicht wird es noch ein oder zwei »Tschernobyls« geben, eher nicht. Die Folgen des Ozonlochs und der Klimaerwärmung werden in Grenzen gehalten.

Mit Julian Simon teilen wir den festen Glauben an den Erfindungsreichtum des menschlichen Geistes und an die mentale und politische Stärke all jener Menschen, die guten Willens sind. Relativ hilflos sind wir alle noch gegenüber jenen, die glauben, mit zerstörender Eroberung und reinem Egozentrismus die Partikularinteressen ihres Stammes oder ihrer Nation durchsetzen zu müssen. Hier hilft nur der bewaffnete Widerstand, und die Staatengemeinschaft ist dabei, brauchbare Methoden gegen diese Uneinsichtigen zu entwickeln. Mit steigendem

Wohlstand wird es immer unsinniger, diesen Wohlstand durch einen Überfall oder durch einen Krieg aufs Spiel zu setzen. Gewalt nach außen wie nach innen wird sich immer weniger lohnen. In den westlichen Industrieländern ist der einzelne schon heute durch eine unabhängige Justiz und durch die Trennung von Staat und Kirche in seiner Lebensgestaltung gut geschützt, und auch die islamischen Staaten werden trotz aller zeitweiligen Rückschritte diesen Weg beschreiten. Durch die Gleichstellung der Frauen werden Milliarden zusätzlicher kluger Köpfe, deren Potential bisher zum Teil verschwendet wurde, in den Dienst des Friedens und des Fortschritts treten. Uns geht es heute besser als unseren Vorfahren vor 100 Jahren, und genauso werden es unsere Urenkel in 100 Jahren verglichen mit uns heute besser haben. Von diesen haben wir die Erde nicht geliehen – einer der dümmsten Sprüche aller Zeiten –, wir werden sie ihnen aller Voraussicht nach wohl erhalten und in einem guten Zustand *schenken.*

Literatur

Die Apokalyptiker haben zwar nicht Recht, aber sie schreiben viele Bücher. Hier einige der einflußreichsten: Herbert Gruhl: *Ein Planet wird geplündert* (1975); derselbe: *Himmelfahrt ins Nichts – Der geplünderte Planet vor dem Ende* (1992). Hoimar von Dithfurt: *So laßt uns denn ein Apfelbäumchen pflanzen* (1985). Hans Jonas: *Dem bösen Ende näher – Gespräche über das Verhältnis des Menschen zur Natur,* Frankfurt am Main 1993. Jean Amery: *Die Botschaft des Jahrtausends,* München Leipzig 1994; Christoph Lauterburg: *Fünf nach zwölf,* Frankfurt/Main, New York 1998.

Als Gegengift empfehlen wir: Julian Simon: *The State of Humanity* (Oxford 1995); R. Holzberger: *Das sogenannte Waldsterben – Zur Karriere eines Klischees,* Bergatreute 1996 (zuvor als Dissertation mit dem Preis der Stadt Konstanz für besondere wissenschaftliche Leistungen ausgezeichnet); Deutsche Bundesregierung: *Waldzustandsbericht* 1996; »Die Bäume wachsen schneller«, *Informationsdienst des Instituts der Deutschen Wirtschaft* 51/52/ 1996; B. Müller-Ullrich: »Holzwege und andere Irrtümer,« *Süd-*

deutsche Zeitung, Nr. 207/1996; derselbe: *Medienmärchen,* München 1996 (besonders das Kapitel »Das Waldsterben – ein Holzweg«); »War das Waldsterben nur ein Hirngespinst?« *Der Spiegel* 46/1996;. Dirk Maxeiner und Michael Miersch: *Lexikon der Öko-Irrtümer,* Frankfurt am Main 1998; Hubert Markl: *Wissenschaft gegen Zukunftsangst* (München 1998).

Fazit

Keine Macht den Panikmachern

> *In the long run,*
> *we are all dead.*
>
> John Maynard Keynes

Noch nie ging es uns und unserer Umwelt so gut wie heute. Und noch nie wurde so ausdauernd und lustvoll über Gefahr und Schlechtigkeit der Welt geklagt. Trotz aller kleinen und großen Katastrophen, über die wir durch die Medien mehr als ausreichend erfahren: Wer sehnt sich denn heute ernsthaft nach der »guten alten Zeit« zurück? Der Zeit etwa, als Johann Peter Süßmilch schrieb: »Im ersten Jahr stirbt eins von drei?« Als man mangels Kanalisation den Nachttopf auf die Straße gießen mußte und das Wasser in deutschen Städten nicht getrunken werden konnte?

Unsere moderne Wohlstandsgesellschaft ist eine verwöhnte Prinzessin auf der Erbse. Die in deutschen Feuilletons, Fernsehmagazinen und Wochenzeitschriften zelebrierten Mini- und Midigefahren, die uns tatsächlich oder auch nur vermeintlich bedrohen, wären unseren Vorfahren wie Verheißungen erschienen. Die Beschäftigung damit ist ein Luxus, den sich nur reiche Europäer leisten können, die sich um sauberes Trinkwasser, eine vernünftige Schule für ihre Kinder und eine trockene und im Winter geheizte Wohnung nicht mehr kümmern müssen. Nur ein Gemeinwesen, das Hungersnöte und Seuchen, Analphabetismus, Kriegsgefahr und

Wohnungsnot erfolgreich überwunden hat, kann sich gutbezahlte Soziologen leisten, die dicke Bücher über Risiken verfassen, kann Milliarden von Mark bzw. Euro für die Reduktion von Lärm an Autobahnen, die Asbestsanierung von Schulturnhallen oder den Auf- und Abbau ungenutzter Atomkraftwerke ausgeben, die in einem nicht so reichen Land für solche Zwecke niemals zur Verfügung stünden.

Die moderne Aufregung um alle möglichen Gefahren und der Aufwand zu ihrer Beseitigung sind fast umgekehrt proportional zu den Gefahren selbst. Wir leben immer länger, unsere Atemluft wird reiner, unsere Flüsse sauberer, unsere Autos sicherer, unser Essen gesünder – aber die Panikmacher erzeugen das Gefühl des Gegenteils. Wenn man zwei Wochen hintereinander die *Frankfurter Rundschau,* das Flaggschiff der deutschen Ökochonder liest, muß man glauben, das Jüngste Gericht stehe vor der Tür.

Die von den Panikmachern erzeugte Angst vor allen möglichen Gefahren ist fast gefährlicher als viele dieser Gefahren selbst. Die Wartezimmer unserer Ärzte sind voll von eingebildeten Umweltkranken, die nur deshalb, weil sie viel Zeit und Geld und Muße haben, dem Hobby der Hypochondrie frönen können. Wie viele Menschen, die über Amalgam in ihren Zähnen klagen, findet man in Bangladesch? Wie viele Patienten, die meinen, holzschutzmittelvergiftet zu sein, sieht ein Landarzt in der hinteren Türkei? Solche Wehwehchen können nur Menschen entwickeln, die sich um die elementaren Überlebensbedürfnisse nicht mehr kümmern müssen. Wenn unsere Medien im Sommer den alljährlichen Ozonalarm begehen, leiden auch solche Menschen unter ozontypischen Symptomen wie Augenreizung, Schluckbeschwerden, Kopfschmerzen und Atemnot, die in Gegenden mit völlig normalen Ozonwerten wohnen; sie kopieren unbewußt und ohne es zu wollen die Symptome, die in den Medien verbreitet werden (ein in der Medizin als »negativer Placeboeffekt« bekanntes Phänomen). Als eine Tübinger Ärztin in den achtziger Jahren eine Reihe nicht näher genannter Krankheitssymptome an sich verspürte und in einer sensationellen *Report*-Fernsehsendung dafür ein Insektizid verantwortlich machte, meldeten sich kurz darauf über 150 Betroffene mit ähnlichen Symptomen. Diese Episode ist auch als »Tübinger Krankheit« in die Annalen der Medizingeschichte eingegangen. Nachdem die Ärztin aus Tübingen weggezogen war, trat auch die Tübinger Krankheit nicht mehr auf.

Statt Tübinger Krankheit kann man auch »die deutsche Krankheit« sagen. Wir sind Zeugen einer beispiellosen Desinformationskampagne, die ein ganzes Volk zu Opfern des Fortschritts, zu Kranken und Hilfsbedürftigen zu machen sucht. Die Panikmacher trommeln auf allen Kanälen und überbieten sich in Horrorvisionen, um uns das Leben schlechtzumachen. Sie kontrollieren große Teile der Medien, predigen auf unseren Kanzeln und dominieren die bundesdeutschen Lehrerzimmer. Ein bundesdeutscher Gesamtschüler, evangelisch, gelegentlicher Kirchgänger, mit Leistungsfach Gemeinschaftskunde, dessen Eltern den *Stern* abonniert haben und der im Fernsehen regelmäßig Magazinsendungen wie *Report* und *Monitor* sieht, kann sich nach Abschluß des Abiturs doch eigentlich nur noch die Kugel geben.

In kaum einem anderen Land der Erde haben Greenpeace-Aktivisten und sogenannte Umweltschützer einen so guten Stand wie in der Bundesrepublik, nirgendwo erzeugen sie eine solche Bremswirkung wie hier. Deutschland ist neben Schweden das einzige Land der

Welt mit einem vereinbarten Ausstieg aus der Atomenergie. Im Rest der Welt gingen allein im Jahr 2000 sechs neue Kernkraftwerke ans Netz, 30 weitere sind im Bau. Nirgendwo auf der Welt ist die Angst vor gentechnisch veränderten Pflanzen und daraus gewonnenen Lebensmitteln größer als in Deutschland. Laut Umfragen sind nur 30 Prozent der deutschen Konsumenten bereit, Produkte zu kaufen, die gentechnisch gegen Insektenbefall geschützt sind. Sie wissen nicht, daß sie selbst, daß alles, was wir essen oder trinken, das Ergebnis eines riesigen gentechnischen Experimentes ist, das vor Hunderten Millionen Jahren in der Ursuppe der Weltmeere begonnen hat.

»Es kann nicht sein«, so hatte der nordhessische SPD-Vorsitzende Schlitzberger einmal formuliert, »daß die letzte technische Erfindung, die die SPD insgesamt begrüßt hat, die Erfindung des Farbfernsehers war.« Aber es ist so. Fast alles Neue, Zukunftsweisende in unserem Land, von der Gentechnik über den Transrapid bis hin zu Fortschritten in der Kerntechnik, trifft zunächst einmal auf eine Große Koalition von »Reichsbedenkenträgern« (Manfred Lahnstein). Ein riesiges freischwebendes Angst-, Protest- und Verweigerungspotential steht wie die Klospülung allen denen zur Verfügung, die neue Ideen schon bei der Geburt ertränken wollen. Die Beweislast für den Neuerer hat sich umgekehrt: In einer dynamischen Gesellschaft haben die Gegner des Neuen zu beweisen, daß das Neue schadet. In Deutschland haben die Neuerer zu beweisen, daß das Neue *nicht* schadet. Das mag in statischen Gesellschaften wie bei den Inkas in Peru, die es über mehrere Jahrhunderte nicht schafften, das Rad zu erfinden, oder bei den chinesischen Kaiserdynastien, die mehrere Jahrtausende lang über stets die gleichen Sitten und Gebräuche herrschten, eine akzeptable Politik gewesen sein. In einer Welt, in der

Hunderttausende von Ingenieuren, Biologen, Physikern und Chemikern in Kalifornien, Hongkong, Taiwan oder Südkorea Tag und Nacht daran arbeiten, uns technisch und wirtschaftlich zu überholen, muß diese Fortschrittsfeindlichkeit zu Stagnation, ja Rückschritt führen.

Was immer Panikmacher in den vergangenen Jahrzehnten an Zukunftsprognosen abgaben: sie waren durch die Bank falsch. Luft- und Wasserqualität wurden besser statt schlechter, das Blei verschwand aus dem Benzin, neue Tanker bekamen Doppelrümpfe. Lebensmittelzusatzstoffe, Chemikalien in Hemden, bodennahes Ozon, Hormonfleisch, abnehmende Spermienqualität, PVC-Kunststoff – alle Gefahren, die uns heute durch die Panikmacher eingeredet werden, sind ein Nichts im Vergleich zu den wahren Killern Rauchen, Alkohol, Faulheit und Straßenverkehr. Es sind kaum mehr als eine Handvoll Katastrophen, die die unsicheren Kantonisten der Zukunft für ihre Aufgeregtheit in Anspruch nehmen können: der Supertanker Exxon Valdez, der die Küste von Alaska mit Öl verseuchte, die Chemiekatastrophe im indischen Bhopal, der »größte anzunehmende Unfall« im Kernkraftwerk Tschernobyl und die Chemieexplosion im italienischen Seveso. Und sonst?

Alaskas Küste hat sich wieder erholt, Bhopal ist ein Einzelfall geblieben, Tschernobyl hat bisher, zumindest direkt, höchstens 45 Todesopfer gefordert, in Seveso ist kein einziger Anwohner gestorben. Alle diese Unglücke und Katastrophen bedeuten Krankheit, Sorgen, Leid und hohe Kosten, und wir sollten unser Bestes tun, künftige Unglücke zu verhindern. Aber dazu sind Ingenieurkunst und Wissenschaft gefragt, nicht Geschrei, heuchlerische Aufgeregtheit und irreführende Medienberichte. Der warnende Zeigefinger unserer Panikmacher ist nichts als der Zeiger einer Uhr, der immer auf fünf vor zwölf gerichtet ist. Einmal am Tag liegt dieser Zeiger richtig, dann zieht die Zeit, dann zieht die Weltgeschichte weiter. Kein Mensch käme auf den Gedanken, nach einem solchen Zeitenweiser seine Uhrzeit zu bestimmen; als Ratgeber für Politik und Alltagsleben sind solche Dauerwarner nicht zu gebrauchen.

Wenn wir die von den deutschen Panikmachern betriebene, wenn auch späte Umsetzung des Morgenthau-Plans stoppen wollen, der Deutschland gern in eine große Ökofarm verwandelt hätte, hilft nur eins: die Aufreger entmachten. Das geht einfacher, als man denkt: Eine gesunde Skepsis gegenüber Interessengruppen und sattsam bekannten Krawallmedien, die einen über den Tisch ziehen wollen, ein gewisses Geschick im Umgang mit Archivinformationen, die jetzt auch im Internet leicht verfügbar sind, ein klein wenig Übung im Stellen richtiger Fragen und die Beherrschung der vier Grundrechenarten sind schon eine solide Grundlage. Wer bei sensationsheischenden Risikoberichten das Bedürfnis spürt zu rufen, »Das darf doch wohl nicht wahr sein!«, sollte sich angewöhnen, auf eine innere Stimme umzuschalten, die sagt, »Beruhige dich, wahrscheinlich ist es auch nicht wahr.« Die Skepsis-Alarmglocke sollte gerade dann schrillen, wenn Großschäden drohen wie »der Wald stirbt«, »das Klima kippt« oder »Millionen betroffen«. Die Zahl der Skandale ist kleiner, als Medienberichte uns einreden möchten. Wenn das nächste Mal Herr Bednarz in *Monitor* mit strenger Stimme über Würmer in Fischen, Salmonellen in Eiernudeln oder das Abschmelzen der Polkappen zu predigen beginnt, sollten wir nicht gerade abschalten, aber das Ganze eher als eine kostenlose Lachnummer betrachten.

Wenn Freunde oder Medien behaupten, ein bestimmtes Verhalten oder eine Substanz sei »gefährlich«, läßt sich die tatsächliche Größe der Bedrohung mit einer einfachen Frage ermitteln: »Verglichen mit welchem anderen Risiko?« Dieses »Verglichen-mit-was?« ist die einfachste Methode, um Risiken beizukommen und sie zu verstehen. Sie kann von jedermann angewandt werden: Castor-Transporte sind gefährlich! Verglichen mit was? Amalgam im Zahn ist giftig! Wie stark ist das Gift im Vergleich zu anderen Giften und wie viele sind wirklich krank? Erhöhte Strahlenbelastung durch Tschernobyl! Wieviel bekommen wir »von Natur aus« mit? Gehirntumore durch Mobiltelefone! Steigt die Zahl wirklich? Dioxin bei Bränden! Ist der Brand selbst nicht die größere Gefahr? Spermienzahl bei Männern nimmt ab! Wie groß ist die natürliche Schwankung? Gefährliche Pflanzenschutzmittel! Wieviel Pestizide nehmen wir durch »natürliche« Nahrung auf? Usw. Wenn Journalisten es mit Risikofragen zu tun haben, sollten sie ihren Katalog der W-Fragen (Wer sagte/tat was, wann, wo, wie und warum?) um eine siebte und achte ergänzen: Wieviel im Verhältnis zu was? Oft lassen sich diese Zahlen ohne viel Aufwand recherchieren. Und wie wäre es, wenn Reporter das nächste Mal Fachleute fragen würden und nicht Politiker, Umweltfunktionäre und Betroffenenverbände?

Und Vorsicht vor reißerischen und tränenrührenden Einzelfällen! Sie sind wertlos, wenn sie keine sorgfältige Krankengeschichte, keine Differentialdiagnose (d.h. Ausschluß aller anderen möglichen Krankheitsquellen) und keine Langzeitbeobachtung beinhalten. So interessant Einzelfälle sind, wirklich aussagekräftig sind nur epidemiologische Studien mit geeigneten Kontrollgruppen. Das Fehlen einer Kontrollgruppe macht Messungen nicht von vornherein wertlos, aber mit Schlußfolgerungen sollte man dann besonders zurückhaltend sein. Eine einzelne Untersuchung mag dem derzeitigen allgemein akzeptierten Wissensstand dramatisch widersprechen, aber was bedeutet das schon gegen die übrigen, bisher bekannten Erkenntnisse? Auch sollten sich Journalisten grundsätzlich von Höchstwerten verabschieden. Gehaltvoll ist allein der Mittelwert und die Standardabweichung. Maximalwerte (»bis zu …«), mit denen fast ausschließlich gearbeitet wird, sagen wenig aus. Vielmehr ist zu fragen: Wurden die niedrigsten und höchsten Werte als »Ausreißer« bereits gestrichen? Wo liegt der Mittelwert? Und wie groß ist die mittlere Abweichung vom Mittelwert? Erst das ergibt ein realistisches Bild.

Es gibt viele Möglichkeiten, uns vor dem Vermiesen unseres Lebens durch die Panikmacher zu schützen. Die einfachste besteht darin, sich nicht über Gefahren aufzuregen, die keine sind. Am besten, Sie fangen gleich morgen damit an.

Glossar

Absorption Aufnahme (von Gasen, Partikeln, Strahlen).

ADI Acceptable Daily Intake: zumutbare tägliche Aufnahmedosis/Belastung (in der Definition der Weltgesundheitsorganisation WHO); auch »tolerierbare resorbierte Körperdosis« (TRD) oder »Minimal Risk Level« (MRL) genannt.

Amalgam Gemisch aus 50 Prozent Quecksilber mit anderen Metallen.

Äquivalenzdosis (Radiologie) gewichtet die Energiedosis unter Berücksichtigung der biologischen Wirksamkeit der verschiedenen Strahlungsarten Alpha-, Beta-, Gamma-, Röntgen- und Neutronenstrahlung. Einheit: Joule per Kilogramm. Um Verwechslungen mit der Energiedosis (siehe dort) zu vermeiden, wird in Sievert (Sv) bzw. Millisievert (mSv) gerechnet (alte Bezeichnung rem. Umrechung: 1 Sv = 100 rem).

arithmetisches Mittel Die Summe der Merkmalswerte einer Variablen, geteilt durch die Zahl der Werte. Gilt als Synonym für Durchschnitt überhaupt. Anfällig gegen Ausreißer.

Ausreißer ein Datenwert abseits aller anderen. Das Vermögen von Bill Gates ist statistisch gesehen ein Ausreißer.

Becquerel Radiologische Aktivität, Abkürzung Bq. 1 Bq = 1 Zerfall eines Atoms pro Sekunde.

deterministisch mit Sicherheit eintretend.

DNA (auch DNS) Desoxyribonukleinsäure = Träger der Erbanlage in den Chromosomen des Zellkerns.

effektive Dosis (Radiologie) gewichtet die Äquivalentdosis unter Berücksichtigung der Strahlenempfindlichkeit der Organe und Gewebe. Einheit: Sievert (Sv) (alte Bezeichnung rem; 1 Sv = 100 rem).

Endemie in bestimmten Gebieten oder unter bestimmten Personengruppen auftretende Krankheit (z. B. Malaria) (siehe Epidemie).

Energiedosis (Radiologie) gibt die durch Strahlung auf das Gewebe übertragene Energie an (Verhältnis der aufgenommenen Strahlenenergie zur Masse des bestrahlten Gesamtkörpers oder Körperorgans). Einheit: Joule pro Kilogramm, vereinfacht bezeichnet als Gy (Gray).

Epidemie ansteckende, nicht auf bestimmte Gebiete oder bestimmte Personengruppen beschränkte Massenerkrankung (siehe Endemie).

Epidemiologie Lehre von der Verteilung von bestimmten Merkmalen in definierten Personengruppen.

Erwartungswert Der mittlere Wert, den eine Zufallsvariable bei oftmaliger Beobachtung annimmt.

Gray Radiologische Energiedosis im Verhältnis zur Masse des Körpers oder Organs, abgekürzt Gy.

Hg Quecksilber.

Inzidenz Zahl neuer Erkrankungsfälle pro 100 000 Personen.

Ionisieren Atome oder Moleküle aufbrechen, beispielsweise den DNA-Strang. Bei nichtionisierender Strahlung (Stromleitung bis Mikrowelle) reicht die Energie auch bei noch so großer Feldstärke dazu nicht aus.

Ionisierende Strahlung radioaktive Strahlen, die Atome oder Moleküle »spalten« oder schädigen können.

kanzerogen (auch karzinogen) krebsauslösend.

Kausalität, kausal wenn A, dann B; direkte Ursache-Wirkungsbeziehung.

Koinzidenz gleichzeitiges Auftreten von zwei unabhängig voneinander existierenden Ereignissen; wird meist als Kausalität mißverstanden (z. B. gleichzeitiger Rückgang der Zahl der Störche und der Geburten).

Korrelation gleichläufige (positive Korrelation) oder gegenläufige (negative Korrelation) Bewegung zweier Variablen. Bsp: Körpergröße korreliert positiv mit dem Gewicht. Korrelation kann, aber muß nicht auf Kausalität beruhen.

Lebenserwartung durchschnittliches Sterbealter einer bestimmten Gruppe von Menschen. Die Lebenserwartung der Männer in Deutschland beträgt zur Zeit 74 Jahre, die der Frauen 78.

LD 50 Letaldosis 50 = für 50 Prozent der Betroffenen tödliche Dosis.

letal tödlich.

Magnetische Feldstärke wird in Ampère pro Meter (A/m) gemessen. 80 A/m entspricht rund 100 Mikrotesla.

MAK maximale noch zulässige Konzentration eines Stoffes an Arbeitsplätzen.

Mikrogramm (µg) ein Millionstel Gramm = ppm (parts per million/Teile pro Million) = z. B. 1 mg/kg = 1 Zuckerwürfel aufgelöst im Ladevolumen eines Tankwagens.

Milligramm (mg) ein Tausendstel Gramm

Millisievert (mSv) siehe Sievert.

Median der Wert in der Mitte einer Datenmenge: Die eine Hälfte der Werte ist kleiner, die andere Hälfte ist größer. Wird gern an Stelle des arithmetischen Mittels als Durchschnittswert gebraucht.

Mittelwert anderes Wort für »Durchschnitt«. Es gibt verschiedenen sinnvolle Arten, Durchschnitte zu berechnen. Die bekanntesten sind das arithmetische Mittel und der Median.

Morbidität Erkrankungshäufigkeit = Anzahl Erkrankter bezogen auf 100 000 Einwohner.

Mortalität Sterbehäufigkeit = Anzahl Verstorbener bezogen auf z. B. 100 000 Einwohner.

mutagen erbgutverändernd (nicht dasselbe wie krebsauslösend).

Mutation spontane oder durch Einfluß von Chemikalien oder Strahlung hervorgerufene Veränderung des Erbguts von Zellen. Ist nicht gleichbedeutend mit Krankheit, da Zellen über einen Reparaturmechanismus verfügen.

Nanogramm (ng) 0,000000001 = ein Milliardstel = ppb (parts per billion/Teile pro Milliarde) = z. B. 1 µg/kg = 1 Zuckerwürfel aufgelöst im Ladevolumen eines Supertankers.

NOAEL No Observed Adverse Effect Level – Dosis ohne erkennbare Wirkung.

Pestizide Schädlingsbekämpfungsmittel.

Picogramm (pg) 0,000000000 001 = ein Billionstel = ppt (parts per trillion/Teile pro Billion) = z. B. 1 ng/kg = 1 Zuckerwürfel aufgelöst in einem Stausee.

ppm »parts per million«. Milligramm pro Kilogramm.

Radiologische Aktivität 1 Bq (Becquerel).

Relatives Risiko Verhältnis des Risikos einer Betroffenengruppe im Vergleich zu einer Gruppe von Nichtbetroffenen.

Richtwert festgelegte Grenzkonzentration der Schadstoffbelastung in Lebensmittel.

SAR spezifische Absorptionsrate bei elektromagnetischer Strahlung (siehe magnetische Feldstärke), gemessen in Watt pro Kilogramm Körpergewicht (W/kg). Grenzwert für die Bevölkerung: 0,08 Watt pro Kilogramm.

Schwellenwert Dosis, ab der eine biologische Wirkung zu erkennen ist.

Sievert Äquivalentdosis (Radiologie) (siehe dort), Abkürzung Sv.

signifikant nicht durch Zufall zu erklären. In der Statistik gilt eine Ausgangshypothese als signifikant widerlegt, wenn ein Testergebnis unter dieser Ausgangshypothese derart extrem ist, daß es eine Wahrscheinlichkeit von weniger als 5 % besitzt. In der Alltagssprache heißt »signifikant« oft auch nur »wichtig« oder »von Bedeutung«.

stochastisch von den Gesetzen der Wahrscheinlichkeit bestimmt; eine Wirkung tritt nicht mit Sicherheit (deterministisch) ein, sondern nur mit einer gewissen Wahrscheinlichkeit. Stochastische Wirkungen lassen sich nur in sehr großen Personengruppen über einen längeren Zeitraum epidemiologisch erkennen.

TCDD 2,3,7,8-Tetrachlordibenzo-1,4-Dioxin, das Gift von Seveso.

toxikologisch Vergiftung betreffend. Toxin: Gift. Toxisch: giftig.

Varianz die durchschnittliche quadrierte Abweichung der Werte einer Variablen von ihrem Mittelwert.

Zufallsvariable eine Variable, deren mögliche Werte vom Zufall abhängen. Beispiele für Zufallsvariable sind: das Alter, in dem ein zufällig ausgewählter Bundesbürger stirbt, oder die Zeit, die bis zum atomaren Zerfall eines Teilchens verstreicht.

Danksagung

Wir sind zahlreichen Freunden, Kollegen und Mitarbeitern für ihre Hilfe beim Recherchieren, Kontrollieren und Redigieren der voraufgegangenen Kapitel zu großem Dank verpflichtet. Dr. Sabine Warschburger vom Statistischen Büro der UN in New York sowie Diplom Statistiker Roland Schultze und Diplom Statistiker Michael Lohre von der Universität Dortmund haben uns jahrelang mit Medienmaterial versorgt. Sabine Nemitz vom Statistischen Bundesamt, Bonn, und Dr. Rembrandt Scholz vom Max-Planck-Institut für demographische Forschung, Rostock, haben uns wichtige demographische Tabellen übermittelt, Frau Dr. Annette Seybold-Krüger hat uns vor zahlreichen sachlichen Unklarheiten und stilistischen Entgleisungen bewahrt, und unser Lektor Ulrich Wank vom Piper Verlag hat dieses Projekt auf sichere Gleise gesetzt und als weiser Weichensteller durch die vielen Fährnisse einer Sachbuchgeburt geführt. Ohne seinen Rat und seine Erfahrung hätten wir möglicherweise bei der einen oder anderen Kreuzung eine falsche Richtung eingeschlagen.

Bei der Abfassung von einzelnen Kapiteln haben uns mit Rat und Tat, durch Gegenlesen der entsprechenden Kapitel oder durch Hinweise auf uns bislang unbekannte Quellen, zur Seite gestanden: Prof. Dr. Jörg Baltzer vom

Klinikum Krefeld (Säuglingssterblichkeit), Dr. Nikolaus Becker vom Deutschen Krebsforschungszentrum Heidelberg (Mythos Krebsgefahr), Prof. Dr. Hermann Dieter vom Umweltbundesamt und Prof. Dr. Otfried Strubelt von der Universität Lübeck (Grenzwerte), Prof. Dr. Theo Dingermann vom Institut für Pharmazeutische Biologie der Johann-Wolfgang-Goethe-Universität Frankfurt/Main (Arzneimittelnebenwirkungen), Prof. Dr. Winfried Göpfert vom Fachbereich Publizistik/Wissenschaftsjournalismus der Freien Universität Berlin (Die Rolle der Medien), Bernd Kuck, Diplompsychologe und Psychotherapeut aus Bonn (Hysterie und die Psychologie des Risikoverhaltens), Prof. Dr. Jean-François Roulet von der Zahnklinik des Berliner Universitätsklinikums Charité (Amalgam), Prof. Dr. Alexander Kaul, früherer Leiter des Bundesamtes für Strahlenschutz, und Diplom-Physiker Detlef Beltz vom TÜV Hannover/Sachsen-Anhalt (Strahlenbelastung sowie Tschernobyl), Denis Krämer, Student der Geschichte (Hysterie), Dr. Günter Krämer, Neurologe und Direktor der Schweizer Epilepsieklinik in Zürich, und Jens Sylvester, Geschäftsführer der Ranchmaster GmbH in Wunstorf (BSE).

Wir bedanken uns bei allen diesen Helfern herzlich für die Unterstützung. Nicht alle teilen alle unsere Thesen. Und natürlich haften allein die Autoren für die sachliche Richtigkeit dessen, was in diesem Buch geschrieben steht.

Walter Krämer, Götz Trenkler

Lexikon der populären Irrtümer

500 kapitale Mißverständnisse, Vorurteile und Denkfehler von Abendrot bis Zeppelin. 411 Seiten. Serie Piper

Vorurteile und Irrtümer bestimmen unseren Blick auf die Welt im großen und ganzen, aber auch im kleinen und im besonderen. Die Autoren, renommierte Professoren, zeigen wissenschaftlich belegt und statistisch untermauert, von wie vielen und von welchen Irrtümern wir umgeben sind und wie es sich daneben mit der Wahrheit verhält.

Daß Spinat nicht gesünder ist als sonstige Gemüsesorten, Hamburg mehr Brücken als Venedig hat und Nero nicht grausamer war als andere römische Despoten, hat sich allenthalben herumgesprochen, doch immer noch kursieren Hunderte von weiteren Irrtümern und Mißverständnissen im sogenannten Allgemeinwissen.

05/1150/01/L

Walter Krämer, Götz Trenkler, Denis Krämer

Das neue Lexikon der populären Irrtümer

Weitere Vorurteile, Mißverständnisse und Denkfehler von Advent bis Zyniker. 387 Seiten. Serie Piper

Irren ist menschlich, und weil es bekanntlich jede Menge Möglichkeiten gibt, sich zu irren, haben Walter Krämer und seine Co-Autoren nach ihrem ersten Riesenbestseller nun im »Neuen Lexikon der populären Irrtümer« weitere Vorurteile, Mißverständnisse und Denkfehler aufgespürt. Hätten Sie gewußt, daß nicht erst in der Neuzeit, sondern schon bei den alten Römern mit Beton gebaut wurde? Oder daß bei einer Blinddarmoperation gar nicht der Blinddarm entfernt wird? Haben auch Sie bisher gedacht, die »Blaue Mauritius« sei die wertvollste Briefmarke der Welt? Dieses vergnügliche Lexikon klärt Sie auf über Lügen und Legenden zu Attila und Aschenputtel, Nationalhymne und Nasenbluten, Schweinefleisch und Schwarzarbeitern, zu Waldsterben und Weihnachtsbäumen.

05/1152/01/R

SERIE PIPER

Walter Krämer

So lügt man mit Statistik

206 Seiten. Serie Piper

Jeder weiß es: Mit Zahlen wird manipuliert, geschummelt, betrogen. Abteilungsleiter frisieren ihre Quartalsbilanz, und die Bundesregierung rechnet unser Land so schön, daß der Euro eingeführt werden kann. Walter Krämer hat unter die Lupe genommen, was da nicht stimmt. Er stellt dubiose Praktiken bei der graphischen Aufbereitung von Daten bloß, entlarvt die Illusion der Präzision in der Statistik, führt vorsortierte Stichproben, naive Trends und gefälschte Tests vor, deckt synthetische Superlative und manipulierte Mittelwerte auf, sieht statistischen Falschmünzern bei Basismanipulationen zu. Vorkenntnisse sind für die Lektüre nicht erforderlich: Die vier Grundrechenarten und eine gewisse Skepsis gegenüber Datenhändlern aller Art genügen. Ein brillantes, unterhaltsames und aufklärerisches Buch – sachkundig und hilfreich für alle, die mit Statistik zu tun haben, sei es beruflich oder privat.

05/1166/01/L

Hermann Simon (Hg.)

Geistreiches für Manager

374 Seiten. Serie Piper

Führungskräfte und Unternehmer müssen Vorträge halten, referieren, kommunizieren. Gut vorbereitet oder spontan – ein treffendes Zitat an richtiger Stelle kann da nur hilfreich sein, denn in vielen Aphorismen steckt hochverdichtete Wahrheit über die wesentlichen Probleme menschlicher Interaktion. Sei es Platon, Aristoteles, Seneca oder Konfuzius – die Aussagen und Wahrheiten großer Denker überdauern die Zeiten und bleiben aktuell wie eh und je.

Ob besonderer Einstieg in einen Vortrag oder überraschende Pointe, die das Publikum zum Schmunzeln bringt – hier werden Manager fündig.

05/1217/01/R

Fritz Maywald

Der Narr und das Management

Leistungssteigerung im Unternehmen zwischen Shareholder Value und sozialer Verantwortung. 203 Seiten. Serie Piper

Fritz Maywald entdeckt den Narren für das Management: Der Narr ist sowohl Symbol für Lust an der Veränderung als auch für Kreativität und Engagement. Er sieht klar und ungetrübt, denn er kümmert sich nicht um die gegebenen Zwänge. Alles Eigenschaften, die für ein zukunftsweisendes Management unerläßlich sind: Denn Veränderung heißt, Bedenkenträger hinter sich zu lassen, eingefahrene Geschäftsprozesse kritisch zu analysieren und neue Wege zu beschreiten. Dafür sind mutige und erfinderische Mitarbeiter gefragt. Die praktische Klugheit des Narren, seine Unerschrockenheit und seine Unabhängigkeit stehen in Analogie zu den Anforderungen an den Manager, der innovative Prozesse in Unternehmen befördern soll. Man kann ihn Joker nennen – oder noch besser: Veränderungsmanager.

05/1210/01/L

Nathaniel Branden

Die 6 Säulen des Selbstwertgefühls

Erfolgreich und zufrieden durch ein starkes Selbst. Aus dem Amerikanischen von Anni Pott. 355 Seiten. Serie Piper

Ein stabiles Selbstwertgefühl und positive Ausstrahlung sind entscheidende Voraussetzungen für privaten und beruflichen Erfolg. Die Selbstwahrnehmung der eigenen Stärken und Schwächen beeinflußt tatsächlich jeden Moment der persönlichen Existenz. Leider ist man sich jedoch selbst am meisten im Weg und verhindert dadurch Zufriedenheit und Erfolg. Wer den Weg zu einem gesunden Selbstwertgefühl sucht, findet den Schlüssel dazu in diesem Buch. Nathaniel Branden stellt die Grundprinzipien vor, die zu innerer Stärke, Gleichgewicht und Harmonie führen. Anhand vieler Beispiele und Übungen zeigt der Erfinder des modernen Begriffs des Selbstwertgefühls, wie Sie dies in Ihrem eigenen Leben umsetzen können.

05/1209/01/R

SERIE PIPER

Wolf Schneider

Die Sieger

Wodurch Genies, Phantasten und Verbrecher berühmt geworden sind. 590 Seiten. Serie Piper

Die Vorläufer des Geniekults reichen bis in die Renaissance zurück; in der Aufklärung erlebte er seinen ersten Höhepunkt. Aber wer definiert den Begriff des Genies, wer setzt die Maßstäbe zur Beurteilung? Wie wurden sie zu Siegern? Welche Talente und Charaktereigenschaften mußten zusammentreffen, und wo bleiben in dieser Aufzählung die Frauen? Und warum waren so viele, die Großes geschaffen haben, besessene oder widerwärtige oder tiefleidende Menschen? Von den Siegern im Wettlauf nach dem Ruhm handelt dieses Buch: von Genies wie Mozart, von Verbrechern wie Hitler, von Glücksrittern wie Kolumbus, von Phantasten wie Marx. Ein Panorama der faszinierendsten Persönlichkeiten der Geschichte, ein Handbuch der Verblüffungen.

05/1257/01/L

Aldous Huxley

Wiedersehen mit der Schönen neuen Welt

Aus dem Englischen von Herberth E. Herlitschka. 128 Seiten. Serie Piper

In seinem weltberühmten Roman »Schöne neue Welt« (1932) entwarf Aldous Huxley die Negativutopie einer technisierten und kollektivierten Welt, in der Überbevölkerung, Drogenkonsum, genormte Retortenmenschen, Beziehungs- und Lieblosigkeit herrschen. Siebenundzwanzig Jahre nach Erscheinen dieses Romans mißt Huxley seine fiktive Utopie an der gesellschaftlichen Realität und kommt zu dem Schluß, daß viele seiner Voraussagen bereits Tatsachen geworden sind: Die Anonymität der Verwaltungsapparate, verfeinerte Methoden der politischen Propaganda und der seelischen Manipulation sowie die Allgegenwart der Massenmedien bedrohen unmerklich Individualität und persönliche Freiheit des Menschen. »Die Freiheit ist bedroht, und Erziehung zur Freiheit ist dringend vonnöten.«

05/1270/01/R